TRAITEMENT RATIONNEL

DE LA

TUBERCULOSE PULMONAIRE

et de ses Modalités Cliniques

PAR

Le Docteur A. PÉGURIER (de Nice)

LAURÉAT DE LA FACULTÉ DE MÉDECINE DE MONTPELLIER

ANCIEN MÉDECIN MAJOR DE L'ARMÉE

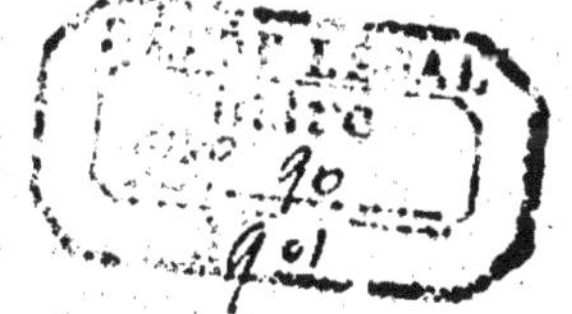

PARIS

A. MALOINE, ÉDITEUR

23-25, RUE DE L'ÉCOLE-DE-MÉDECINE, 23-25

—

1901

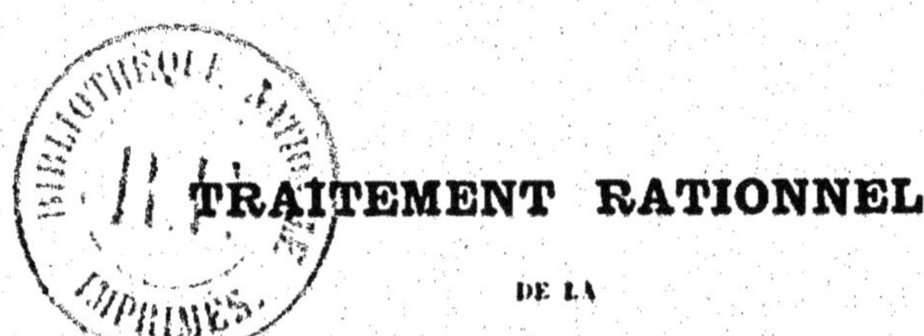

TRAITEMENT RATIONNEL

DE LA

TUBERCULOSE PULMONAIRE

et de ses Modalités cliniques

TRAITEMENT RATIONNEL

DE LA

TUBERCULOSE PULMONAIRE

et de ses Modalités Cliniques

PAR

Le Docteur A. PÉGURIER (de Nice)

LAURÉAT DE LA FACULTÉ DE MÉDECINE DE MONTPELLIER

ANCIEN MÉDECIN MAJOR DE L'ARMÉE

PARIS

A. MALOINE, ÉDITEUR

23-25, RUE DE L'ÉCOLE-DE-MÉDECINE, 23-25

1901

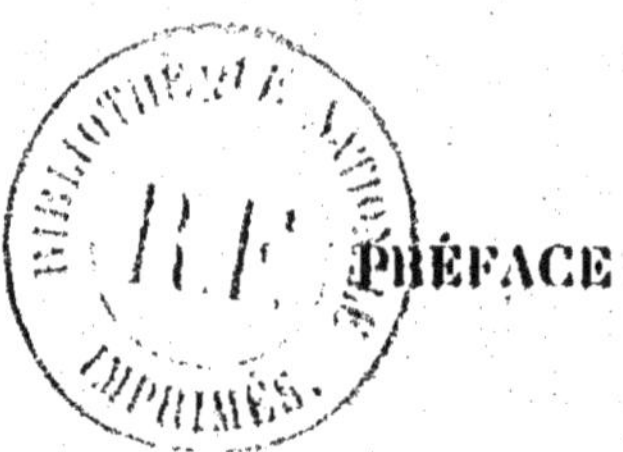

PRÉFACE

L'intérêt qui s'attache à la connaissance approfondie d'une affection aussi commune et aussi redoutable que la tuberculose pulmonaire n'a pas été sans faire naître, principalement dans ces dernières années, une multitude de travaux qui ont contribué à parfaire les notions encore incomplètes que nous possédions sur elle.

La thérapeutique de la phtisie, en particulier, a été l'objet de toute la sollicitude des praticiens, et l'importance attribuée à son étude, dans toutes les assemblées médicales et au sein de nos principales sociétés savantes, est la marque de l'attention qu'on lui prête et qu'elle mérite. Cette question a même été si longuement discutée qu'à l'heure actuelle il semble que rien de nouveau ne puisse être écrit à son sujet, et que jusqu'au jour où la sérothérapie aura résolu le problème de la vaccination anti-tuberculeuse, le traitement de la tuberculose pulmonaire soit complètement élucidé et parfaitement connu.

Il n'en est rien, cependant. Sans chercher à faire table rase des données patiemment acquises par l'expérience et l'observation de nos devanciers, sans se proposer comme but de tout bouleverser pour rebâtir à nouveau sur des bases inévitablement plus fragiles, on peut reprendre cette étude sous une forme nouvelle, et compléter les renseignements déjà connus de manière à leur donner un caractère éminemment pratique,

A mesure que la science progresse, certains points se précisent, des notions nouvelles s'acquièrent tandis que d'autres s'effacent ou prennent plus d'importance ; de sorte qu'il est fréquemment indispensable de revoir ces faits nouvellement connus, de les analyser, les classer et les apprécier, tout en respectant les acquisitions anciennes. Il n'est donc pas inutile, en présence des nombreux travaux récemment publiés sur différents points de la phtisiothérapie, de revoir cette question dans une étude d'ensemble, de faire la part des exagérations émises, de mettre plus en relief certains détails trop négligés, en un mot de procéder à une sorte de mise au point nouvelle, nécessitée par les progrès même de la science.

Toutefois, si l'on veut être plus réellement utile, il ne suffit pas d'indiquer, dans le sens d'une simple revue générale, quel est l'état actuel de la phtisiothérapie, ni comment il convient de traiter la masse des tuberculeux. Combien, au contraire, il est plus intéressant et plus instructif de se demander si ce traitement, applicable à la majorité des cas, ne doit pas subir telles modifications suivant les circonstances, et surtout suivant les malades.

Ce n'est pas sans raison que Peter écrivait : « Le traitement du tuberculeux doit être individuel. » Comment croire, en effet, qu'une thérapeutique invariable puisse indifféremment être mise en œuvre dans des conditions cliniques si dissemblables ? Chaque malade est un nouveau problème pour le médecin ; de son étude se dégagent de nombreux éléments d'appréciation qui, seuls, doivent tracer la direction à imprimer à la thérapeutique, de sorte que toute prescription n'est que la résultante des données multiples de la clinique et ne doit découler que de l'examen approfondi du malade auquel elle est destinée. C'est là que réside l'art du médecin ; c'est par là aussi que se manifeste l'infériorité inévitable de l'enseignement des livres sur l'observation faite au lit du malade.

Cependant, l'impossibilité de prévoir et d'envisager chaque cas particulier ne doit pas nous faire reculer devant la difficulté de la tâche, et la crainte d'être incomplet n'exclut pas toute tentative d'analyse. C'est pourquoi la thérapeutique appliquée aux divers aspects cliniques sous lesquels se révèle le plus fréquemment la tuberculose pulmonaire constitue le but principal de cet ouvrage.

Une première difficulté s'élevait dès l'abord : l'absence complète d'une classification pratique et rationnelle des formes de la tuberculose pulmonaire. J'ai dû, en conséquence, proposer une classification nouvelle qui est le véritable pivot de cette étude, et que j'ai placée, pour ce motif, en tête de ce livre.

A sa suite vient la description des méthodes thérapeutiques utilisées en phtisiothérapie : telle est la première partie de cet ouvrage.

La seconde est réservée à l'application du traitement à la tuberculose et à ses modalités cliniques, ainsi qu'au traitement palliatif : symptômes et complications.

Lorsque, sous l'influence première des travaux de Pasteur, les notions étiologiques des maladies infectieuses tendirent au degré de précision auquel elles sont arrivées de nos jours, il sembla qu'il ne fût plus nécessaire de tenir compte du malade et que tous les efforts des médecins dussent se concentrer dorénavant sur l'agent infectieux, cause du mal, soit pour le détruire, soit pour enrayer son action. On ne tarda pas, cependant, à s'apercevoir qu'une pareille conception était non seulement difficile à mettre en pratique dans la plupart des circonstances, mais encore qu'elle demeurait stérile en résultats. Tantôt en effet, le but était manqué ; en dépit des succès du laboratoire, la médication anti-infectieuse échouait lamentablement au lit du malade et n'entravait en aucune façon la pullulation du microbe ni l'action toxique de ses produits de sécrétion. D'autres fois, alors que le pouvoir anti-parasitaire de la médication paraissait manifeste, les symptômes cliniques ne s'amélioraient pas, si, toutefois, ils ne tendaient à s'aggraver.

C'est ainsi que l'on arriva à considérer comme l'une des conditions les plus importantes pour le pronostic, la nature du terrain sur lequel les cultures bacillaires effectuent leur développement, et à admettre qu'une thérapeutique dirigée non plus seulement contre la cause première de l'infection, mais aussi contre les conditions défavorables du milieu où elle évolue, complète rationnellement les moyens d'une médication purement anti-microbienne.

Dans la tuberculose, notamment, qui est, parmi les maladies infectieuses, l'une de celles où les conditions du terrain paraissent influer le plus sur la marche et la forme de l'affection, il convient d'attribuer dans le traitement la place la plus importante aux agents dont le but consiste à relever l'organisme, à favoriser la mise en jeu de ses moyens de défense, à réaliser, en un mot, non plus seulement l'anti-parasitisme direct, mais une sorte d'auto-antisepsie naturelle, créée par les conditions nouvelles du terrain, devenu, par le fait de la médication impropre à l'existence des cultures bacillaires.

La phtisiothérapie doit donc être, avant tout, dynamogénique, et ce n'est pas seulement en raison du rôle prédominant du terrain, dans la tuberculose, qu'elle aboutira, en demeurant telle, à améliorer ou à guérir, c'est encore parce que son action s'exerce sûrement, tandis que l'on ne peut en dire autant des médications dirigées dans un autre sens.

L'importance universellement reconnue de la cure hygiéno-diététique et les résultats remarquables qu'elle produit ne sont que la conséquence de l'influence dynamogénique manifeste de l'hygiène et de l'alimentation sur l'organisme tuberculisé. Nous trouvons donc, en cette méthode, l'élément de combat le plus redoutable contre le processus infectieux et ses manifestations diverses. Toutefois, devons-nous, en reconnaissant sa priorité évidente, éliminer de ce chef les indications secondaires et négliger les ressources, parfois indispensables, de la matière médicale ? Je ne le pense pas, pour ma part, et je crois qu'à côté du traitement hygiénique de la tuberculose on doit réserver une place au traitement médicamenteux. Limiter de parti pris la cure de la tuberculose à l'alimentation, à l'air libre, au repos, à l'hygiène générale, équivaut à proclamer l'efficacité constante, pour ainsi dire inévitable, de cette méthode ; or, sans vouloir lui contester sa haute valeur, il faut reconnaître qu'elle ne guérit pas toujours, et les statistiques les plus favorables montrent bien que l'on ne peut encore avoir en elle une confiance absolue. Avons-nous le droit, dès lors, de priver le malade de ressources thérapeutiques qui ont aussi fait leurs preuves, de renier le bénéfice que l'on peut tirer de médicaments tels que la créosote, par exemple, alors que ces auxiliaires n'entravent en aucune façon le traitement hygiéno-diététique qui, malgré tout, doit être considéré comme la méthode de choix, et peuvent être mis en œuvre parallèlement avec lui ? N'est-il pas rationnel, au contraire, de rassembler toutes nos armes contre la lutte à laquelle nous assistons, de renforcer l'efficacité de la cure hygiénique au

moyen d'éléments thérapeutiques secondaires, utiles quoique de moindre valeur ? N'est-ce pas en associant d'une
manière raisonnée, dictée par les indications, l'ensemble
de nos ressources que nous arriverons à combattre, avec
les plus grandes chances de succès, cette affection, « la
plus curable des maladies chroniques », qui demeure,
cependant, encore si redoutable !

Il y avait donc lieu, dans la première partie de cet ouvrage, de grouper nos moyens d'action. Tout en réservant
la place la plus importante à la cure hygiéno-diététique,
il était nécessaire de discuter la valeur du traitement
médicamenteux et hydro-minéral, sans négliger d'indiquer le point où est arrivée, actuellement, la question si
intéressante de la bactériothérapie tuberculeuse.

Cet exposé, complété toutefois par la discussion nécessaire des différentes médications, ne suffisait pas à satisfaire pleinement les exigences de la clinique ; il restait à
montrer de quelle manière les conclusions qui s'en déga-
geaient étaient applicables à la pratique journalière, la
thérapeutique appliquée étant, pour le médecin, la plus
indispensable à connaître.

C'est principalement au Sanatorium, cette école de la
phtisiothérapie appliquée, que se fait la véritable thérapeutique clinique, et c'est pour ce motif que la question
des Sanatoria a reçu, dans la deuxième partie de cet ouvrage, de grands développements.

Dédaignant les renseignements obtenus auprès de
malades sortis de ces établissements, et dont le témoignage doit, pour maintes raisons, être le plus souvent
tenu pour suspect, je me suis livré à une enquête personnelle auprès des médecins-directeurs des Sanatoria, chez
lesquels, je suis heureux de le dire, j'ai toujours rencon-

tré la plus confraternelle obligeance. J'ai pu, grâce à eux, fournir des indications précises et assez détaillées, particulièrement sur les Sanatoria français incomplétement décrits et connus jusqu'à ce jour, désirant montrer ainsi qu'il est bien inutile d'aller chercher au loin des ressources dont nous pouvons en France même faire bénéficier nos malades.

L'étude des modifications à faire subir au traitement selon l'aspect clinique que revêt la tuberculose pulmonaire, a été également entreprise : mais n'ayant jamais été faite, elle ne saurait encore être complète, et je souhaite, après le premier pas tenté dans cette voie, que la science des indications se précise davantage, par la suite, en phtisiothérapie.

Enfin, un sommaire, résumé succinct de cet ouvrage, le termine et permet au lecteur d'en suivre plus aisément les détails.

On ne saurait, dans une question aussi vaste que celle-ci, prétendre à être complet ; c'est ainsi, par exemple, que j'ai négligé à dessein de parler du traitement chirurgical de la tuberculose pulmonaire. Le but de cet ouvrage est, en effet, de parer aux exigences de la pratique journalière ; ses conclusions découlent donc de l'expérience de tous ; et si je n'ai pu m'empêcher de préciser certains points que mon observation personnelle m'ont permis de contrôler, c'est surtout sur l'expérience d'auteurs plus sagaces, plus expérimentés et plus autorisés que moi que j'ai cherché à étayer mes dires, à baser mes appréciations.

Landouzy nous a justement mis en garde contre cette « thérapeutique d'équation, à l'aide de laquelle, un tuberculeux étant donné, la science des indications devient nulle, puisque le Sanatorium est au bout de toute prescription médicale ». C'est contre cette thérapeutique aveugle que j'ai tenté de réagir, en me plaçant sur le terrain même de la clinique, ayant pour principal guide l'expérience de mes devanciers, et pour plus ardent désir celui d'être quelque peu utile à la médecine et aux malades.

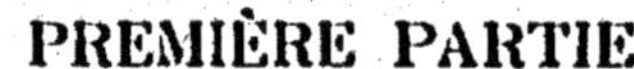

PREMIÈRE PARTIE

PREMIÈRE PARTIE

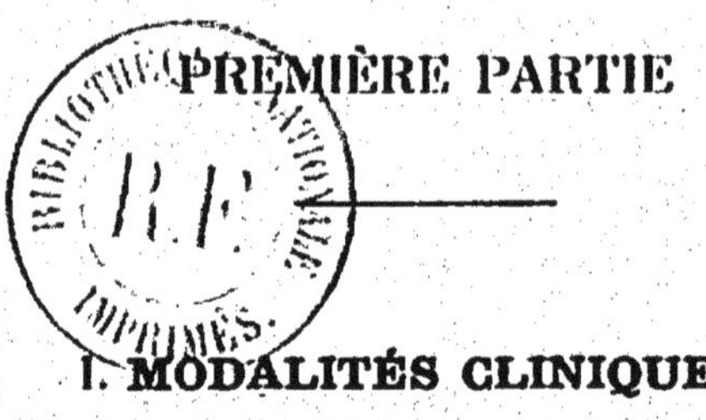

I. MODALITÉS CLINIQUES
DE LA TUBERCULOSE PULMONAIRE.

SOMMAIRE

Importance d'une classification des formes de la tuberculose pulmonaire. — Classification de Bard ; ses défauts. — Nécessité d'une classification basée sur l'observation clinique. — Conditions de la lutte entre l'organisme et l'infection. — Troubles anatomiques déterminés par le bacille. — Moyens de résistance opposés par l'économie. — Point de départ d'une classification clinique. — Rôle des infections secondaires dans l'évolution de la phtisie. — Tuberculoses à évolution lente. — Tuberculose latente. — Tuberculose soupçonnée. — Tuberculose confirmée ; formes à lésions compensées, formes à lésions non compensées. — Tuberculoses à évolution rapide. — Tableau de la classification proposée.

La tuberculose pulmonaire ne se traduit pas, en clinique, d'une manière uniforme chez tous les malades, et les différences si nombreuses que l'on observe, suivant les cas, aussi bien dans ses symptômes, ses allures, sa durée, que dans son degré de gravité, ont montré, pour le diagnostic et la connaissance exacte de la maladie, l'absolue nécessité d'une classification de ses diverses modalités. Malheureusement il ne semble pas que jusqu'à présent la thérapeutique ait tenu grand compte, en ce qui concerne la

Importance d'une classification des formes de la tuberculose pulmonaire.

tuberculose, de l'enseignement de la clinique, ni tiré un profit appréciable de l'observation rigoureuse de chaque cas isolé. On a coutume de dicter aux praticiens un traitement de la tuberculose à peu près sans distinction de formes, comme on apprend à traiter une crise quelconque d'épilepsie ou un accès d'angine de poitrine. C'est à peine si l'on reconnaît, par exemple, que la cure d'air, si efficace dans les tuberculoses peu avancées, n'est plus d'aucune utilité dans la cachexie bacillaire, et il existe un traitement classique des symptômes que l'on applique indistinctement à tous les cas, sans souci des indications et des contre indications qui résulteraient d'un examen plus approfondi de chaque malade.

Il est clair que l'on ne peut, dans un livre, établir des règles thérapeutiques absolues pour chaque cas particulier ; mais il est possible de présenter, sous forme de tableaux cliniques, les différents aspects sous lesquels se révèle au médecin la tuberculose pulmonaire, de rapprocher dans un même groupe les types, sinon absolument analogues, du moins offrant entre eux un véritable caractère d'affinité clinique, et de séparer, au contraire, les formes dissemblables, justiciables, par conséquent, d'une thérapeutique toute différente.

Les difficultés d'un groupement à la fois simple, précis, judicieux et complet ont eu pour conséquence l'absence de tout essai de classification réellement pratique. On ne doit pas, en effet, considérer comme telle la simple différenciation (par trop sommaire) de l'infection tuberculeuse en tuberculose aiguë et tuberculose chronique, non plus que la division de la maladie en trois périodes, qui a le grand avantage de faciliter la description de l'évolution anatomique du tubercule, mais qui est loin d'être conforme à l'observation clinique.

La question fut jugée assez intéressante pour être portée devant le Congrès Français de Médecine de 1898, où
M. Bard (1) proposa une classification aussi savante que
complète des diverses manifestations de la tuberculose
pulmonaire.

Toutefois, cette classification paraît mériter d'assez
nombreuses critiques. Pour remplacer une classification

Classification
de Bard ;
ses défauts.

(1) Voici la classification proposée par M. Bard :

I. — FORMES PARENCHYMATEUSES

A. *Forme abortive.*

B. *Formes progressices*

1. Formes caséeuses.
  a) Lobaire, pneumonie tuberculeuse.
  b) Extensive.

2. Formes fibro-caséeuses.
  a) Extensive.
  b) Congestive.
  c) Localisée cavitaire ulcéreuse.
  d) Localisée cavitaire stationnaire.
  e) Ulcéro-fibreuse cachectisante.

3. Formes fibreuses.
  a) Pneumonie hyperplasique tubercu-
     leuse.
  b) Sclérose dense.
  c) Sclérose diffuse et emphysème.

II. — FORMES INTERSTITIELLES OU GRANULIQUES

a) Granulie généralisée.
b) Granulie pulmonaire suppurée.
c) Granulie migratrice.
d) Granulie discrète.

III. — FORMES BRONCHIQUES

a) Bronchite capillaire tuberculeuse, granulie asphyxique.
b) Broncho-pneumonie tuberculeuse.
c) Bronchite chronique profonde avec péri-bronchite et dilatations
bronchiques.
d) Bronchite chronique superficielle avec emphysème.

IV. — FORMES POST-PLEURÉTIQUES

a) Formes à lésions progressives localisées.
b) Pneumonie pleurogène tuberculeuse.
     (Voir *Bulletin médical*, 13 avril 1898.)

par trop rudimentaire (en tuberculose aiguë et tuberculose chronique), M. Bard propose une différenciation vraiment exagérée des modalités tuberculeuses, et considère comme dissemblables des formes en tout point similaires, dont toute la différence réside dans le mode d'évolution des lésions (1). La trop grande multiplicité des formes est donc l'un des principaux défauts de cette classification ; mais l'objection la plus sérieuse que je lui adresse, c'est son absence à peu près complète de réelle utilité pratique.

Nécessité d'une classification basée sur l'observation clinique. Basée uniquement sur le siège anatomique, la distribution topographique et l'évolution des lésions, la classification proposée par M. Bard ne saurait être le point de départ d'indications précises pour le praticien. Ce n'est pas la distinction topographique des troubles anatomiques, non plus que les caractères morphologiques différentiels des lésions qu'il nous importe au premier chef de reconnaître, étant donné un tuberculeux, au moment où se pose le problème du diagnostic de la forme, et du traitement à prescrire. Combien, au contraire, il est plus utile de connaître et d'apprécier les différences que l'on observe dans

---

(1) C'est ainsi que : 1° la forme fibro-caséeuse ne se distingue de la forme caséeuse extensive que par sa durée (quelques années au lieu de quelques mois) ;

2° La forme fibro-caséeuse congestive qui ne guérit pas devient fibro-caséeuse extensive ;

3° La forme fibro-caséeuse localisée cavitaire ulcéreuse n'est autre chose que la forme fibro-caséeuse localisée cavitaire stationnaire qui, au lieu de rester silencieuse, continuerait son évolution ;

4° Les trois formes fibreuses n'ont entre elles que de simples différences de degré ;

5° Le tableau clinique de la granulie discrète est si distinct de celui des autres formes granuliques, son pronostic, en particulier, est si différent, qu'elle ne doit pas être rapprochée de ces dernières au point de vue pratique.

les signes physiques et fonctionnels suivant les diverses formes de la maladie ! En un mot, une classification basée sur l'observation clinique serait incomparablement plus féconde en résultats pour tout ce qui touche à la question thérapeutique, et malgré les difficultés que l'on rencontre, je crois cette classification possible.

Que nous enseigne, en effet, l'examen méthodique d'un tuberculeux ? Il nous apprend qu'une lutte est engagée entre un germe infectieux (le bacille de Koch) et l'organisme ; il nous indique les différentes péripéties de cette lutte, le terrain conquis par l'infection, les obstacles accumulés par l'organisme contre la marche envahissante du mal, et, finalement, la victoire du germe infectieux ou le triomphe de la résistance organique. Quelles sont donc les conditions de cette lutte ? C'est ce qu'il importe tout d'abord de connaître.

Conditions de la lutte entre l'organisme et l'infection.

Il est indiscuté que le bacille tuberculeux possède la propriété de tuer les cellules qui sont en contact direct avec lui. Lorsque, transportés par les globules blancs, les bacilles de Koch pénètrent dans un point quelconque du parenchyme pulmonaire, ils déterminent en ce point des altérations cellulaires connues sous le nom de transformation épithéliale et de dégénérescence vitreuse (Grancher), ou nécrose de coagulation (Weigert). Le protoplasma cellulaire perd son aspect granuleux ; il devient homogène, s'éclaircit et prend un éclat gras et miroitant. En même temps, le noyau s'atrophie, et la cellule se désagrège. Cette fragmentation des cellules qui enserrent les bacilles a pour résultat la formation d'une masse caséeuse au centre même du tubercule. Dès lors, ces cellules sont perdues pour l'organisme, elles n'offrent aucune action contre les bacilles qui, occupant le centre du tubercule, conservent leur vitalité, gardent toute leur virulence, se

Troubles anatomiques déterminés par le bacille.

multiplient, tout en continuant à sécréter leurs produits toxiques.

Mais l'organisme va mettre en œuvre ses moyens de résistance. Les cellules jeunes qui entourent les cellules épithélioïdes s'accumulent, prêtes à l'action, et se disposent à cantonner les bacilles dans le terrain qu'ils ont gagné, à les enkyster en formant, autour d'eux et à distance, une barrière fibreuse infranchissable. Grâce à l'activité des vaisseaux sanguins du voisinage, commence la sécrétion d'une substance amorphe et résistante, fasciculée et feutrée, véritables lames de tissu conjonctif, qui s'insinuent dans l'intervalle des cellules, les compriment dans leurs faisceaux, et les aplatissent, en se renforçant pour devenir tissu fibreux.

Peu importe, maintenant, que les bacilles aient conservé, au centre du tubercule, leur aptitude à la lutte ; isolés du parenchyme voisin par la gangue fibreuse qui les emprisonne, ils sont réduits à l'impuissance, au moins pour un certain temps, et sur ce point particulier, force est restée à la résistance organique.

D'autres fois, au contraire, l'enclavement des bacilles manque, par l'insuffisance ou l'absence complète de réaction fibreuse ; les désordres s'étendent, l'infection envahit progressivement les parties voisines, transporte son attaque dans des points plus ou moins éloignés, se généralise, sans rencontrer nulle part une résistance suffisante à son extension. La partie est perdue pour l'organisme ; c'est l'infection qui triomphe.

Cette lutte, où se trouvent en présence la virulence microbienne et la résistance de l'organisme, offre des caractères cliniques bien différents selon qu'elle s'attarde, traîne en longueur, tandis que le terrain est péniblement disputé et défendu de part et d'autre, ou qu'au contraire elle se précipite, sous l'influence d'un degré de virulence inaccoutumé de la part du germe infectieux ou d'une rare diminution de la résistance organique, ou enfin de l'intervention inopinée d'infections secondaires entraînant avec elles un pronostic toujours sombre.

Tel est, résumé dans ses grandes lignes, le mécanisme de la lutte entreprise par l'infection contre l'organisme. Ces notions, acquises par l'étude anatomique des lésions, par les recherches bactériologiques et les données de la médecine expérimentale, se traduisent cliniquement par des symptômes successifs dont l'interprétation permet de reconstituer les différentes scènes de la lutte, et dont l'ensemble constitue le seul moyen pratique d'appréciation, partant de classification des différentes formes de la tuberculose.

Or, une première différenciation s'impose entre les formes à évolution lente, les plus communes, les plus accessibles à une thérapeutique active, et celles dont la rapidité ne laisse que peu d'espoir d'efficacité aux diverses médications instituées, tant l'intensité de l'infection rend, pour ainsi dire, inutile toute tentative de résistance. Cette différenciation correspond assez à la division classique des phtisies en tuberculoses aiguës et tuberculoses chroniques. Mais ces appellations sont des termes absolument impropres, et je leur préfère ceux, plus justes, de tuberculoses à évolution rapide et tuberculoses à évolution lente.

En effet, on a coutume de considérer les affections chroniques des organes comme la résultante habituelle d'un état aigu plus ou moins prolongé ; de plus, les troubles anatomiques qui caractérisent les lésions aiguës sont, d'ordinaire, très différents des modifications de même ordre des lésions chroniques. Il est loin d'en être ainsi

pour la tuberculose : les formes dites chroniques ne succèdent pour ainsi dire jamais aux formes dites aiguës, et
les lésions anatomiques sont absolument comparables
dans les deux cas. L'emploi de cette terminologie peut
donc prêter à confusion ; elle ne saurait mériter plus
d'attention.

D'autre part, les différences de durée dans l'évolution de
la tuberculose pulmonaire constituent un véritable caractère sanctionné par la clinique et la pathogénie. Alors que
les formes lentes correspondent à une infection tuberculeuse simple, les associations microbiennes surajoutées à
l'infection primitive semblent, au contraire, être la cause
de la rapidité de la marche dans les formes du second
groupe. Pris isolément, le bacille tuberculeux avec ses
produits toxiques n'est pas très dangereux ; il ne devient
réellement redoutable que lorsqu'il s'unit à d'autres bacilles pyogènes, particulièrement au staphylocoque, au
pneumocoque et au streptocoque. Or, ce caractère qui
crée une différence si marquée dans le pronostic, l'évolution, les troubles anatomiques et la symptomatologie me
paraît devoir être pris pour base logique d'une classification véritablement scientifique.

A. Tuberculoses à évolution lente.

Trois cas peuvent se présenter :

I. — La tuberculose existe, mais passe inaperçue
(tuberculose latente) ;

II. — La tuberculose n'est révélée que par des signes
incertains (tuberculose soupçonnée) ;

III. — La tuberculose ne fait aucun doute (tuberculose
confirmée).

I. — TUBERCULOSE LATENTE

(Phtisie occulte de Bayle).

La tuberculose latente ne correspond pas seulement à
la période d'extrême début des tuberculoses communes ;
elle est une forme bien caractérisée. Il arrive fréquemment,
dans les autopsies, de trouver aux poumons des lésions
tuberculeuses guéries, lésions qui ont évolué sans attirer
l'attention du malade lui-même ; ce sont là des cas de
tuberculose latente. D'autres fois, le médecin est consulté
pour des troubles organiques quelconques (diarrhée, troubles dyspeptiques, aménorrhée, névralgies, etc.) sans
qu'il existe aux poumons des signes suspects ; mais les
malades ont un tempérament lymphatique ; ils sont anémiés, soit par la croissance, soit par les troubles de la
puberté, soit enfin par des convalescences traînantes, particulièrement à la suite de grippe ou de pleurésie (formes
post-pleurétiques, Bard ; tuberculose pleuro-pulmonaire,
Grancher).

Quelquefois la tuberculisation granulique diffuse dans
un plus ou moins grand nombre d'organes fait passer
pour ainsi dire inaperçue l'infection granuleuse du poumon, et si l'on reconnaît la localisation des tubercules
dans le foie, le rein, la rate ou le cerveau, il arrive que
l'absence de symptômes particuliers fait rejeter l'hypothèse
d'une localisation pulmonaire qui, en réalité, peut être
très étendue.

II. — TUBERCULOSE SOUPÇONNÉE

Tandis que dans les formes latentes l'observation clinique la mieux conduite ne peut déceler la tuberculisation

pulmonaire, on rencontre des cas très différents dans lesquels un diagnostic de probabilité peut être posé. Ces cas rentrent dans la forme que l'on peut appeler la tuberculose soupçonnée. C'est ici surtout que seront utilisées, au grand profit du malade, toutes les ressources de recherche clinique qui seront indiquées à propos du diagnostic général de la maladie. Il est rare, en effet, que l'infection tuberculeuse se révèle avec grand fracas par un ensemble de phénomènes qui ne permettent pas la moindre hésitation sur la nature de la maladie ; presque toujours, et indépendamment de l'évolution plus ou moins rapide qu'elle suivra, la tuberculose débute par une phase de calme relatif, manifestée par des signes incertains, mal définis, mais susceptibles, cependant, de donner l'éveil. Le plus souvent le diagnostic devient mieux établi de jour en jour et se confirme définitivement. D'autres fois, après un temps variable, les symptômes s'amendent, soit qu'il y ait eu erreur de diagnostic, ou que l'organisme ait opposé à la marche envahissante de l'infection sa barrière fibreuse infranchissable.

III. — TUBERCULOSE CONFIRMÉE

Le diagnostic n'est plus douteux ; la tuberculisation des poumons est nettement établie par l'examen clinique. Quels sont les différents cas qui peuvent se présenter ?

Deux forces opposées sont en présence : un germe infectieux d'une part, l'organisme de l'autre ; trois alternatives peuvent se manifester :

1er cas. — L'observation clinique démontre une réaction vive de l'organisme contre l'infection, et une tendance naturelle vers le processus curatif. (Formes caractérisées par la prédominance de la résistance organique sur l'infection.)

2e cas. — Elle montre l'envahissement progressif des zones pulmonaires, dévoile les troubles de voisinage et à distance qui résultent des progrès de l'infection ; mais elle indique également que la résistance organique n'est pas complètement éteinte, que la lutte n'est pas terminée, et que l'on ne saurait encore prévoir auquel des adversaires restera la victoire. (Formes caractérisées par l'équilibre de l'infection et de la résistance organique.)

3e cas. — Elle fait constater, enfin, le défaut de résistance du terrain et la prédominance de l'infection. (Formes caractérisées par la prédominance de l'infection sur la résistance organique.)

Dans les deux premiers cas, tant que l'organisme réagit contre l'intoxication bacillaire, les régions respectées du territoire pulmonaire viennent au secours des zones envahies ; il s'établit ainsi une sorte de suppléance qui permet de retarder le moment où toutes les fonctions seront troublées du fait même de l'infection. Cette suppléance, véritable compensation organique, est, me semble-t-il, le point capital de l'étude différentielle clinique et thérapeutique de la tuberculose. En effet, tant que les lésions seront compensées, c'est-à-dire tant que les altérations anatomiques de l'appareil respiratoire n'auront pas déterminé dans les autres fonctions un retentissement suffisant pour entraver, d'une manière continue, leur rôle physiologique, la terminaison mortelle est loin d'être certaine, et l'on est autorisé à penser qu'une thérapeutique rationnelle a quelque chance d'être couronnée de succès. Nous verrons, au contraire, que lorsque la compensation cesse, le pronostic est fatal, et les efforts thérapeutiques, encore très utiles sans doute, ne peuvent plus prétendre à enrayer le mal, mais seulement à en pallier les effets.

On comprend, dès lors, l'importance pratique de cette différenciation, conforme, d'une part, avec l'observation clinique, et qui, d'autre part, est la source d'indications bien nettes pour le praticien.

Formes à lésions compensées. Parmi les formes à lésions compensées, les unes évoluent sans retentissement marqué sur l'état général et sans altération des fonctions voisines : bronchite tuberculeuse, lupus du poumon, phtisie scrofuleuse, phtisie commune torpide (du moins dans la première partie de son évolution). D'autres déterminent des réactions de voisinage ou à distance sur le poumon (emphysème), sur le cœur (dilatation des cavités droites), sur le larynx (inflammation, ulcères), sur le tube digestif (dyspepsie, diarrhée), sur le rein (néphrite tuberculeuse), etc. Enfin, d'autres encore s'accompagnent de réactions de l'état général (phtisie sénile cachectisante, phtisie éréthique).

Formes à lésions non compensées. Aux formes à lésions non compensées correspondent les différents degrés de la cachexie tuberculeuse, de la consomption, de la phtisie (dans le sens étymologique du mot).

B. Tuberculoses à évolution rapide.

Les formes rapides ne sont pas seulement caractérisées par la précipitation des accidents successifs, ni leur extraordinaire degré de gravité. Elles portent l'empreinte de lésions spéciales, d'emblée plus étendues que les troubles de la tuberculisation à évolution lente, et qui, par le fait de la virulence exagérée des bacilles, de la présence d'infections secondaires ou de l'état éminemment favorable

Classification des modalités cliniques de la Tuberculose pulmonaire.

A. Tuberculoses à évolution lente.

I. TUBERCULOSES LATENTES.

II. TUBERCULOSES SOUPÇONNÉES.

III. TUBERCULOSES CONFIRMÉES

A) *Formes à lésions compensées.*

1. Sans retentissement marqué sur l'état général et sans altération des fonctions voisines
   - a) Bronchite tuberculeuse.
   - b) Lupus du poumon.
   - c) Phtisie scrofuleuse.
   - d) Phtisie commune torpide (au moins dans la 1re partie de son évolution).

   Tableau clinique caractérisé par la prédominance de la résistance organique.

2. Avec réactions de voisinage.
   - a) Sur le poumon (emphysème).
   - b) Sur le cœur (dilatation du cœur droit).
   - c) Sur le larynx (inflammation ulcéreuse).
   - d) Sur le tube digestif (dyspepsie, diarrhée).
   - e) Sur le rein (néphrite tuberculeuse).

   Tableau clinique caractérisé par l'équilibre de l'infection et de la résistance organique.

3. Avec réactions de l'état général.
   - a) Phtisie sénile cachectisante.
   - b) Phtisie éréthique.

B) *Formes à lésions non compensées.*

Cachexie tuberculeuse.

Tableau clinique caractérisé par la prédominance de l'infection.

B. Tuberculoses à évolution rapide.

- a) Phtisie galopante.
- b) Pneumonie et broncho-pneum. tuberculeuses.
- c) Granulie.

(Insuffisance fonctionnelle due, le plus souvent, à la présence d'infections surajoutées.)

du terrain, se manifestent cliniquement et anatomiquement d'une manière tout à fait particulière.

Il ne saurait être question, ici, d'une compensation possible. L'infection est si profonde, dès le début, ou l'organisme est si peu préparé à la lutte, que toute résistance fait défaut, et que l'on assiste impuissant, à la marche rapidement envahissante des troubles locaux et généraux. C'est encore une thérapeutique des symptômes qui, seule, est indiquée dans ces formes aussi graves, et qui pourra peut-être, pendant un temps variable, prolonger l'existence si compromise du malade.

Trois formes constituent le groupe des tuberculoses à évolution rapide :

1° La phtisie galopante ;
2° La pneumonie et la bronchopneumonie tuberculeuse ;
3° La granulie.

Le tableau ci-contre reproduit la classification que je propose.

Cette classification comprend à peu près les différentes modalités par lesquelles peut se manifester la tuberculose pulmonaire. Elle me paraît assez complète et assez nette pour servir de guide au praticien, et pour créer à la thérapeutique une voie nouvelle dans laquelle elle pourra utilement s'engager.

II CURE MÉDICAMENTEUSE

SOMMAIRE

Multiplicité des ressources médicamenteuses. — Difficultés d'apprécier la valeur exacte des médicaments. — Division des médications dirigées contre la tuberculose pulmonaire.

Il en est de la tuberculose pulmonaire comme de la plupart de ces affections où le seul traitement médicamenteux échoue le plus souvent, et où le nombre des remèdes préconisés paraît suppléer à leur inefficacité notoire. La clinique n'aurait pas grand bénéfice à retirer d'une étude ou d'une simple énumération de la plupart de ces médicaments presque tous abandonnés aujourd'hui. Tout en restant aussi complet que possible, je dirai seulement quelques mots de ceux qui paraissent devoir rendre encore quelques services, me réservant d'étudier plus longuement ceux qui possèdent, ou que l'on dit posséder, une valeur moins contestable.

L'accord, en effet, est loin d'être complet en ce qui concerne l'efficacité des différents remèdes appliqués au traitement de la tuberculose pulmonaire, car rien n'est plus délicat que d'apprécier, dans une affection où sont mises simultanément en pratique plusieurs méthodes de traitement, la part de succès qui revient à chacune d'elles. Tantôt on rapporte à l'administration d'un nouveau médicament une amélioration qui résulte uniquement d'une application plus rigoureuse ou mieux comprise de l'hygiène ; d'autres fois, on refuse d'accorder à telle médication un bénéfice quelconque que les mesures hygiéniques seules auraient pu, peut-être, amener, mais auquel cependant le traitement adjuvant n'est pas demeuré étranger.

L'appréciation exacte de la valeur d'une méthode ne se fait, en phtisiothérapie comme ailleurs, que par l'observation minutieuse des malades. Autant il importe donc de se défier d'une précipitation exagérée pour vanter l'efficacité d'un remède, autant il est nécessaire de se garder d'un scepticisme peu scientifique en lui méconnaissant sa juste valeur. Les promoteurs de médicaments nouveaux pèchent souvent par excès d'enthousiasme pour les substances qu'ils recommandent ; les partisans convaincus de la cure sans adjuvants des Sanatoria, par incrédulité trop absolue aux remèdes. Entre ces deux écueils il convient de garder une juste mesure si l'on veut être impartial dans son jugement. C'est autant que possible dans ce sens que cette étude a été comprise.

Les médications préconisées contre la tuberculose pulmonaire peuvent se diviser en deux groupes :

> Médications anti-infectieuses ;
> Médications dynamogéniques.

Les unes s'adressent à l'agent pathogène qu'elles s'efforcent d'atteindre et d'anéantir, ou à ses produits de sécrétion qu'elles tendent à neutraliser (antiseptiques); d'autres fois, ne pouvant rien sur l'infection elle-même, elles contribuent à modifier heureusement les lésions produites (balsamiques). Le second groupe a pour but de soutenir l'organisme et de lui fournir les moyens d'opposer à l'infection une résistance plus vive.

Il convient de réserver une place à part à la créosote et à ses dérivés, dont le mode d'action paraît complexe, et s'exercerait aussi bien contre l'infection que sur l'organisme infecté. De même, le traitement hydrominéral et l'état actuel de la bactériothérapie tuberculeuse feront l'objet d'une mention spéciale.

CHAPITRE Ier

MÉDICATION ANTI-INFECTIEUSE

A. Antiseptiques.

Les expériences de laboratoire ne fournissent sur la valeur des antiseptiques que des indications très relatives, et tel agent qui fait merveille *in vitro* sur les bacilles de

Valeur insuffisantes des expériences de laboratoire

Koch ne donne plus rien d'appréciable en clinique, ou ne peut être prescrit sans danger. C'est ainsi que les substances suivantes rendent peu appréciables les cultures du bacille tuberculeux : l'acide arsénieux, la benzine, la créosote, le chloroforme, l'éther, le fluorure de sodium, l'acide picrique, l'acide pyrogallique, l'acide sulfureux, l'alcool éthylique, l'iodoforme, le menthol, le salol, le toluène, etc. D'autres s'opposent complètement à l'évolution des cultures : l'acide hydro-fluosilicique, l'ammoniaque, le fluosilicate de fer, le fluosilicate de potasse, le polysulfure de potassium, le silicate de soude (1). Mais, encore une fois, on ne saurait, en clinique, tabler sur ces données de bactériologie pure, et Sabrazès (2) a démontré que le tannin, par exemple, dont le pouvoir empêchant sur les cultures des bacilles de Koch est manifeste, n'a aucun effet sur la virulence de ces germes et ne s'oppose nullement à l'évolution tuberculeuse chez des cobayes inoculés au moyen de bacilles soumis à l'action de cette substance.

C'est donc l'observation clinique seule qui donne la mesure de la valeur anti-parasitaire exacte des différents antiseptiques.

Or, l'expérimentation au lit du malade ne saurait avoir la simplicité d'une expérience de laboratoire. Pour que l'antisepsie pulmonaire puisse être réalisée, certaines conditions sont nécessaires :

Conditions de l'antisepsie pulmonaire. 1° L'antiseptique utilisé doit avoir une action empêchante marquée sur le développement des cultures bacillaires (bacilles de Koch et microbes associés), ou sur leurs produits de sécrétion ;

----

(1) MASQUAT. — *Traité élément. de thérap. méd.*, 4e édit., t. I, p. 100.
(2) SABRAZÈS. — *Soc. de biologie*, 12 novembre 1898.

2° Il ne sera ni toxique aux doses employées, ni caustique, ni irritant pour les tissus qu'il doit traverser ;

3° Il agira par son contact direct sur les lésions ;

4° Son action sera prolongée pendant un certain temps et facilement réitérée sans inconvénients ;

5° Il atteindra non seulement les parties superficielles mais aussi les zones profondes, et s'attaquera à la fois à la plus grande étendue possible des lésions.

Si l'action antiseptique ne peut être obtenue que par un contact direct de la substance médicamenteuse sur les territoires atteints par l'infection, du moins le médicament peut être porté sur ces points par différentes voies. C'est ainsi qu'en ce qui concerne l'antisepsie broncho-pulmonaire, l'action topique de l'agent anti-microbien est réalisée par son introduction dans le courant circulatoire (absorption cutanée, ingestion, lavements, suppositoires, injection hypodermique), lorsque son élimination par les voies aériennes est assurée. D'autres fois, le véhicule de l'antiseptique est l'air inspiré (inhalations, pulvérisations). Dans d'autres circonstances, enfin, on tente de porter directement la substance active au cœur même des lésions (injections intra-trachéales, injections intra-parenchymateuses).

L'antisepsie pulmonaire peut donc être recherchée :

1° par l'intermédiaire de la circulation sanguine ;

2° par l'intermédiaire de l'air inspiré ;

3° sans intermédiaire, par l'action directe du médicament (1).

----

(1) Cette classification appartient à Manquat. — *Traité élément. de thérap. médic.*, 4ᵉ édit., t. II, p. 248.

1° *Antisepsie recherchée par l'intermédiaire de la circulation.*

Bichlorure de mercure. — Les injections hypodermiques de bichlorure de mercure à 1/1000, préconisées par Dubois (1), seraient quelquefois utiles; la solution sera faite sans alcool, pour éviter de rendre l'injection douloureuse. Les frictions d'onguent mercuriel agiraient dans le même sens. Capitan (2) aurait obtenu quelques résultats satisfaisants en associant le traitement mercuriel à la créosote. Cet auteur prescrivait, en même temps que le traitement créosoté, les pilules suivantes dont la formule a été donnée par A. Robin :

Chlorure de sodium.		
Extrait thébaïque...	āā	1 gr.
Sublimé		
Mie de pain frais....		5 g.
Gluten...............		2 gr. 50
Glycérine..........		2 à 3 gr.

Mélanger avec soin et diviser en 100 pilules. — 1 à 3 pilules par jour au milieu des repas.

Ce traitement mixte aurait l'inconvénient de provoquer parfois un peu de diarrhée ou quelques douleurs gastriques. Il serait intéressant de savoir si les améliorations constatées ne sont pas dues uniquement à la créosote.

Acide phénique. — Déclat, Filleau, Léon Petit ont utilisé, sans grands résultats, la solution glycérinée d'acide phénique en injections sous-cutanées.

(1) Dubois. — *Monit. thérap.*, 1897, p. 43.
(2) Capitan. — *Monit. thérap.*, 1898, p. 126.

Salol. — Grossi (1) a préconisé les injections d'huile salolée, dans la tuberculose pulmonaire. Si le salol est un bon antiseptique des voies urinaires, par où s'opère surtout son élimination, il ne saurait être considéré comme un anti-parasitaire de quelque valeur pour le poumon. En outre, c'est un médicament dangereux pour le parenchyme rénal, et il est à craindre que l'on n'observe, sous son influence, l'albuminurie et même la dégénérescence graisseuse du rein.

Acide borique et borates. — L'acide borique s'opposant à l'évolution de la tuberculose chez le lapin, Gaucher a expérimenté ce médicament chez l'homme. Il aurait eu quelques résultats, à la dose de 1 à 4 grammes par jour, en le prescrivant en cachets ou en solution dans la glycérine.

Les borates de soude et d'ammoniaque (Laskevich) n'ont rien donné.

Acide nitrique et nitrates. — On ne comprend pas aisément en vertu de quelle propriété le nitrate d'argent peut rendre des services chez les tuberculeux. Ce sel, qui détermine facilement de la diarrhée, ralentit la nutrition (Rabuteau), paralyse le centre respiratoire (Rouget), aurait cependant donné des résultats appréciables (J. Crocq) (2). Ces résultats demanderaient, toutefois, à être vérifiés.

Iode. — La teinture d'iode a été donnée à l'intérieur à la dose de V à X gouttes matin et soir (Noël, Guéneau de Mussy et Gaucher).

(1) Grossi. — *Médic. Nenigkeiten*, 1893, n° 11.
(2) J. Crocq. — *Bullet. méd.*, 19 févr. 1896.

Cadier et L. Jolly (1) ont traité vingt-six tuberculeux par l'iode métalloïde associé aux phosphates physiologiques. Dès le début l'état local seul paraissait heureusement influencé; en cinq à six semaines l'appétit renaissait et le poids augmentait. Mais ces résultats ne semblent pas supérieurs à ceux que l'on obtient par toutes les médications (Cazeaux).

La teinture d'iode iodurée paraît cependant recommandable dans les formes de tuberculose s'accompagnant d'engorgements ganglionnaires, en particulier dans l'adénopathie trachéo-bronchique concomitante. On a aussi employé l'iode en inhalations.

Iodoforme. — L'iodoforme aurait, si l'on en croit l'expérimentation sur les animaux, une action modificatrice des plus nettes sur la virulence des bacilles tuberculeux, qu'il rend moins actifs. De plus, les germes sont tués en trois jours par une solution d'huile iodoformée; le même résultat est obtenu en quatorze jours par la suspension du médicament dans la glycérine; en trois semaines seulement à l'état sec (Troje et Tangl) (2). D'autre part Venturi remarque que l'iodoforme n'a pas d'action constante sur les toxines de la tuberculose. Enfin, l'injection de III gouttes d'une solution éthérée d'iodoforme à 10 %, pratiquée quotidiennement pendant deux mois avant l'inoculation, retarde l'évolution de la tuberculose chez le lapin, et l'iodoforme arrête le développement des bacilles tant que les granulations sont à l'état cru (Gosselin, de Caen) (3).

Chez l'homme, l'action anti-parasitaire de l'iodoforme

(1) CADIER et L. JOLLY. — Soc de méd., et de chir. pratiques, 17 mai 1891.

(2) Voir *Arch. de Méd. expérim.*, 1891, p. 799.

(3) Voir Manquat, *loc. cit.*, t. I, p. 216.

ne paraît pas aussi démontrée, du moins dans la tuberculose pulmonaire, et l'on n'observe guère, par ce traitement, qu'une diminution de la toux et de l'expectoration, amélioration que l'on obtient plus marquée encore sous l'influence de médicaments plus recommandables, la créosote par exemple. L'iodoforme ne s'éliminant jamais en nature (Choay), mais se transformant en iodate et en iodure, ne semble pas agir autrement que comme un balsamique, tel que l'iodure de potassium.

On administre l'iodoforme à la dose de 0 gr. 05 à 0 gr. 50, et exceptionnellement 1 gramme (Nothnagel et Rossbach), en pilules de 0 gr. 01 à 0 gr. 05.

Alb. Robin (1) a proposé la formule suivante dans la phtisie des diabétiques :

Arséniate de soude..................... un milligramme
Iodoforme............................. un milligr.
Baume de soufre anisé................. cinq milligr.
Thériaque.............................. ⎫
Extrait de feuilles de noyer........ ⎬ àà   0 gr. 10.
Poudre de ratanhia Q. S. p. 1 pilule.
            2 à 5 par jour.

S'il y a des complications laryngées, on utilisera, de préférence, les inhalations d'eau iodoformée.

Il convient de se rappeler, toutefois, que l'iodoforme irrite le rein et provoque parfois l'albuminurie. Ce médicament est donc contre indiqué quand on constate des troubles fonctionnels du parenchyme rénal.

Aristol. — Les injections hypodermiques d'une solution huileuse d'aristol à 1 gr. 0/0 d'huile d'amandes dou-

(1) ROBIN. — *Mon. thérap.*, 1897, p. 120.

ces ont été expérimentées sans résultats (Nadaud, de la Rochefoucauld).

Sels de Cuivre. — L'acétate de cuivre a été expérimenté par Luton (de Reims). Ses effets favorables auraient été très réels. Ce sel peut être pris en potion, en pilules ou en cachets :

> Acétate neutre de cuivre............. 0 gr. 01
> Phosphate de soude cristallisé........ 0 gr. 05
> Poudre de réglisse et glycérine...... Q.S. p. 1 pilule.

Cette formule paraît la plus recommandable.

En raison de leur action caustique, ou simplement astringente quand les sels de cuivre sont en solution étendue, il faut, je crois, abandonner complètement cette médication, qui ne peut qu'être dangereuse chez les tuberculeux. On a noté, d'ailleurs, sous leur influence, l'apparition de phénomènes de gastro-entérite de la plus haute intensité.

Les injections hypodermiques d'acétate de cuivre, même renouvelées tous les quinze jours, selon la pratique de Luton, sont souvent douloureuses et amènent parfois des abcès.

Tannin. — Raymond et Arthaud ont préconisé le tannin à la dose de 3 à 4 grammes par jour. Mais on ne connaît pas exactement le mode d'action de cette substance. Agit-elle en neutralisant les alcaloïdes toxiques produits par le développement du bacille de Koch, ou comme réducteur, en soustrayant l'oxygène aux bacilles aérobies et en le restituant aux hématies et aux tissus (Cuffer) ? La question n'est pas résolue.

On a associé le tannin au phosphate de chaux et à la créosote :

Créosote................. 10 gr.
Tannin à l'alcool.......... 20 gr.
Phosphate de chaux....... 10 gr. pour 40 cachets.

2 à 4 cachets par jour, au milieu ou à la fin des repas.

Cette préparation est irritante pour le tube digestif.

Ichthyol. — L'ichthyol est un puissant antiseptique dont les propriétés ont été mises à profit dans la tuberculose pulmonaire. C'est principalement en Allemagne que cette substance a été expérimentée chez les phtisiques. Cohn (1), en particulier, aurait observé un certain nombre d'améliorations sur plus de 100 cas traités, sans jamais voir d'accidents. L'ichthyol était employé sous la forme suivante :

Ichthyol
Eau distillée } àà 20 gr.

IV à VIII gouttes par jour dans 1/2 verre d'eau, avant les repas.

Cette formule est défectueuse, car l'ichthyol ne se dissoud pas, mais s'émulsionne seulement avec l'eau. De plus, le médicament pris sous cette forme est irritant pour l'estomac. Bouchareff et Bardet l'accusent avec raison de produire des renvois désagréables. Enfin, il est contestable qu'une dose aussi minime puisse amener une amélioration quelconque. L'ichthyol n'aurait une action réelle qu'à la dose minima de 3 grammes (Le Tanneur) (2).

(1) Cohn. — *Deutsch. Med. Wochenscr.*, 1891, n° 14
(2) Le Tanneur. — *Bullet. Méd.*, 24 janv. 1897.

Combemale et Desoil (1) ont traité par l'ichthyol 110 tuberculeux, soumis à cette méthode pendant une période de un à six mois. Le médicament était prescrit sous forme de pilules drageifiées ou de capsules, à la dose progressive de 1 à 4 grammes par jour.

Dans un tiers des cas, comprenant surtout des formes torpides ou peu avancées, ces auteurs ont noté une augmentation de poids, le retour des forces, la diminution des signes physiques ou fonctionnels : toux, expectoration, dyspnée. Les caractères de l'expectoration, surtout, sont modifiés sous l'influence des doses croissantes. Mais il convient de ne pas arriver aux doses élevées qui peuvent donner lieu à des accidents : diarrhée, dyspnée, congestion. Dans les formes non compensées et rapides, les effets de l'ichthyol sont à peu près nuls.

Pour Combemale et Desoil, l'ichthyol agirait plutôt comme reconstituant que comme antiseptique réel. A ce titre, je crois, cependant, qu'il ne vaut pas la créosote.

Cantharide et Vésicatoires. — Quels que soient les dangers des vésicatoires, il faut reconnaître que l'emplâtre cantharidien a quelques rares indications dans la tuberculose pulmonaire. Si l'on prend soin de se conformer aux mesures de précaution indispensables pour éviter les accidents, autant dans l'application du vésicatoire que dans son utilisation limitée aux cas où il n'est pas nettement contre indiqué, on peut espérer trouver en lui un adjuvant précieux du traitement hygiénique de la tuberculose.

Ses effets, chez le phtisique, ne sauraient être rapportés uniquement à son action révulsive ou dérivative; plus

(1) COMBEMALE et DESOIL. — *Congrès des Soc. Savantes.* Paris, avril 1898.

que tout autre agent de révulsion, l'application répétée de petits vésicatoires amène, ordinairement, une sensation de bien-être et de remontement souvent remarquable, à laquelle, sans doute, l'absorption de la cantharide n'est pas étrangère.

L'action de la cantharide sur le système nerveux, entrevue déjà par Huxham et Stoll en particulier, exprimée plus nettement par Gendrin (1) en 1852, ne semble pas, cependant, démontrée d'une manière absolue, ou, du moins, elle ne paraît pas être la cause des phénomènes de stimulation observés. Il est probable que ces phénomènes tiennent à une action analogue à celle que l'on note à la suite des injections sous-cutanées de cantharidate de soude ou de potasse, c'est-à-dire à la transsudation du serum à travers les capillaires, dans les points de l'organisme atteints d'un processus pathologique (Liebreich) (2), et comme conséquence, à un état œdémateux du poumon, peu favorable à l'évolution des bacilles de Koch. Le vésicatoire constituerait, de la sorte, une véritable auto-sérothérapie (Lépine).

Toutefois, si cette action est réellement démontrée, il est préférable de s'adresser directement à la cantharidine, que l'on pourrait faire prendre à l'intérieur, et qui, de la sorte, peut être rigoureusement dosée. Sans compter que l'on ne connaît pas, par l'application d'un vésicatoire, quelle quantité exacte de principe actif est réellement absorbée, les précautions prises, d'ordinaire, dans l'application de l'emplâtre s'opposent, en outre, à toute absorption du principe médicamenteux, et par cela même lui enlèvent la plus grande partie de son efficacité.

(1) Voir Huchard, *Acad. de Méd.*, 15 févr. 1898.
(2) Liebreich. — *Soc. de Méd. de Berlin*, 25 févr. 1891.

La Cantharidine, au contraire, expérimentée par Liebreich, Heymann, Frœnkel, Gutman, a paru donner des résultats appréciables. La dose habituelle est de 1/50e à 1/10e de milligramme. On ne devra jamais dépasser, dans tous les cas, 2/10e de milligramme (Manquat). Les difficultés du dosage exact de quantités aussi faibles d'une substance très toxique doivent, cependant, en faire redouter l'emploi. Aussi je lui préfère la teinture de cantharide que l'on peut administrer à la dose de V à X gouttes par jour.

Les vésicatoires et la cantharide ont de nombreuses contre-indications, les unes générales, les autres particulières à la tuberculose pulmonaire. On doit s'en abstenir formellement dans les cas suivants :

1° Dans la tuberculose des enfants, chez lesquels ces agents amènent souvent une néphrite aiguë quelquefois mortelle (1) ;

2° Dans la tuberculose des vieillards, qui ne pourraient supporter l'infection de la plaie ;

3° Chez les tuberculeux diabétiques, de peur de déterminer la production de furoncles et d'anthrax particulièrement graves chez ces malades ;

4° Dans les formes de tuberculose s'accompagnant de lésions rénales, d'albuminurie sans lésion probable ou de diurèse insuffisante (dans ce dernier cas, l'anurie due à la cantharide est toujours à redouter) ;

5° Chez les tuberculeux nerveux et excitables, dont le vésicatoire contribue à augmenter la dépression, et chez lesquels il cause souvent de l'agitation et de l'insomnie par la douleur qui résulte de son application ;

(1) Huchard. — Soc. de Thérap., 13 mai 1896.

6° Dans les formes pyrétiques de l'affection tuberculeuse ;

7° Dans la cachexie phtisique et les formes à évolution rapide où le vésicatoire est non seulement dangereux, mais toujours inefficace.

Si l'on ajoute à ces nombreuses contre-indications la crainte permanente d'ouvrir, par la production d'une plaie, une porte d'entrée aux infections secondaires si redoutables chez le tuberculeux, on constate que pour des avantages minimes le nombre des inconvénients est bien élevé. Je crois donc que dans la majorité des cas il convient de s'abstenir d'une telle méthode et de n'y recourir que lorsque l'indication en paraît formelle, c'est-à-dire très exceptionnellement.

2° *Antisepsie recherchée par l'intermédiaire de l'air inspiré.*

Les pulvérisations ne sauraient prétendre à faire pénétrer dans toute l'étendue du poumon les substances médicamenteuses qu'elles tentent d'introduire. Malgré les inspirations profondes qu'il est nécessaire d'ordonner au malade, elles ne permettent ordinairement qu'une antisepsie relative du larynx, de la trachée et peut-être des premières divisions bronchiques ; leur action est donc notoirement insuffisante. Cette méthode a, de plus, le .grand inconvénient de fatiguer le malade par la toux quinteuse qu'elle provoque et par les vomissements que, parfois, elle détermine. Dans ces conditions, elle est contre-indiquée chez un grand nombre de malades, en particulier dans les formes excitables, éréthiques, cachectiques, non compensées ou rapides.

On a, toutefois, expérimenté les pulvérisations d'éther

iodoformé, d'eaux sulfureuses, d'essence de térébenthine.

Inhalations. Les inhalations sont plus recommandables. De nombreux appareils inhalateurs ont été proposés et varient suivant l'antiseptique employé. Ils se résument, d'une manière générale, en un récipient terminé par un tube muni d'un embout. D'autres fois, on utilise avec plus de raison un véritable gazomètre qui permet de mesurer exactement la quantité de vapeur ou de gaz inhalé. - Quel que soit l'appareil employé, le malade doit s'efforcer de faire des inspirations aussi profondes et aussi prolongées que possible.

Air chaud. — L'action bactéricide de la chaleur a donné à Weigert l'idée de traiter la phtisie pulmonaire par l'air chauffé à 250°. Par la respiration de cet air surchauffé, on obtiendrait dans les alvéoles pulmonaires une température variant entre 60° (air inspiré à l'entrée de la trachée), et 45° (air expiré). Or cette température est démontrée insuffisante pour tuer, dans les crachats, les bacilles de la tuberculose (Dujardin-Beaumetz), et Trudeau a retrouvé, chez quatre malades soumis à ce traitement pendant un temps variant de un à quatre mois, la présence des bacilles dans les crachats et la virulence de ces derniers. Enfin, l'air surchauffé peut donner lieu à de graves accidents (Cervello, Korkounoff) ; il ne saurait mériter plus d'attention.

Air comprimé ; air raréfié. — L'air comprimé ou raréfié peut répondre à certaines indications ; mais au lieu de soumettre les malades à un système d'inhalations dont les effets sont souvent hypothétiques, il est plus rationnel de rechercher dans le climat les modifications de pression atmosphérique qu'il paraît indiqué d'obtenir. A cette manière de procéder s'unissent de nombreux avantages que nous étudierons ailleurs plus longuement. Ces mêmes considérations s'appliquent au traitement de la tuberculose par l'air ozonisé, recommandé par Hérard, Labbé et Oudin (1).

Acide phénique. — Burney-Yeo, Williams, etc., ont expérimenté les inhalations d'acide phénique. Les effets irritants de cette substance suffisent à en condamner l'usage.

Résorcine. — La résorcine prise à l'intérieur est d'ordinaire un médicament très infidèle. Elle a cependant été recommandée par Leblond et Baudier ; mais leur exemple n'a pas été généralement suivi.

Acide sulfureux. — Les inhalations d'acide sulfureux (Solland, Dujardin-Beaumetz), sont dangereuses, peu efficaces et difficilement tolérées.

Acide fluorhydrique. — Les inhalations d'acide fluorhydrique, vantées déjà par Bergeron dans le traitement de la diphtérie, jouirent, il y a une quinzaine d'années, d'une certaine faveur dans la cure de la tuberculose pulmonaire. Les recherches d'Hippolyte Martin semblaient avoir établi que le gaz fluorhydrique possède une action anti-bacillaire puissante. D'autre part, Bastien avait remarqué que les ouvriers des cristalleries de Baccarat, où l'on pratique la gravure sur verre, paraissaient favorablement influencés par l'acide fluorhydrique s'ils étaient atteints de maladies chroniques de la poitrine. Dujardin-Beaumetz, guidé par ces observations, eut l'idée de sou-

(1) Hérard, Labbé et Oudin. — Acad. de Méd., 10 octobre 1893.

mettre des tuberculeux aux inhalations d'acide fluorhydrique. Les premiers essais parurent satisfaisants, et le procédé fut, par la suite, étudié et perfectionné par quelques expérimentateurs : Chevy (1), Seiler (2), Garcin (3), Trudeau, Moreau et Cochez, Goëtz, Raimondi, etc.

L'action antiseptique de l'acide fluorhydrique ne semble pas douteuse ; mais les résultats de la bactériologie et de l'expérimentation ne paraissent pas exactement fixés.

Tandis que Jaccoud et Bourcy (4) n'obtiennent aucune diminution de virulence des crachats tuberculeux par l'action directe de vapeurs émanées de solutions graduellement concentrées, jusqu'à parties égales, d'acide fluorhydrique dans l'eau, Chevy (5) obtient une diminution de virulence en mélangeant à des produits tuberculeux une solution d'acide fluorhydrique à 1 pour 1000. Grancher et Chautard (6) admettent que les vapeurs fluorhydriques même diluées à 80 0/0 n'ont *in vitro* aucune action sur la virulence des cultures qui, cependant, tuent moins rapidement les animaux inoculés. D'autre part ces vapeurs sont sans action sur l'évolution de la tuberculose expérimentale des lapins.

D'une manière générale il semble que l'on puisse conclure des données expérimentales que l'acide fluorhydrique atténue la virulence du bacille tuberculeux à la condition qu'il agisse en dissolution très concentrée.

(1) Chevy. — De l'acide fluorhydrique ; ses applications thérapeutiques. *Thèse de Paris 1885*, et *Bullet. de Thérap.*, 15 avril 1885.

(2) Seiler. — Congrès de Nancy, 1886.

(3) Garcin. — Acad. de Médecine, 1887.

(4) Jaccoud et Bourcy. — Acad. de médecine. 30 octob. 1888.

(5) Chevy. — *Loc. cit.*

(6) Grancher et Chautard. — Acad. de méd. 6 oct. 1888 et 22 novembre 1887.

Les inhalations d'acide fluorhydrique se pratiquent de différentes façons : tantôt le malade aspire directement la vapeur au-dessus d'un récipient où elle se dégage, tantôt le gaz arrive, directement, par le haut, dans une cabine d'inhalation. Le second procédé est préférable, car il permet de doser exactement la quantité de gaz fluorhydrique absorbé. Or, on ne doit pas fournir au malade plus de 30 litres d'air chargé d'acide fluorhydrique, par mètre cube (Seiler et Garcin).

L'expérience a démontré, contrairement à l'opinion préconçue que l'on avait sur les dangers du traitement, que les inhalations d'acide fluorhydrique sont bien supportées par les malades. Elles n'amènent qu'un peu de céphalalgie, du picotement des yeux et des fosses nasales et une légère irritation pharyngée déterminant, parfois, une toux nullement pénible, contribuant même à diminuer l'oppression (Lépine).

Les améliorations produites par les inhalations d'acide fluorhydrique ne sont pas douteuses ; elles consistent, surtout, en l'atténuation des principaux symptômes, en particulier de la toux, de l'expectoration, des sueurs, de la dyspnée, la reprise des forces, le retour de l'appétit (ce dernier phénomène dû, probablement, à la pénétration dans l'estomac d'une petite quantité d'acide fluorhydrique agissant comme eupeptique). Mais les signes physiques et les lésions persistent (Lépine) ; l'acide fluorhydrique est impuissant à arrêter les progrès de la tuberculose (Dujardin-Beaumetz) ; à ce compte, il est parfaitement inutile de soumettre les tuberculeux à un traitement aussi fastidieux et d'y consacrer, sans grand profit, un temps très précieux que l'on peut employer beaucoup plus utilement.

J'ajouterai que le traitement fluorhydrique est dangereux chez les asthmatiques, les emphysémateux et les congestifs avec tendance aux hémoptysies.

Benzoate de soude. — Le benzoate de soude, en inhalations, n'a donné chez les tuberculeux que des résultats contradictoires ou incertains.

Oxygène. — L'oxygène produit souvent, par les inhalations, une inflammation notable de la muqueuse broncho-pulmonaire et prédispose aux hémoptysies ; les résultats, en outre, sont peu favorables.

Chlore. — Les inhalations de chlore, très en honneur autrefois, sont dangereuses, en raison de l'action caustique de ce gaz, et, de plus, inefficaces (Louis, Stokes). Elles sont complètement abandonnées aujourd'hui. Récemment MM. Louis Rénon et Latron (1) ont rapporté un cas d'intoxication professionnelle par les vapeurs de chlore. Il semblerait, d'après cette observation, que cet agent n'a pas été étranger à l'apparition d'une tuberculose pulmonaire commune.

Iode. — Les inhalations d'iode ont un résultat des plus fâcheux. Elles augmentent la toux et prédisposent aux hémoptysies. Cependant Jolly (2) a proposé les inhalations d'iode métalloïde, et se servait de la formule suivante :

> Iode métalloïde en poudre.　　10 gr.
> Alcool à 90°..............　　20 —

Mêlez dans un flacon et ajoutez :

> Essence de térébenthine...　　200 gr.
> Essence d'aspic.........　　10 —

____

(1) Louis RÉNON et LATRON. — Soc. méd. des hôp., 6 avril 1900.
(2) JOLLY. — *Mon. thérap.*, 1897, p. 198.

Iodoforme. — Les inhalations d'iodoforme peuvent être utiles, surtout lorsqu'il existe des ulcérations laryngées. Küssner (de Halle) et Frankel (1) recommandent la solution suivante :

Iodoforme..............	1 gr.
Alcool.................	10 —
Eau...................	50 —

Carbonate d'ammoniaque. — A l'époque où le confinement était considéré comme une méthode thérapeutique recommandable, on admettait que la « cure à l'étable » donnait de bons résultats que Melsens (2) a attribués aux émanations de carbonate d'ammoniaque. Cette méthode est avantageusement remplacée, aujourd'hui, par la cure à l'air libre.

Créosote. — Les inhalations de créosote seront étudiées plus loin. Je dois dire, d'ores et déjà, que cette méthode est défectueuse en raison de l'irritation qu'elle cause.

Menthol. — Suivant Macdonald, le menthol jouit de propriétés antiseptiques remarquables. Employé en inhalations, il paraît plutôt agir, chez les tuberculeux, comme anticatarrhal que par son pouvoir bactéricide, et, à ce titre, il est loin d'être l'égal de la créosote.

Essences. — Les essences de thym, de menthe, de girofle, de cannelle (Daremberg) peuvent être inhalées, sans grand inconvénient, par le tuberculeux; mais je ne leur crois pas une utilité bien réelle.

(1) *Journ. de méd. et de chir. de Budapesth*, 1883.
(2) MELSENS. — *Bull. de l'Acad. belge*, 1880

3° *Antisepsie recherchée par action directe.*

On a tenté de faire pénétrer directement la substance antiseptique dans les voies aériennes au moyen de deux procédés : les injections intra-trachéales et les injections intra-parenchymateuses.

Eau oxygénée. — Mendel (1) a expérimenté l'eau oxygénée en injections dans la trachée. Sur douze malades traités pendant trois mois, il aurait observé onze améliorations consistant principalement en une sensation de bien-être et de remontement, l'augmentation de l'appétit, la facilité des digestions. Ces résultats n'ont pas encore été contrôlés.

Eau iodée. — Les injections intra-trachéales d'eau iodée ont amené chez des chiens rendus tuberculeux une survie double de celle des animaux témoins (Ch. Richet) (2). La solution était à 2 %₀, et la quantité injectée allait jusqu'à 250 cent. cubes.

Chlorure de zinc. — La guérison naturelle des tubercules par enkystement fibreux a fait naître, chez Lannelongue (3), l'idée de provoquer, par certains agents, cette réaction anatomique locale. Les propriétés sclérogènes du chlorure de zinc ont été utilisées dans ce but et ont permis d'obtenir, particulièrement dans les manifestations tuberculeuses des articulations et des os, des résultats très encourageants.

(1) MENDEL. — Acad. de méd., 30 janv. 1900.
(2) Ch. RICHET. — Soc. de biolog., 26 févr., 1898.
(3) LANNELONGUE. — Acad. de méd., 7 juil. 1891.

Les injections sous-cutanées d'une solution de chlorure de zinc au 1/10° ont pour effet de fixer, en les tuant, les éléments anatomiques au niveau de l'injection, et même à une assez grande distance. Un certain nombre de capillaires et de petits vaisseaux s'oblitèrent, et leur calibre se rétrécit sous l'influence de l'inflammation de leurs parois. En quelques heures l'irritation des tissus injectés se traduit par un apport considérable d'éléments embryonnaires qui arrivent rapidement à s'organiser et à former un tissu fibreux serré et compact.

L'application de la méthode sclérogène à la tuberculisation pulmonaire offre des difficultés nombreuses, dues, pour la plupart, au défaut de limitation des lésions. Comby (1), cependant, a expérimenté les injections intra-parenchymateuses de chlorure de zinc dans 3 cas de tuberculose pulmonaire : II à III gouttes d'une solution de chlorure de zinc au 1/20° n'ont amené aucun accident, mais n'ont produit qu'une légère amélioration. Les circonstances où cette méthode aurait sa raison d'être sont trop rares pour que l'on soit autorisé à y avoir recours. Il est déjà difficile d'atteindre, dans les tuberculoses osseuses, tous les points tuberculisés; la tentative est encore plus délicate lorsqu'il s'agit du poumon.

Les injections intra-pulmonaires paraissent plutôt agir comme médication sclérogène que par une action antiseptique réelle. Il est probable qu'elles n'ont aucune influence sur les lésions acquises, mais qu'elles permettent de faire la part des désordres et d'enrayer l'envahissement des zones limitrophes. C'est ainsi que l'on a expérimenté en injections intra-parenchymateuses le sublimé, la teinture d'iode, l'éther iodoformé, l'huile iodoformée, le thymol, le

(1) COMBY. — Soc. Méd. des Hôp., 1892, p. 885.

naphtol camphré, et que Dieulafoy a fait, sans résultats appréciables, des injections d'eau phéniquée dans le poumon.

Naphtol β. — Fernet (1) a essayé les injections intra pulmonaires de naphtol β :

>   Naphtol β précipité .... 0 gr. 40 .
>   Gomme adragante................. 0 gr. 20
>   Eau distillée bouillie............. 20 gr.

Chaque injection est pratiquée avec 0 gr. 30 de mixture, soit 6 milligrammes de naphtol.

Ces injections sont indolores; elles provoquent parfois de la toux par leur pénétration dans une petite bronche. D'autres fois on observe quelques signes de pneumonie ou de pleurésie sans troubles généraux, ébauche possible d'un processus curateur.

Cette méthode aurait donné quelques résultats favorables, auxquels, cependant, l'hygiène rationnelle et le régime ne paraissent pas étrangers.

Aristol. — Les injections d'aristol en suspension dans le même excipient, ou l'huile créosotée au 1/15ᵉ, donneraient également de bons effets.

Permanganate de potasse. — Enfin Mossler a expérimenté les injections intra-parenchymateuses de permanganate de potasse.

Rechercher l'antisepsie broncho-pulmonaire constitue une indication très rationnelle du traitement général de la phtisie. Mais si l'on tente souvent de la réaliser, on n'y

(1) FERNET. — Soc. de Thérap.. 13 Mars 1895.

parvient, du moins, que fort rarement. Il semble que l'on soit satisfait et que l'on s'imagine avoir réellement rendu service pourvu que l'on ait introduit, dans la circulation de l'air ou du sang, une substance réputée anti-microbienne. Il n'en est pas ainsi : en admettant que l'élimination au niveau des alvéoles pulmonaires assure un contact assez long du médicament sur les bacilles, la dose progressivement excrétée est fréquemment trop minime ou trop diluée par les liquides environnants pour posséder encore quelque action.

L'efficacité des antiseptiques introduits par les pulvérisations ou les inhalations est peut-être encore plus contestable. Sait-on, d'abord, si le liquide pulvérisé pénètre dans le poumon ? Le fait ne paraît pas très démontré. Sans doute les inhalations de gaz ou de vapeurs permettent la pénétration de la substance médicamenteuse jusqu'aux points extrêmes des ramifications bronchiques ; mais l'absorption est trop rapide pour permettre une action topique de quelque valeur.

Le problème de l'antisepsie pulmonaire n'est donc pas encore résolu, et dans l'état actuel de la question, quel que puisse être le crédit à accorder à cette méthode, il convient de renoncer, pour l'instant, à en retirer un bénéfice réel dans le traitement de la tuberculose pulmonaire (1).

(1) Sous le nom d'Igazol, Cervello (de Palerme) a expérimenté un mélange de trioxyméthylène, d'hydrate de chloral, de terpine et et d'iodoforme. Ce composé, vaporisé dans l'atmosphère d'une chambre, grâce à un appareil spécial, aurait une action des plus remarquables contre la tuberculose pulmonaire. Les expériences entreprises en Italie et à l'étranger seraient très favorables. Dans une période de 15 mois, 55 tuberculeux ont été soignés par l'igazol à l'Hôpital de Palerme. Sur ce nombre 15 ont été guéris et 14 très améliorés, soit une proportion de 50 0/0 de guérisons relatives ou absolues. (XIII° Congrès International de Médecine. Paris, 3 août 1900.)

Il est cependant nécessaire d'attendre le résultat de nouvelles

Mais si l'on ne peut espérer atteindre les bacilles, du moins nous sommes en état de modifier dans un sens favorable les lésions qu'ils déterminent, et à ce titre les antiseptiques proprement dits céderont utilement le pas aux balsamiques.

B. Balsamiques.

Iodures. — Kermès. — Hydrogène sulfuré. — Terpine. — Eucalyptol.

Iodure de potassium. — On peut s'étonner que des cliniciens éminents aient songé à utiliser les iodures dans le traitement de la tuberculose pulmonaire. Alors que l'on recherche comme une des conditions essentielles du succès une augmentation des forces avec réintégration du poids normal, on préconise précisément un médicament qui possède, parmi ses actions multiples, le pouvoir d'entraîner l'amaigrissement du sujet soumis à son influence. En réalité, cet argument est spécieux; car si l'iodure de potassium fait généralement maigrir lorsqu'il est prescrit à haute dose (plus de 2 grammes par jour), c'est, au contraire, une accélération de la nutrition qu'il détermine si l'on se contente de faibles doses (0 gr. 25 à 0 gr. 30 par jour).

expérimentations pour être autorisé à se prononcer sur la valeur de cette nouvelle méthode. On peut rapprocher de cette médication les inhalations de chloroforme et de formol associés, qui, d'après Schoull (1), paraissent efficaces, mais dont l'action ne paraît pas sans danger.

(1) SCHOULL. — *Journ. des Praticiens*, 18 Août 1900.

Ce n'est pas, cependant, à titre de médicament dynamogénique que l'iodure peut rendre des services dans la tuberculose pulmonaire, mais plutôt comme balsamique indirect. En exagérant les sécrétions bronchiques, il facilite l'action des modificateurs directs de la muqueuse respiratoire, et leur permet « de venir baigner cette muqueuse et d'agir sur elle dans un contact plus intime » (Manquat) (1). En se bornant à prescrire la dose maxima de 0 gr. 25 à 0 gr. 30 par jour, on n'observerait aucun des accidents imputés aux iodures.

Il ne faut pas oublier, toutefois, que l'iodure présente des dangers chez les tuberculeux ; il est souvent contre indiqué par la congestion qu'il entraîne au voisinage des zones atteintes (Landouzy), par l'apparition possible d'hémoptysies du fait même de la médication, et par le coup de fouet qu'il donne souvent à la maladie (Nothnagel et Rossbach).

Kermès. — L'élimination rapide et presque totale du kermès par la muqueuse bronchique fait de ce médicament un expectorant de premier ordre. Malheureusement il détermine parfois des vomissements et de la diarrhée, surtout s'il est pris aux environs des repas, en la présence d'acides ou de chlorures. Aussi, malgré les avantages qu'ont pu en retirer Pidoux et Peter, le kermès ne saurait être un expectorant très recommandable chez les tuberculeux.

Hydrogène sulfuré. — L'hydrogène sulfuré n'a aucune action sur les lésions tuberculeuses ; c'est un bon balsamique qui rendrait quelques services s'il n'était

(1) MANQUAT. — *Loc. cit.*, t. II, p. 99.

dangereux et le plus souvent contre-indiqué (Voir les eaux minérales sulfureuses).

Terpine. — La terpine est un bon balsamique ; à la dose de 0 gr. 40 à 0 gr. 80, elle augmente la sécrétion bronchique, la rend plus fluide et facilite l'expectoration. Dujardin-Beaumetz lui préfère le terpinol, dont l'action serait supérieure.

Mieux tolérée que la térébenthine, la terpine peut être prescrite en pilules, associée, par exemple, avec la la codéine :

> Terpine........   0 gr. 10 à 0 gr. 15
> Codéine........   0 gr. 01   pour 1 pilule.

4 à 6 pilules par jour.

ou en élixir (Manquat) :

> Terpine, 2 grammes.

Faites dissoudre dans :

> Alcool à 95°.................   30 grammes,
> Teinture de vanille..........   X gouttes,
> Teinture de safran...........   IV gouttes,
> Glycérine neutre.............   30 grammes.

Ajoutez :

> Sirop de sucre...............   40 grammes
> Une cuillerée à café contient........   0 gr. 10 de terpine.

Eucalyptol. — Roussel a expérimenté les injections sous-cutanées d'eucalyptol à la dose de 0 gr. 25 à 0 g. 50, en solution dans l'huile ou dans la vaseline liquide :

Eucalyptol pur rectifié.......   5 grammes,
Vaseline liquide............   20 grammes,
1 à 2 injections de 1 centimètre cube par jour. (Chaque centimètre cube représente 0 gr. 25 d'eucalyptol.)

Les inhalations d'eucalyptol ont paru rendre quelques
services ; d'une façon générale elles sont inoffensives. Dans
les formes caractérisées par la prédominance de l'état
catarrhal, on remarque que la toux devient moins intense,
l'expectoration plus fluide et moins abondante. Toutefois,
dans les formes fébriles il peut être dangereux (Bou-
veret).

L'eucalyptol a, sans doute, une action antiseptique
directe, mais c'est surtout un excellent balsamique, et à
ce titre, lorsque la cure à l'air libre rencontre quelque
rare contre-indication, j'ai coutume d'imprégner l'air de
la chambre de vapeurs d'eucalyptol, en évaporant au bain-
marie, deux ou trois fois par jour, une cuillerée à café de
cette substance. Même dans les formes non compensées
ou rapides, je n'ai jamais observé le moindre accident.
Je reconnais, cependant, que l'action balsamique de la
créosote est encore supérieure à celle de l'eucalyptol.

CHAPITRE II

MÉDICATION DYNAMOGÉNIQUE

Plusieurs procédés permettent de venir au secours de l'organisme défaillant dans sa lutte contre l'infection. Le but peut être atteint :

1° Par une action locale, c'est-à-dire en provoquant,

au niveau même des foyers tuberculeux, des modifications cellullaires ou anti-toxiques capables de s'opposer à l'extension progressive des lésions. C'est suivant ce mode que pourraient agir la révulsion, le collier de caoutchouc avec courant continu d'eau chaude (Lépine), et le cinnammate de soude (Landerer) ;

2° Par une action générale, en s'adressant à la nutrition du malade. Tantôt on s'efforce d'augmenter le pouvoir d'assimilation et de relever le taux des oxydations organiques (opothérapie, vannadate de soude, acide chlorhydrique, cacodylate de soude) ; tantôt on cherche à combler dans l'organisme le déficit qui résulte d'une déminéralisation plus ou moins intense (chlorure de sodium, phosphates, hypophosphites) ; d'autres fois, enfin, on a pour but d'enrayer l'exagération du processus de désassimilation, de ralentir l'importance de la dénutrition (huile de foie de morue, glycérine, arsénicaux.)

1° *Dynamogénie par action locale.*

Révulsifs. — L'action des révulsifs est complexe et encore mal déterminée. Il est démontré, cependant qu'elle s'exerce notamment sur les éléments sanguins en modifiant le nombre des globules. De Fleury (1) a remarqué que les excitations cutanées élèvent le chiffre des globules rouges. Ce phénomène est instantené, se généralise à tout l'organisme, mais paraît plus accentué au niveau du point d'application du révulsif. On obtiendrait aussi, suivant Charrin, une hyperglobulie blanche, véritable hyperphagocytose, réalisant ainsi un appel aux éléments de

(1) DE FLEURY. — Soc. de Thérap., 1896.

défense organique, capables de s'organiser pour lutter contre les progrès de l'infection.

Si cette hypothèse est justifiée, dans tous les cas elle paraît rationnelle, on aurait la clef du mode d'action et des résultats obtenus par les nombreux procédés de révulsion utilisés chez les tuberculeux, et dirigés jusqu'à présent uniquement contre les phénomènes congestifs.

Les injections sous-cutanées exalteraient peut-être aussi la phagocytose; elles agiraient donc, le plus souvent, dans le même sens que les révulsifs, indépendamment de la dose et du médicament qu'elles introduisent dans l'organisme. Manquat, qui émet cette idée sous toutes réserves, explique de la sorte les succès obtenus par la plupart des substances préconisées, à la condition d'être portées dans l'économie par la voie hypodermique.

Je me demande, également, si l'irritation de la muqueuse rectale, produite par les lavements de certains antiseptiques, n'aboutit pas, de même, à une exagération phagocytaire, et ne constituerait pas, dans quelques cas, une véritable révulsion. Les lavements de naphtol camphré, à la dose infinitésimale de 0 gr. 20 m'ont donné des résultats très satisfaisants dans un cas de tuberculose péritonéale (1) et n'ont dû, peut-être, leur efficacité qu'à une action révulsive hyperphagocytaire.

Quoiqu'il en soit, il serait intéressant de vérifier ces hypothèses et de nous renseigner, de la sorte, sur la place exacte qu'il convient d'assigner aux ventouses, aux cataplasmes sinapisés ou aux pointes de feu, dans le traitement de la tuberculose pulmonaire.

Eau chaude. — Lépine (2) a expérimenté sur un

(1) PÉGURIER. — *Montpellier Méd.*, 30 novembre 1895.
(2) LÉPINE. — *Bullet. Méd.*, 2 juin 1897.

malade l'emploi d'un collier de caoutchouc dans lequel on fait passer un courant continu d'eau chaude. Il espérait ainsi provoquer la congestion des sommets, et enrayer, de ce fait, l'évolution tuberculeuse. Si l'idée première de cette expérience est tout au moins contestable, elle ne paraît pas, dans tous les cas, avoir été couronnée de succès.

Cinnammate de soude. — Landerer reconnaît au cinnammate de soude une action des plus marquées sur les différentes manifestations tuberculeuses (1). Une expérimentation de plus de quinze années, comprenant plus de 240 malades, démontrerait que cette substance agit efficacement en provoquant autour des foyers tuberculeux une réaction phagocytaire intense, aboutissant à la création d'une barrière enkystante fibreuse autour du processus en pleine évolution.

Sur 110 cas de tuberculose pulmonaire, Landerer aurait obtenu 57 guérisons, 26 améliorations, 5 insuccès et 22 morts, soit une proportion de 75,4 % de succès.

Le mode d'introduction de ce médicament est l'injection intra-veineuse ou intra-musculaire d'une solution ou d'une émulsion :

Acide cinnamique finement pulvérisé.	5 gr.
Huile d'amandes douces	10 —
Sel marin en solution à 7 %.... .. .	Q. S.
Jaune d'œuf	N° 1.

Pour faire une émulsion de 100 grammes.

La dose initiale est de 1/2 à 1 milligramme par injection; mais elle est élevée progressivement, avec prudence, jusqu'à 1 à 2 centigr. 1/2. Quant aux injections,

(1) LANDERER. — Voir *Journ. des Praticiens.*, 9 septembre 1899.

elles sont répétées tous les deux ou les quatre jours. L'élévation de la température doit faire immédiatement diminuer la dose employée. Les expériences et les résultats de Landerer demanderaient à être contrôlés.

2° *Dynamogénie par action générale.*

A) AGENTS ACCÉLÉRATEURS DE LA NUTRITION

Suc orchitique. — L'influence dynamogénique des injections de liquide orchitique a été utilisée dans un certain nombre de cas de tuberculose pulmonaire. Il semble que sous l'action de l'excitation nutritive observée à la suite du traitement, on ait obtenu des effets généraux appréciables : augmentation de l'appétit et élévation du poids du corps. Les améliorations se seraient produites dans les 4/5 des cas, sur 67 malades (Brown-Séquard et d'Arsonval). Mais l'action de la médication orchitique serait plus manifeste sur les principaux symptômes de la cachexie tuberculeuse, tels que les sueurs nocturnes, la toux, la fièvre, la faiblesse, l'insomnie. Hénocque a remarqué à la suite du traitement une augmentation durable de la quantité d'oxyhémoglobine et de l'activité de réduction de ce corps.

Quoiqu'il en soit, cette méthode ne paraît pas plus avantageuse que toutes les autres médications. Elle est, de plus, contre-indiquée chez les malades excitables, et parfois très douloureuse.

Suc thyroïdien. — Le traitement thyroïdien expérimenté par Morin dans la tuberculose pulmonaire est reconnu inefficace (Cabot) et dangereux (Hertoghe).

Suc pulmonaire. — F. Brunet a étudié l'influence de l'opothérapie pulmonaire sur la tuberculose (1). La seule amélioration constatée a été la diminution de l'expectoration. Dans deux circonstances, il y aurait eu augmentation de poids.

Organo-serum gaïacolé. — Berlioz (2) a expérimenté, sous le nom d'organo-serum gaïacolé, un mélange de serum de bœuf et d'extraits glycérinés de testicule, de foie, de cerveau, de rate, de poumon, dans la proportion de 3 %, additionné de phosphite de gaïacol (1 %). Cet auteur aurait obtenu, par ce moyen, chez les tuberculeux, une grande amélioration consistant surtout en une augmentation rapide du poids et une élévation du taux de l'urée émise. Reste à savoir si cette hyperdésassimilation est un phénomène utile à rechercher chez les tuberculeux; je ne le pense pas, pour ma part.

Acide chlorhydrique. — L'acide chlorhydrique, dont M. Wilmart (3) a vanté les bons résultats dans la première phase de la tuberculose pulmonaire, paraît agir non comme antiseptique ou reconstituant, mais plutôt comme eupeptique. Utile chez les pré-tuberculeux anémiques avec hypochlorhydrie, il est naturellement contre-indiqué dans les cas d'hyperpepsie (Hayem).

Vannadate de soude. — Le vannadate de soude, préconisé par Lyonnet qui considère ce sel comme un oxydant permanent, n'a donné aucun résultat appréciable entre les mains de Manquat (4) qui l'a expérimenté chez plusieurs

---

(1) F. BRUNET.— *Soc. de Biolog.*, 9 janv. 1897.
(2) BERLIOZ. — IVᵉ Congrès de la tuberculose, août 1898.
(3) WILMART. — *Mon. Thérap.*, avril 1899,
(4) Communication orale.

malades. On ne doit nullement compter sur lui chez les tuberculeux.

Cette opinion est corroborrée, d'ailleurs, par les recherches récentes de Schoull (1) qui a expérimenté cette substance sur 11 malades et qui n'a obtenu, avec elle, que des modifications peu marquées de l'état général, sans amélioration appréciable des troubles locaux.

Cacodylate de soude. — Le cacodylate de soude sera étudié avec les composés arsenicaux.

B) AGENTS RÉPARATEURS DE LA DÉMINÉRALISATION.

Fer. — Les préparations martiales doivent être rayées de la thérapeutique de la tuberculose (à l'exception, toutefois, du perchlorure de fer utilisé dans quelques cas spéciaux). Inutiles dans l'anémie inséparable de la cachexie tuberculeuse, où elles sont, de plus, très fréquemment contre-indiquées du fait des hémoptysies, elles ne seraient pas prescrites sans dangers dans les périodes initiales de l'affection : outre l'irritation gastro-intestinale qu'elles provoquent souvent, les préparations ferrugineuses exposent aux hémoptysies et favorisent la tendance à l'éréthisme cardio-vasculaire.

Chlorure de sodium. — La déminéralisation plus ou moins accentuée que l'on observe chez les phtisiques a donné l'idée de préconiser l'emploi du chlorure de sodium dans cette affection (A. Latour). Dimitropol (2) (de Buca-

(1) SCHOULL. — *Journ. des Pratic.*, 18 août 1900.
(2) DIMITROPOL. — Voir *Mon. Thérap.*, septembre 1898, p. 165.

rest) a repris cette méthode ; mais comme il l'associe à une alimentation intensive et probablement aussi à une hygiène rigoureuse, on ne sait, au juste, quelle valeur lui attribuer.

D'autre part, j'ai eu connaissance de certaines expériences pratiquées dans quelques services hospitaliers de Paris, et qui consistaient à faire aux tuberculéux des injections sous-cutanées d'eau de mer ; les résultats ont été des plus médiocres, et n'ont pas, que je sache, été publiés.

Phosphates. — Les phosphates sont des accélérateurs puissants de la nutrition. Cette action démontrée par l'expérience clinique est battue en brèche par l'histoire physiologique de ces sels. Il est reconnu, en effet, que les phosphates ne font, le plus souvent, que traverser l'économie sans s'y fixer aucunement. S'ils sont absorbés, ce qui résulte évidemment de leur élimination par les urines, ils ne sont pas assimilés. Mais, comme le dit Manquat (1), « il n'est pas indispensable qu'une substance ingérée soit assimilée pour être utile » ; ainsi que cet auteur, on peut admettre que le médicament, avant d'être éliminé, excite le fonctionnement de certains organes, en particulier du système nerveux.

Le biphosphate de chaux (phosphate acide ou monocalcique) est soluble, mais peu recommandable.

Le lactophosphate de chaux, et surtout le chlorhydrophosphate de chaux sont de bonnes préparations. Ce dernier a, outre son action reconstituante, une heureuse influence sur la digestion des hypochlorhydriques.

Les phosphates seront administrés à faibles doses, sinon ils ne pourraient être absorbés. On donne le chlo-

____

(1) MANQUAT. — *Loc. cit.*, t. 1, p. 776.

rhydro-phosphate de chaux en solution ou en sirop, à la dose de 0 gr. 50 à 1 gramme par jour.

Le phosphate de soude sera réservé aux formes scrofuleuses de la phtisie.

Les glycéro-phosphates, prescrits avec succès par Alb. Robin, présentent sur les autres préparations phosphatées l'avantage d'être en partie assimilables (de Stella); leur action reconstituante est démontrée par les modifications importantes de l'excrétion urinaire. On utilise avec profit les glycéro-phosphates de chaux, de soude, de magnésie, à la dose de 0 gr. 30 à 1 gramme, pris par la bouche ou mieux en injections sous-cutanées. Dans ce dernier cas, on fait usage de solutions à 5 ou 20 %.

Hypophosphites. — Les hypophosphites ne sont pas des spécifiques de la tuberculose pulmonaire, comme le voulait Churchill, mais agissent à la façon des médicaments dynamogéniques les plus puissants. Cette propriété serait due, probablement, à leur oxydation partielle dans l'organisme et leur transformation en phosphates. Les hypophosphites activent les digestions, facilitent le retour de l'appétit et des forces. On observerait, cependant, les phénomènes contraires avec des doses élevées, qui, de plus, peuvent entraîner des accidents assez graves.

On prescrit les hypophosphites de chaux ou de soude en sirop ou en solution, de 0 gr. 05 à 0 gr. 50 suivant l'âge du malade.

C) AGENTS MODÉRATEURS DE LA DÉSASSIMILATION

Huile de foie de morue. — Si les phosphates médicamenteux sont, le plus ordinairement, éliminés sans avoir subi l'assimilation, il n'en est pas ainsi des phosphates en combinaison organique qui, au contraire, paraissent assimilables. De même qu'il est rationnel, pour contrebalancer la phosphaturie fréquente des tuberculeux, d'avoir recours à une alimentation riche en phosphates, de même l'huile de foie de morue paraît également recommandable.

Action physiologique.
Mais ce n'est pas seulement à ce point de vue que l'huile de foie de morue est un précieux auxiliaire de la cure hygiéno-diététique du tuberculeux ; elle a une action plus complexe qui n'est que la résultante des propriétés différentes et remarquables de ses principes constitutifs (1). Par ses matières grasses, elle est une substance thermogène de haute valeur, elle réduit le taux de la désassimilation de l'organisme en épargnant ses réserves. Par ses alcaloïdes, elle excite le système nerveux, favorise l'oxydation plus parfaite des déchets azotés, excite par cela même l'appétit, et exercerait, en outre, une action diurétique (Bouillot, Reister). Par sa richesse en phosphates assimilables (lécithines et combinaisons organiques phosphorées diverses), elle est un reconstituant de premier ordre dans la dyscrasie phosphaturique du tuberculeux.

L'huile de foie de morue est, plus facilement que les autres corps gras, émulsionnée par le suc pancréatique, probablement parce qu'elle aurait subi déjà l'action des ferments hépatiques, de sorte qu'elle est la plus absor-

---

(1) L'huile de foie de morue contient cinq acides gras, libres (acides acétique, butyrique, oléique, stéarique, palmitique), des graisses (oléine, margarine), des traces de chlore, d'iode, de brome, de soufre, de phosphore et six alcaloïdes définis : la butylamine, l'amylamine, l'hexylamine, la dihydrolutidine, l'asselline et la morrhuine. Une partie de ces bases est combinée dans l'huile de foie de morue sous forme de lécithines. Elle contient, en outre, plus d'un gramme par litre d'acide morrhuique, uni à des bases. (Arm. GAUTIER et L. MOURGUES. Acad. de méd., 1 fév. 1890).

bable des huiles animales. Son absorption est, d'ailleurs, facilitée par la présence de ses acides libres.

Le plus grave reproche que l'on puisse adresser à l'huile de foie de morue, c'est que cette substance est quelquefois mal tolérée par les voies digestives. Elle occasionne alors des éructations avec saveur désagréable dans la bouche, des nausées, parfois des vomissements ou de la diarrhée, et ces malaises retardent la digestion des aliments. J'ai remarqué, cependant, qu'en masquant le goût désagréable de l'huile de foie de morue au moyen de certains artifices de préparation, les troubles digestifs s'observent moins fréquemment, ou, dans tous les cas, sont sensiblement moins accusés. De plus, les enfants supportent mieux, d'ordinaire, l'huile de foie de morue que les adultes.

Mais le vrai moyen d'éviter le plus souvent ces légers accidents d'intolérance consiste à ne faire usage que de faibles doses. Jaccoud prescrivait 300 grammes d'huile de foie de morue par jour, Trousseau et Pidoux allaient jusqu'au demi-litre. Sans compter que ces doses considérables ne sont pas absorbées, elles provoquent ordinairement une diarrhée plus ou moins tenace. Une dose quotidienne de 3 à 6 cuillerées à dessert (30 à 60 grammes) pour les enfants, 3 à 6 cuillerées à bouche (45 à 90 grammes) pour les adultes, paraît suffisante.

Il existe plusieurs variétés d'huile de foie de morue : l'huile vierge, légèrement verdâtre, ne renferme pas les alcaloïdes excitants de la nutrition ; l'huile blanche est peu recommandable, car elle est souvent décolorée artificiellement ; l'huile brune a une odeur forte et une saveur répugnante ; elle est obtenue avec des foies qui ont longtemps fermenté et, de ce fait, ont subi un commencement de putréfaction. L'huile blonde est, avec raison, la plus employée.

Mode administration L'huile de foie de morue sera prise, non au commencement, mais au milieu ou à la fin des repas, ce qui permet d'éviter le dégoût, qui a souvent comme effet la disparition de la sensation de la faim. Le meilleur moment pour son administration est le deuxième déjeuner : au premier repas, elle provoque souvent des vomissements (Ollivier), et au repas du soir elle contribuerait à troubler le sommeil de la nuit en rendant la digestion difficile.

Certains malades, particulièrement les enfants, prennent l'huile de foie de morue sans trop de dégoût ; j'ai même vu des enfants qui l'absorbaient avec un réel plaisir. Le fait est rare, cependant, et d'ordinaire ce médicament provoque, par sa saveur, un sentiment invincible de répugnance qui est, à mon avis, la principale cause de sa digestibilité parfois difficile. Aussi s'est-on ingénié à **Artifices destinés à vaincre la répugnance qu'elle provoque** masquer l'âcreté et l'acidité de sa saveur au moyen de procédés très nombreux.

C'est ainsi que l'on a mis en vente dans le commerce, sous forme d'extraits divers d'huile de foie de morue, des préparations de saveur nullement désagréable sans doute, mais d'une efficacité tout au moins illusoire. Ces produits, qui ne peuvent contenir à la fois les alcaloïdes, les matières grasses et les composés organiques phosphorés de l'huile de foie de morue, sont loin de présenter la valeur thérapeutique de cette dernière.

On peut supprimer en partie le contact direct de l'huile sur la muqueuse buccale par divers procédés : en faisant arriver l'huile presque directement dans l'arrière-bouche au moyen d'une cuillère très effilée; en se gargarisant avec une boisson aromatique; en enduisant le bord du récipient avec du curaçao, du malaga ou du vin d'oranges

(C. Paul); en coupant le médicament avec de la bière, qui tient l'huile entre le liquide et la mousse. D'autres fois, on cherche à atténuer l'âcreté de l'huile de foie de morue par l'addition d'une certaine quantité de lait, de thé, de café, d'eau-de-vie, d'essence d'eucalyptus (à 1 %), d'eau ferrugineuse artificielle (eau de clous) (1); celle-ci communiquerait au mélange la saveur agréable des huîtres fraîches.

Les émulsions d'huile de foie de morue ne sont pas toutes exemptes d'inconvénients; elles renferment, pour la plupart, de la teinture de bois de Panama dont l'action irritante doit être évitée.

En Angleterre on a souvent recours à la formule suivante (2) :

Huile de foie de morue blanche.	620 gr.
Poudre de gomme arabique	10 —
— adragante...	10 —
Poudre d'arrow-root	10 —
Sirop simple.................	100 —
Eau distillée.................	550 —

(1) MARTIN. — *Mon. thérap.*, 1881, p. 68.

(2) Cette préparation s'effectue de la manière suivante : on mélange les poudres, dans un mortier sec, avec une partie de l'huile, de façon à former une pâte; on ajoute une nouvelle quantité d'huile; on verse dans un flacon sec, et on complète la quantité d'huile indiquée. Le flacon doit avoir une capacité double de celle qui est nécessaire au volume de l'émulsion, et, de plus, il doit être complètement sec, ce qui, paraît-il, est une condition essentielle pour obtenir une bonne préparation. A ce mélange on ajoute rapidement 310 parties d'eau, et l'on agite de suite et vivement pendant dix minutes. Après ce temps, l'émulsion est terminée; elle est complètement blanche et présente la consistance d'un miel liquide. Il ne reste plus qu'à ajouter le sirop et le surplus de l'eau distillée en agitant de nouveau. Cette dernière addition d'eau peut servir, lorsqu'il y a lieu, à l'introduction de substances salines (phosphates de chaux ou de fer) (*Mon. Thérap.*, 1881, p. 136.)

Je préfère, pour ma part, la formule suivante qui m'a donné de bons résultats, et que les malades prennent sans difficultés :

Emulsion crémeuse d'huile de foie de morue (Gay) (1) :

Huile de foie de morue........	500	gr.
Sucre finement pulvérisé......	190	— .
Poudre de gomme arabique....	} àà 5	—
— adragante ..		
Infusion de café.............	200	—
Rhum	100	—

Quelle que soit la formule adoptée, il est nécessaire d'interrompre de temps à autre la médication, qui aménérait, dans le cas contraire, la saturation graisseuse des villosités intestinales. On peut régler de la manière suivante l'administration de l'huile de foie de morue : tous les mois, vingt jours de traitement et dix jours de repos.

Contre indications. Comme tous les médicaments, l'huile de foie de morue a un certain nombre de contre-indications qu'il faut savoir respecter :

Quand la répugnance est trop marquée, qu'elle n'est pas vaincue par l'accoutumance, l'ingestion de l'huile de foie de morue aurait pour résultat la perte plus ou moins rapide de l'appétit, et activerait, de ce fait, la dénutrition. Il en est de même pour les circonstances où la diarrhée se manifeste.

Dans les formes rapides de la tuberculose pulmonaire et dans les formes non compensées de cette affection, l'anorexie ordinairement très prononcée et le délabrement

______

(1) Mélanger dans un mortier le sucre et la gomme. Verser ensemble dans la bouteille qui contiendra l'émulsion, l'huile et l'infusion froide de café ; une partie de ce liquide versé dans le mortier permet d'obtenir une masse de consistance pâteuse. Ajouter dans la bouteille le rhum, puis la masse pâteuse obtenue dans le mortier.

des fonctions digestives constituent, de même, une contre-indication formelle à l'emploi de l'huile de foie de morue.

Enfin, il est d'usage de cesser la médication pendant les fortes chaleurs ; quoiqu'on en ait dit, l'huile de foie de morue est, en effet, plus difficilement tolérée pendant l'été.

D'autre part, l'huile de foie de morue est particulièrement indiquée dans la tuberculose des enfants et dans les modalités scrofuleuses de la phtisie.

Grancher admet que l'huile de foie de morue est peut-être le plus précieux des remèdes à opposer à la tuberculose (1). Grâce à elle, l'amélioration est rapide et porte, surtout, sur l'état général : augmentation parfois considérable du poids, supérieure au poids de l'huile ingérée (J. Rendu) (2), augmentation de l'appétit, digestions plus faciles, assimilation plus complète, diminution de la proportion des déchets azotés dans l'élimination rénale, augmentation du nombre des globules sanguins (Thompson), et, en fin de compte, comme preuve nouvelle de l'influence de l'état général sur la marche de la bacillose, rétrocession lente des lésions locales. Ces résultats sont, sans doute, attribuables en partie à un traitement hygiénique et alimentaire rationnel auquel le malade est également soumis ; il n'en est pas moins vrai que l'amélioration est plus manifeste et plus rapide si l'on ajoute à ce traitement la cure à l'huile de foie de morue.

Il est nécessaire, enfin, de signaler un rôle important de l'huile de foie de morue dans la thérapeutique des tuberculeux : on trouve en elle un excipient commode

Action
thérapeutique.

(1) GRANCHER. — Bullet. Médic., 2 décembre 1896.
(2) J. RENDU. — Lyon Médic., 10 avril 1878.

pour quelques médicaments tels que le phosphore, les phosphates, les hypophosphites, l'iode, l'iodoforme, la créosote, le gaïacol, etc. Mais, pour ces derniers médicaments tout au moins, la voie rectale ou hypodermique me paraît devoir être utilisée de préférence.

Glycérine. — La glycérine, qui provient du dédoublement des corps gras, agirait à la façon de ces derniers, et produirait, comme eux, une augmentation de poids et une diminution presque constante de l'urée (G. Sée). Elle n'est pas, dans la tuberculose pulmonaire, l'équivalent de l'huile de foie de morue, comme le voulaient Crawcourt, Lindsay, Jaccoud, Semmola ; mais elle a sur cette dernière l'avantage d'être prise avec moins de répugnance et d'être plus rapidement et plus facilement digérée.

Les doses faibles (20 à 30 grammes) ont quelquefois une action manifeste sur le réveil de l'appétit ; d'ordinaire elle est prescrite à la dose de 40 à 50 grammes dans les vingt-quatre heures, en deux ou trois fois dans la journée. Il est bon de corriger sa saveur fade et sucrée par l'addition, dans chaque prise, d'une demi-cuillerée à café d'alcool (rhum ou cognac), ou mieux d'une goutte d'essence de menthe (Jaccoud). A haute dose la glycérine ne serait pas sans danger, surtout si on l'injectait dans le tissu cellulaire.

On ne doit pas rechercher, dans l'administration de la glycérine, son action anti-parasitaire. Alors qu'elle paraît retarder le développement de la plupart des bactéries, elle favorise, au contraire, l'évolution du bacille de Koch. Son utilité, dans la tuberculose pulmonaire, relève donc uniquement de son action dynamogénique : très avide d'oxygène, la glycérine produit de la chaleur, et, par suite, épargne d'autres éléments de l'organisme, notamment de la graisse.

Arsenic. — La médication arsenicale est de celles que l'on utilise un peu à l'aveugle dans une foule d'états morbides très dissemblables, véritable panacée dont on abuse trop facilement, comme on le fait de l'iodure par exemple. On a vanté les effets de l'arsenic dans la tuberculose pulmonaire, dans la chlorose, les anémies, le diabète, le rhumatisme déformant, les maladies cutanées, la chorée, l'épilepsie, l'apoplexie, l'asthme, le catarrhe chronique des bronches, la furonculose, la cachexie palustre, la leucémie, la maladie de Basedow, etc.

Cette généralisation, très regrettable, dont la cause tient sans doute, pour une large part, dans l'imperfection de nos connaissances sur le rôle physiologique de cet agent, a pour résultat de fausser l'opinion que l'on doit se faire d'un médicament capable de rendre des services dans quelques circonstances, mais qui ne saurait être efficace dans la multiplicité des affections contre lesquelles on l'a prescrit.

On en arrive ainsi à considérer l'arsenic comme un « médicament honnête », très apte à suppléer un diagnostic hésitant, plus disposé encore à couvrir de sa réputation notre impuissance thérapeutique, mais dénué, souvent, de vertu curative réelle.

Théoriquement, dans la phtisie l'arsenic est plus qu'un médicament vulgaire ; c'est un puissant modificateur du terrain ; s'il ne guérit pas les lésions acquises, du moins peut-il favoriser la résistance organique et, de la sorte, permettre à une thérapeutique plus active et surtout plus anti-bactérienne d'avoir plus de prise sur la maladie elle-même.

Action
physiologique.

L'arsenic est un modérateur de la désassimilation. Cette action est démontrée par plusieurs faits : la diminution de l'urée, de l'acide carbonique et des phosphates excrétés par les urines (Schmidt, Rabuteau, G. Sée et Lolliot) (1), la présence de l'acide lactique dans le sang, résultat d'un défaut d'oxydation (Meyer et Seitelberg) (2), l'abaissement notable de la température (G.Sée, Rabuteau, Lesser). Quant à dire si le ralentissement des oxydations est dû à une action particulière de l'arsenic sur les globules sanguins, ou si elle résulte de la fixation de cette substance par les lécithines du tissu nerveux chez lequel elle se substituerait au phosphore, cela nous importe peu au point de vue pratique, et il est préférable de savoir si nous devons favoriser chez les tuberculeux le ralentissement du processus de désassimilation, auquel cas la médication arsénicale aurait sa raison d'être.

Avantages.

Or, l'exagération de la déminéralisation organique est la caractéristique du biochimisme du tuberculeux, aussi bien à la période initiale qu'à la phase cachectique de la bacillose. L'analyse des urines démontre que l'augmentation des principes solides, en particulier de l'urée, est un phénomène fréquent chez la plupart des tuberculeux, et que, par conséquent, à défaut de la suractivité des échanges, on observe chez ces malades une exagération inquiétante de la désassimilation. Sans doute, ce phénomène n'est que la conséquence directe de la résistance opposée par l'organisme à l'infection, et ne fait que traduire l'intensité de la lutte, (de même que l'acharnement d'une bataille se décèle par le nombre des morts et des blessés) ; mais l'élévation des pertes ne saurait être l'indice

(1) LOLLIOT. — *Thèse de Paris*, 1868.
(2) MEYER et SEITELBERG. — *Arch. de path. expérim.*, 1883

d'un avantage conquis ; elle n'a d'autre résultat que de diminuer progressivement les moyens d'action de l'organisme, et, par suite, de le mettre hors d'état de réagir.

Il faut donc empêcher cette désorganisation plus ou moins rapide qui tend si facilement à la consomption, à l'usure complète et prématurée d'un organisme privé, désormais, de réaction, et si l'apport intensif d'éléments destinés à réparer les pertes continuelles et exagérées du phtisique répond à une indication importante, il n'est pas moins nécessaire de chercher à limiter l'intensité de la désassimilation ; l'arsenic est donc théoriquement indiqué chez les tuberculeux.

L'une des principales critiques que l'on a adressées à la médication arsenicale est l'intolérance gastro-intestinale qui en résulte souvent et qui s'oppose à l'administration prolongée du médicament. Alors même que l'on se tient à l'abri de l'intoxication arsenicale chronique, il n'est pas rare d'observer divers phénomènes qui sont loin d'être favorables aux tuberculeux : des douleurs gastriques, des coliques, de la diarrhée ou une constipation opiniâtre, quelquefois des vomissements, sans compter, si la médication est prolongée sans mesure et surtout sans interruption, des complications très désagréables du côté des bronches, de la peau ou du système nerveux.

Inconvénients.

Les accidents dus à l'arsenic sont moins à redouter si l'on administre ce médicament non plus par la bouche, comme on le fait le plus ordinairement, mais par la voie rectale, selon le procédé de Vinay (1). Les injections rectales d'une solution étendue de liqueur de Fowler ne peuvent être accusées d'irriter l'estomac ; mais leurs promo-

Injections rectales.

(1) Ch. VINAY. — *Lyon Médic.*, 12 Avril 1895.

teurs eux-mêmes, Vinay et Renaut (1), leur reconnaissent l'inconvénient d'amener souvent une sensation de chaleur au pourtour de l'anus, du ténesme rectal et vésical, de la rectite, et, à la longue, de la diarrhée, sans prévenir chez le malade l'apparition de l'intoxication arsenicale chronique. L'addition de quelques gouttes de laudanum à la solution injectée est un palliatif bien précaire et souvent insuffisant.

Renaut a utilisé les solutions suivantes :

Solution forte :

Eau distillée................	56	grammes.
Liqueur de Fowler.........	4	—
Laudanum de Sydenham....	XII	gouttes.

Solution faible :

Eau distillée................	58	grammes,
Liqueur de Fowler.........	2	—
Laudanum de Sydenham....	XII	gouttes.

Pendant six jours............	2 injections par jour.
Pendant six jours............	3 — —
Pendant trois à six jours.....	Interruption.

Injections sous-cutanées. — Quant aux injections sous-cutanées de liqueur de Fowler, même diluée, elles sont douloureuses et ne sauraient être acceptées comme traitement de longue durée.

Valeur thérapeutique de l'arsenic dans la tuberculose pulmonaire. — Les résultats de la médication arsenicale se montreraient particulièrement favorables, si l'on en croit Vinay et Renaut, et l'arsenic serait « le remède de choix de la dyscrasie prétuberculeuse ». Mais toute la question est de savoir si ces avantages compensent les accidents à

(1) J. RENAUT. — Acad. de Médec., 30 mai 1899.

redouter, et si l'on est autorisé à négliger ces derniers, en
raison des bienfaits que l'on attend de cette méthode. Je ne
le pense pas, pour ma part, et si les déductions théoriques font, de l'arsenic, un merveilleux médicament pour
les phtisiques, la pratique et l'observation clinique recommandent la prudence et conseillent souvent l'abstention.
En diminuant la rapidité de la désassimilation, la médication arsenicale agit, chez le tuberculeux, à la façon des
reconstituants. Comme tous les médicaments de cette
classe, elle retentit favorablement sur la nutrition du
malade et entraîne une amélioration évidente, d'autant
plus marquée que les fonctions organiques présentent une
altération moins profonde. Mais la saturation arsenicale
se produit plus rapidement qu'on ne le croit en général ;
en dépit des coupures que l'on fait subir au traitement, il
arrive un moment où l'arsenic n'agit plus, les tissus en
étant saturés. Malgré le médicament que l'on s'obstine à
prescrire, malgré et peut-être à cause de l'élévation de la
dose absorbée, peut-être aussi en raison des progrès de
la maladie et de l'apparition de l'état fébrile, le ralentissement de la désassimilation cesse, l'urée redevient aussi
abondante dans l'urine que par le passé (1), la dénutrition
s'exagère, et l'arsenic serait inutile si, de plus, il n'était
nuisible.

Chez des malades que j'ai pu suivre pendant plusieurs
mois, j'ai noté l'action modératrice de l'arsenic dans les
premières périodes du traitement (pendant deux ou trois
mois en moyenne), mais cette action allait en s'affaiblissant par la suite et cessait d'être manifeste quelles

____

(1) D'après Sabelin, Goetgens, Kossel et Berg, l'excrétion de
l'urée serait accrue sous l'influence des doses élevées d'arsenic.

qu'aient été, d'ailleurs, la forme et l'évolution de la maladie.

Si l'on ajoute à ces remarques qu'il n'est pas sans danger pour le pronostic de déterminer chez les malades une irritation, même limitée, du tube digestif, cette action n'aurait-elle pour résultat qu'une diarrhée souvent persistante, on comprendra pourquoi je formule, au sujet de la valeur de l'arsenic, les plus extrêmes réserves. La médication arsenicale n'est, cliniquement, qu'un trompe-l'œil, dans le traitement de la tuberculose pulmonaire confirmée ; l'amélioration qu'elle produit, toute passagère, est facilement obtenue par des moyens d'une nocuité sensiblement moindre. Utile dans les anémies idiopathiques ou palustres, l'arsenic est contre-indiqué dans la phtisie.

Je fais une exception, toutefois, en faveur des eaux minérales arsenicales dont l'efficacité est réelle, mais qui, comme je l'indiquerai plus loin, me paraissent agir par la complexité du traitement plutôt que par le principe qu'elles renferment.

Cacodylate de soude. — Le cacodylate de soude est le sel de sodium de l'acide cacodylique, composé arsenical dans lequel l'arsenic se trouve en combinaison organique. Ce sel est très soluble dans l'eau et contient 46,87 °/₀ d'arsenic. Sous l'influence des recherches d'A. Gautier, de Renaut, Burlureaux, Danlos, etc., la médication cacodylique, lancée peut-être un peu prématurément par la communication de Renaut (1), jouit actuellement d'une certaine faveur dans le traitement de la tuberculose, et l'expérimentation du cacodylate de soude a été tentée déjà par un grand nombre de praticiens.

L'action physiologique du cacodylate de soude n'est pas encore nettement établie. Suivant certains auteurs, Renaut

(1) RENAUT. — Acad. de Méd., 30 mai 1899.

en particulier, ce sel agirait par l'arsenic qu'il renferme. Pour Armand Gautier, au contraire, on ne devrait les résultats du cacodylate qu'à la composition même de ce produit, et nullement à sa teneur en arsenic.

Quoiqu'il en soit, les cacodylates présentent sur les autres composés arsenicaux des avantages importants ; ils seraient peu ou nullement toxiques, puisqu'on a pu en prescrire 0 gr. 80 (Danlos) et 1 gr. 60 (Rille) sans observer le moindre accident : ni paralysie, ni mélanodermie, ni altération du foie. De plus, ils n'ont aucune action caustique, et sont, par conséquent, précieux chez les phtisiques. Enfin, les injections hypodermiques sont très peu douloureuses.

Avantages.

Administré par la bouche, le cacodylate de soude donne lieu à certains troubles : pesanteur épigastrique, sécheresse de la bouche, coliques, diarrhée, anorexie, et surtout, odeur alliacée de l'haleine, phénomène dû à la réduction de l'acide cacodylique dans l'estomac, et à la mise en liberté d'oxyde de cacodyle. J'ai remarqué que cette odeur, perceptible surtout pour l'entourage du malade, est moins souvent perçue par le malade lui-même qui, parfois, ne la remarque même pas.

Inconvénients.

Ces inconvénients qui ont été, il faut le dire, un peu exagérés, sont facilement évités si l'on utilise la voie rectale ; l'odeur alliacée et la courbature persisteraient cependant. Aussi, les injections hypodermiques constituent la méthode de choix.

Mode d'administration

La dose moyenne de cacodylate de soude à injecter quotidiennement est de 0 gr. 02 à 0 gr. 05 ; exceptionnellement on peut arriver à 0 gr. 10 ou 0 gr. 15 ; mais il

Doses.

____

(1) J. RENAUT. — Acad. de Méd., 30 mai 1899.

est plus prudent de s'en tenir aux faibles doses, de manière à pouvoir continuer assez longtemps la médication sans s'exposer à l'intolérance. Il est nécessaire d'interrompre le traitement de temps à autre. On peut, par exemple, le régler de la manière suivante : 10 jours de traitement, 10 jours de repos, et recommencer ensuite de la même manière.

Les résultats cliniques publiés jusqu'à ce jour doivent faire admettre que la médication cacodylique possède une valeur thérapeutique réelle, non contre la tuberculose elle-même, mais sur l'état général qu'elle modifie très heureusement. Des expérimentations de A. Gautier, Renaut, Burlureaux, Roustan (1), Dalché, Hayem, Danlos, Gaillard (2), F. Widal et P. Merklen, E. Hirtz, Rendu, Barth (3), Grasset (4), il résulte que l'on constate rapidement, par la médication cacodylique, une augmentation de poids, une reprise des forces, parfois le relèvement de l'appétit. Les modifications des urines sont également intéressantes : on note l'augmentation de l'urée, des phosphates et des chlorures. Le rapport de l'urée aux chlorures, en général trop élevé chez les tuberculeux, tend à devenir normal sous l'influence de la médication. Mais les signes stéthoscopiques ne sont nullement influencés.

Comme beaucoup de médecins, j'ai expérimenté le cacodylate de soude en injections hypodermiques chez un certain nombre de malades. L'engraissement a été souvent obtenu, mais l'amélioration ne m'a pas paru supérieure à celle que l'on observe par le traitement hygiéni-

---

(1) Voir, au sujet de ces expérimentations : Acad. de méd., séance du 6 juin 1899.

(2) Soc. méd. des hôp., 23 fév. 1900.

(3) Soc. méd. des hôp., 3 mars 1900.

(4) GRASSET. — *Sem. méd.*, 14 mars 1900.

que seul, ou mieux associé aux lavements de créosote. Je n'oserais conclure encore, en raison de l'insuffisance de renseignements physiologiques et cliniques, due à la nouveauté même de la méthode, à la place exacte qui revient à la médication cacodylique dans le traitement de la tuberculose pulmonaire. Il est possible que lorsque cette médication sera mieux connue, quand elle aura, surtout, à son actif, sinon des guérisons, du moins des améliorations d'une durée raisonnablement longue, elle puisse occuper une place honorable parmi le grand nombre des remèdes qui s'adressent à l'état général du tuberculeux. Mais, d'ores et déjà, je crois que le cacodylate de soude ne peut être considéré que comme un adjuvant de la cure, et qu'il rendra, dans ce sens, quelques services le jour où son rôle physiologique et clinique sera mieux connu.

Il serait prématuré, pour l'instant, de fixer les indications et les contre-indications de cette méthode. Cependant quelques points paraissent désormais acquis.

La médication cacodylique ne s'adresse qu'aux malades peu touchés, qu'aux formes bénignes dont les lésions sont compensées, et aux états de déchéance organique qui précèdent ou accompagnent le début de la tuberculose pulmonaire. Dans la tuberculose latente ou douteuse, caractérisée particulièrement par un état prononcé d'anémie, le cacodylate de soude paraît indiqué.

On doit s'abstenir de la médication cacodylique toutes les fois que la tuberculose pulmonaire s'accompagne de troubles gastro-intestinaux persistants, dans les formes avec lésions rénales, dans les états pyrétiques et dans les modalités non compensées ou rapides de l'affection. Dans ces circonstances, en effet, le cacodylate de soude est contre-indiqué, soit par son inutilité manifeste, soit par les dangers qu'il peut présenter.

Parmi les composés de l'acide cacodylique utilisés chez les tuberculeux, il faut noter encore le cacodylate de fer qui donnerait des résultats favorables dans la chloro-anémie tuberculeuse à la période de début (Gilbert et Lereboullet) (1). Pour ces auteurs, la présence de troubles rénaux, l'albuminurie même, ne seraient pas une contre-indication à son emploi.

Récemment on a préconisé le cacodylate de gaïacol; je ne crois pas que l'on doive fonder de sérieuses espérances sur une association aussi anti-physiologique.

Cependant, Schnirer (de Vienne) aurait obtenu de bons effets en associant chez les malades le cacodylate de soude et le thiocol. Ces résultats seraient confirmés par les expériences de Schoull (2).

(1) GILBERT et LEREBOULLET. — *Journ. d. Pratic.*, 1er septembre 1900.
(2) SCHOULL. — *Journ. des Pratic.*, 18 août 1900.

CHAPITRE III

LA CRÉOSOTE ET SES DÉRIVÉS

A. Créosote.

D'une manière générale on désigne, en thérapeutique, sous le nom de créosote, le produit plusieurs fois rectifié de la distillation du goudron de hêtre. La créosote est un liquide oléagineux, incolore ou jaunâtre, devenant brun ambré sous l'action de l'air ou de la lumière, d'une odeur pénétrante et forte, d'une saveur brûlante et caustique, simplement astringente quand la solution est étendue. Faiblement soluble dans l'eau, la créosote est très soluble dans l'éther, l'alcool, la glycérine, les huiles fixes et quelques huiles volatiles. Différents éléments entrent dans sa composition chimique : gaïacol (25 %), créosol homocréosol, crésylol et plusieurs phénols. La proportion de ces produits est essentiellement variable selon la température à laquelle a été effectuée la distillation de la créosote ; le gaïacol est l'élément principal de la créosote obtenue par une distillation faite suivant le codex, c'est-à-dire entre 200 et 210°.

Historique. Découverte par Reichenbach (1) en 1830, la créosote fut aussitôt appliquée au traitement de la tuberculose pulmonaire. Reichenbach (2), Graefe (de Berlin), Kunkel (3), Breschet (4), Grandjean (5), Koeltler (6), en obtinrent de bons résultats en l'administrant à l'intérieur. Au contraire, Mignet (7) et Martin-Solon (8), qui l'utilisèrent en inhalations, contestèrent ces avantages et contribuèrent ainsi à faire oublier les travaux des premiers observateurs. Ce n'est qu'en 1877 que les recherches de Bouchard et de Gimbert (9) remirent en honneur le traitement créosoté, depuis lors devenu classique.

Action physiologique. L'action caustique de la créosote est mise en évidence par l'irritation profonde, la sensation de brûlure causée par son application, à l'état pur, sur la peau. Il convient donc, quel que soit le mode d'administration, de faire tou-

---

(1) Reichenbach. — *J. de Pharm.*, 1833. — *Bull. de Thérap.*, 1834.
(2) Reichenbach. — *Bull. de Thérap.*, 1834.
(3) Kunkel. — *Bull. de Thérap.*, 1833.
(4) Breschet. — *Bull. de Thérap.*, 1834.
(5) Grandjean. — *Bull. de Thérap.*, 1834.
(6) Koeltler. — *Bull. de Thérap.*, 1836.
(7) Mignet. — *Recherches cliniques sur la créosote*, etc., 1834.
(8) Martin-Solon. — Rapport à l'Acad. de médec., 1835.
(9) Bouchard et Gimbert. — Note sur l'emploi de la créosote vraie dans le traitement de la tuberculose pulmonaire, 1877.

jours usage d'une préparation dans laquelle la créosote
sera très divisée.

Introduite dans l'estomac, la créosote est facilement
absorbée ; elle s'élimine en majeure partie par l'urine en
se combinant avec le sulfate de potasse (Saillet) ou sans
modification : une certaine quantité est éliminée par les
voies respiratoires.

On a voulu voir dans la créosote le médicament spécifique de la tuberculose pulmonaire. Cette opinion était
encore soutenue en 1896 au 4ᵉ Congrès des Médecins
russes (1) ; elle est reconnue fausse aujourd'hui par la
plupart des praticiens. La multiplicité des affections où
elle paraît avoir rendu des services suffit à lui dénier
toute valeur spécifique réelle. Cette restriction faite, on a
conseillé la créosote dans le traitement de la tuberculose
pulmonaire à différents points de vue : comme antiseptique, elle s'opposerait à l'évolution des germes pathogè-
nes qui pullulent dans les voies aériennes du tuberculeux ;
comme anticatarrhale, elle améliorerait l'état local, et
grâce au pouvoir sclérogène que certains lui reconnaissent, empêcherait l'extension des lésions ; enfin, la créosote pourrait être considérée comme une médication dynamogénique par l'action particulière qu'elle exercerait sur
le système nerveux. A elle seule la créosote répondrait
donc aux trois indications principales de la phtisiothérapie : lutter contre l'infection (action antiseptique) ; lutter
contre les lésions (action anticatarrhale et sclérogène) ;
relever l'organisme (action dynamogénique).

La créosote est un antiseptique ; le fait résulte des

Action
thérapeutique.

Propriétés
antiseptiques

(1) CHTANGUÉÉS (d'Ialta-Crimée). — IVᵉ Congrès des Médecins
Russes. Voir *Bullet. Médic.*, 15 juin 1896.

expériences de Bouchard (1) : 80 centigrammes de créosote pour 1000 arrêtent le développement du bacille de Koch dans du bouillon peptonisé et glycériné ; 50 centigrammes pour 1000 produisent un résultat analogue dans le serum gélatinisé de Koch ; 6 centigrammes 1/2 pour 1000 suffisent à retarder considérablement la culture (Gutmann). L'expérimentation sur les animaux a donné des résultats différents suivant les observateurs. Bouchard a obtenu chez le lapin l'immunité contre l'inoculation tuberculeuse par des doses quotidiennes de 0 gr. 25 de créosote par kilogramme ; l'animal sacrifié au bout de trois mois ne présentait aucune trace de tuberculose, tandis que les poumons des animaux témoins étaient farcis de tubercules. Cornet (2), en revanche, n'a obtenu que des résultats négatifs.

L'action antiputride de la créosote serait démontrée, chez l'homme, par la disparition de l'urobiline dans les urines (Hanot) (3). Si l'on admet, comme on le soutient surtout en Italie et en Allemagne, que l'urobiline se produirait dans l'intestin par la décomposition de la bile, la disparition de l'urobiline urinaire sous l'influence des lavements de créosote serait une preuve manifeste de l'action antiputride de ce médicament. Or, Hanot a signalé ce phénomène 28 fois sur 28 cas traités.

Les expériences de Bouchard, les remarques de Hanot sont, toutefois, des éléments d'appréciation contestables en ce qui concerne le rôle joué par la créosote contre l'infection tuberculeuse, non plus *in vitro*, mais dans l'organisme humain, et l'action anti-bacillaire de cette subs-

---

(1) BOUCHARD. — *Thérap. des Mal. Infect.* Paris, 1889, p. 342.

(2) CORNET. — VII° Congrès de Méd. Int. Wiesbaden, 1888.

(3) HANOT. — Soc. Méd. d. Hôp., 14 février 1896.

tance n'est pas admise par tous ses partisans, en particulier par Burlureaux (1). Les faibles doses de créosote capables de produire des effets utiles sont impuissantes à diminuer la vitalité du bacille de Koch ; « sans compter qu'il n'est pas facile d'atteindre ce bacille qui infiltre le tissu pulmonaire interstitiellement et se trouve, dans une certaine mesure, isolé de la circulation par l'oblitération vasculaire qui se produit autour des tubercules » (Manquat) (2).

On ne saurait nier, cependant, que la créosote doit déterminer dans l'économie des modifications spéciales comparables à la mise en œuvre des procédés de défense naturels contre l'infection tuberculeuse. Arloing (3) a démontré, en effet, que les injections répétées de créosote et de gaïacol en solution dans l'huile d'olive ont le pouvoir de rendre le sérum sanguin de la chèvre capable d'agglutiner les bacilles de Koch suspendus dans des émulsions homogènes.

S'il est donc peu probable que la créosote ait une influence directe sur le bacille tuberculeux, il est très vraisemblable qu'elle agit à titre d'antiseptique indirect, soit, comme le veulent Kœlscher et Seifert, en neutralisant les toxalbumines fabriquées par les bacilles de la tuberculose, soit en donnant à l'organisme la faculté de réaliser sa propre défense.

Les propriétés balsamiques de la créosote ne sauraient être contestées. Grâce à son élimination partielle à travers le parenchyme pulmonaire, elle modifie heureusement l'épithélium alvéolaire, et cette action a été souvent utili-

Propriétés balsamiques.

(1) BURLUREAUX. — Soc. de thérap., 11 janv. 1899 et Soc. de thérap., 1er févr. 1899.

(2) MANQUAT. — *Traité élém. de thérap.*, 4e édit., t. I., p. 279.

(3) ARLOING. — Acad. des sciences, 31 mai 1898.

sée avec grand profit, notamment par Burlureaux (1), dans certains cas de bronchorrée fétide et de gangrène pulmonaire. Il faut reconnaître, avec cet auteur, que la créosote est réellement le meilleur des balsamiques. Quant à son action sclérogène, admise par Fernet, elle ne paraît pas démontrée ; dans tous les cas, elle ne pourrait être obtenue que par des doses très élevées que l'on ne prescrirait pas sans danger.

Propriétés dynamogéniques

Les expériences de Bouchard et celles de Bravet (2) prouvent que la créosote n'a aucune action manifeste sur la nutrition, du moins chez l'homme sain. Il n'en serait peut-être pas de même chez les tuberculeux qui élimineraient une quantité plus considérable d'urée sous l'influence du traitement (Bravet). Burlureaux admet que la créosote est un tonique et un reconstituant de premier ordre ; elle devrait cette propriété à une action élective qu'elle exercerait sur le système nerveux central. Plusieurs faits cliniques justifieraient cette hypothèse, aux yeux de cet auteur :

1° Les accidents pseudo-méningitiques que l'on observerait dans certains cas rares d'intoxication aiguë ;

2° L'importance du système nerveux central comme régulateur du processus de la nutrition.

L'action dynamogénique de la créosote serait comparable aux effets de la médication orchitique, et Brown-Séquard lui-même aurait été frappé de cette analogie (3).

Quelle que soit la valeur de cette hypothèse, les résultats généralement observés à la suite de la médication créosotée démontrent d'une manière suffisante l'action recons-

(1) BURLUREAUX. — Soc. de thérap., 11 janvier 1899.
(2) Citées par Manquat, *loc. cit.*, t. I., p. 275.
(3) BURLUREAUX. — Soc. de Thérap., 11 janv. 1899.

tituante et tonique de la créosote. Que ces résultats soient dus à une action directe de cette substance sur le système nerveux central, ou qu'ils résultent de son pouvoir antibacillaire ou balsamique, peu nous importe au point de vue pratique. Le seul point à retenir c'est que la créosote, ainsi que l'a dit Faisans (1), est « un médicament qui a fait ses preuves » ; comme telle, elle est loin de mériter le discrédit dans lequel elle est tombée après avoir joui d'une grande vogue. Mais elle exige une surveillance prudente de la part du médecin, et une profonde connaissance de son rôle physiologique, de ses modes d'administration, des indications et des contre-indications auxquelles elle répond. Si l'on peut dire avec raison qu'administrée sans réserve et sans règle précise, la créosote est un médicament déplorable chez les tuberculeux, on peut affirmer qu'ordonnée sagement et en toute connaissance de cause, elle est l'un des éléments les plus utiles à la cure de la tuberculose pulmonaire.

Dans certaines conditions, en effet, la créosote est mal supportée et donne lieu à des phénomènes d'intolérance parfaitement décrits par Burlureaux et par Faisans (2). L'intensité de ces troubles est très variable ; elle va de l'intoxication légère jusqu'aux signes d'un empoisonnement des plus graves. C'est ainsi que l'intolérance n'est marquée parfois que par de la fatigue, quelques vertiges, de la douleur épigastrique, la persistance du goût de la créosote dans la bouche, et surtout une sensation de refroidissement avec hypothermie réelle, ou au contraire et plus rarement, avec hyperthermie faisant suite à la période algide. D'autres fois, l'apparition des accidents est signa-

Phénomènes
d'intolérance

(1) FAISANS. — Soc. méd. d. Hôp., 24 janv. 1896.

(2) BURLUREAUX et FAISANS. — Soc. méd. d. Hôp., 26 janv. 1895 et 11 janv. 1899.

lée par une crise de sueurs profuses pouvant durer plusieurs heures, la coloration noire des urines ou des alternatives de torpeur et d'agitation. La succession ni la constance de ces troubles ne sont identiques dans tous les cas ;
ils « peuvent s'associer deux à deux, trois à trois, de sorte
que mille et une combinaisons sont possibles et qu'il n'y
a, pour ainsi dire, pas deux malades éprouvant au même
degré soit les effets toxiques soit les effets dits physiologiques qui ne sont, en réalité, que des effets toxiques très
atténués » (Burlureaux) (1). Quelquefois, cependant, les
troubles sont encore plus accusés et consistent en phénomènes pseudo-méningitiques, plus graves, il est vrai, en
apparence qu'en réalité : la température peut s'élever à 41°
ou s'abaisser jusqu'à 33° ; un délire hallucinatoire se manifeste avec hyperesthésies généralisées, parésies vésicale
et rectale. Ces troubles persistent, d'ordinaire, pendant
quatre à huit jours, puis, brusquement, une détente ines-
pérée se produit, et tout rentre dans l'ordre. Heureusement ce degré dans l'intoxication est un fait des plus rares ;
d'autre part on n'a jamais observé d'accidents mortels. Il
importe, enfin, de savoir que les phénomènes de pseudo-
méningite ne se sont produits que sous l'influence de doses
élevées de créosote : 4 grammes, 4 gr. 35 et 9 grammes (2).

On s'est demandé (3) si les accidents d'intolérance ne
tiendraient pas, dans certains cas, à une idiosyncrasie
médicamenteuse, comme cela se produit parfois pour
l'iodure, l'antipyrine et l'opium. Burlureaux affirme que
l'intolérance ne se manifeste que dans les circonstances où
la créosote est contre-indiquée, soit par l'état de déchéance

(1) Burlureaux. — Soc. méd. d. Hôp., 11 janv. 1899.
(2) Faisans. — Soc. méd. d. Hôp., 17 janv. 1896.
(3) Barbet. — Soc. Méd. d. Hôp., 11 janvier 1899.

de l'organisme, soit par la présence d'une complication intercurrente, et que l'idiosyncrasie individuelle n'a nullement à intervenir. Il reconnaît, cependant, que certaines conditions climatériques influent sur la manière dont la créosote est supportée. Dans les Sanatoria d'altitude, à Leysin (1500ᵐ) notamment, elle donnerait plus d'accidents que dans les pays de plaine. En réalité, bien que la plupart des cas où l'intolérance est à craindre soient, comme le veut Burlureaux, faciles à prévoir, on ne saurait montrer trop de circonspection à l'égard des fortes doses dont il est toujours prudent de se méfier.

C'est dire que je désapprouve formellement la pratique de Sommerbrodt, renouvelée par M. Savoire (1), lequel a, pendant plusieurs mois, administré à des tuberculeux la dose quotidienne de 6, 10 et même 15 grammes de créosote. Si cet expérimentateur n'a pas eu d'accidents, cela ne signifie point que de pareilles doses puissent être impunément prescrites. Sans compter que l'intolérance est toujours menaçante, on risque fort, par un semblable procédé, de nuire au fonctionnement des reins, s'ils sont malades, et d'entraîner une déperdition considérable de soufre et de potasse par les urines. Enfin, dans les cas graves, les doses massives ne sont pas tolérées; elles sont inutiles dans les circonstances communes, où des doses modérées suffisent ordinairement.

D'une manière générale, on peut admettre qu'un gramme de créosote par jour constitue la dose maxima, à condition, toutefois, de commencer le traitement par 0 gr. 25 à 0 gr. 30, de façon à tâter la susceptibilité médicamenteuse du malade. On arrivera ainsi progressivement à

Posologie.

(1) Savoire. — *Essais thérap. dans la tuberculose pulmonaire au moyen de doses élevées de créosote.* Rapport de M. Bucquoy. Acad. d. Médec.. 20 juin 1899.

faire absorber tous les jours 0 gr. 60 à 0 gr. 80 de créosote, dose moyenne que l'on peut considérer comme inoffensive, et avec laquelle on n'a jamais signalé d'accidents sérieux.

Mode
d'administration La créosote peut être administrée de différentes façons :

> *a)* par la voie cutanée ;
> *b)* par la voie respiratoire ;
> *c)* par la voie buccale ;
> *d)* par la voie rectale :
> *e)* par la voie hypodermique.

a) **Voie cutanée.** — La peau est très tolérante pour les frictions créosotées. Pour favoriser l'absorption du médicament, on utilisera une solution alcoolique de créosote à 20 %. Une friction avec 5 grammes de cette solution sur les membres seuls équivaut à l'absorption de 0 gr. 10 de créosote ; une friction avec 15 grammes sur les membres et le tronc vaut une absorption de 0 gr. 30 (1). Ce procédé aurait l'avantage de modérer les sueurs en stimulant la peau. Il augmente la quantité des urines et produit, dans l'heure qui suit la friction, un léger abaissement de température (Manquat) (2). Mais il provoque parfois une crise de sueurs profuses qui, survenant 10 minutes après la friction, persiste pendant un quart d'heure environ.

Ce procédé, qui peut rendre des services dans certains cas, ne saurait être recommandé d'une manière générale.

b) **Voie respiratoire.** — On a tenté d'agir directe-

(1) Saillet. — *Bull. Génér. de Thérap.*, 1892, p. 125.
(2) Manquat. — *Loc. cit.*, p. 282.

ment sur les lésions tuberculeuses en utilisant la voie respiratoire, et l'on a prescrit la créosote en inhalations, en pulvérisations, en injections intra-trachéales et en injections intra-parenchymateuses.

Les inhalations peuvent être pratiquées à la pression normale ou sous augmentation de pression. Dans le premier cas, les malades aspirent par un tube les vapeurs de créosote produites dans un récipient; tantôt la créosote est évaporée dans le voisinage du malade à l'aide d'une lampe à alcool ; tantôt la créosote est versée sur un tampon de coton renfermé dans une boîte métallique percée de trous et maintenue devant le nez et la bouche du malade (Daremberg). D'autres fois, un simple flacon à deux tubulures dans lequel se trouve une solution alcoolique de créosote à 10 % atteint le but recherché (Marfan). Gimbert vaporise la créosote à l'aide d'un bain-marie (30 grammes dans une nuit), obligeant ainsi le malade à absorber le médicament.

Les inhalations de vapeurs créosotées sous pression ont trouvé en G. Sée un ardent promoteur (1). Le malade est enfermé dans une chambre complètement close pendant deux ou trois heures tous les jours. De l'air progressivement comprimé à une demi-atmosphère pénètre dans cette chambre après s'être chargé, par barbotage, de créosote et d'eucalyptol. Les résultats de cette méthode seraient des plus encourageants.

Tapret a expérimenté les pulvérisations créosotées en se servant d'un pulvérisateur à vapeur qui fonctionnait d'une façon permanente. On charge cet appareil d'une

____

(1) G. SÉE. — *Méd. Mod.*, 1891., p. 294 et 317. — Acad. de Méd., 14 avril 1891.

solution alcoolique de créosote à 20 %, ou mieux de la solution suivante :

Créosote.....................	10 gr.
Alcool........................	200 gr.
Glycérine...................	20 gr.
Eau...........................	Q. S. p. 1 lit.

Le plus souvent le malade est placé devant le pulvérisateur ; la bouche est largement ouverte devant le jet pulvérisé, la tête en arrière, et le menton relevé. Les inspirations sont lentes et profondes. Chaque séance dure de 5 à 15 minutes et peut être renouvelée une seconde fois dans la journée.

La méthode des pulvérisations est loin d'être aussi recommandable que celle des inhalations : si l'on est certain, en effet, de faire pénétrer, au moins dans une certaine partie de l'appareil respiratoire, la substance médicamenteuse réduite à l'état gazeux, il n'en est pas de même des liquides pulvérisés dont la pénétration intra-trachéale est moins qu'hypothétique (1).

Les expériences faites par Bouchard sur les animaux démontrent que les injections aqueuses intra-trachéales ne sont pas toujours dépourvues de danger, surtout si elles ne sont pas pratiquées avec une lenteur suffisante. On a, cependant, essayé chez l'homme les injections intra-trachéales d'huile créosotée (Dor, de la Jarrige) (2). Ce dernier injectait quotidiennement dans la trachée 30 cen-

(1) Voir. MANQUAT. *Traité Élém. de thérap.*, 4e édit., t. II., p. 251.
(2) DE LA JARRIGE. — 1893. Congrès de la tuberculose.

timètres cubes de la solution suivante, en utilisant une seringue terminée par une longue canule recourbée :

Huile stérilisée...................... 100 gr.
Créosote........................... 10 gr.
Menthol........................... 5 gr.

Une telle pratique ne saurait être généralisée.

Les injections intra-parenchymateuses de créosote, essayées en France par Lépine et True, n'ont pas donné des résultats très brillants, non plus que l'expérimentation de cette méthode sur les animaux (Bouchard). Outre le danger qu'elle présente, la pratique des injections intra-parenchymateuses de créosote ne saurait prétendre à faire baigner toutes les parties malades dans la masse liquide injectée en un point limité des lésions. D'autre part, comme le dit Manquat (1), « de deux choses l'une, ou le liquide injecté sera en excès et il sera rejeté par l'expectoration, ou il sera en quantité médiocre et il sera absorbé ; dans les deux cas il restera inactif. »

La voie respiratoire peut donc être utilisée dans l'administration de la créosote ; mais il ne faut pas fonder sur cette pratique de trop grandes espérances, car elle est souvent inefficace, quelquefois dangereuse. On ne peut prétendre, en effet, en admettant que toute la surface alvéolaire puisse être soumise à l'influence du médicament inhalé ou pulvérisé, assurer de même l'antisepsie des lésions profondes et des zones interstitielles où séjournent les bacilles de la tuberculose. Ce n'est donc là qu'un procédé d'exception ou mieux d'adjuvance thérapeutique, si on l'associe, par exemple, à un autre mode d'adminis-

(1) MANQUAT. -- *Loc. cit.*, t. II, p. 256.

tration. L'association des inhalations et des lavements de créosote est, en effet, des plus rationnelles.

c) **Voie buccale.** — L'ingestion des préparations de créosote est évidemment le mode d'administration le plus pratique, je ne dis pas le plus rationnel, et l'on s'explique aisément la faveur dont il jouit généralement. Mais s'il possède l'avantage de la commodité, en revanche il offre de sérieux inconvénients qui suffisent à le faire proscrire dans la plupart des circonstances. L'action irritante et caustique de la créosote n'est pas sans danger pour l'estomac des tuberculeux qui a tant besoin de ménagements, et l'on admet que l'ingestion de la créosote est l'une des causes fréquentes de la gastrite médicamenteuse chez les phtisiques (1).

Cette critique s'adresse encore avec plus de raison aux préparations alcooliques suivantes, qui ont été, cependant, tour à tour recommandées :

Vin créosoté (Bouchard, Gimbert) (2).

Créosote pure de goudron de bois..	13 gr. 50
Teinture de gentiane...............	80 — 80
Alcool de Montpellier	250 —
Vin de Malaga	Q. S. p. 1 litre.

Deux à quatre cuillerées en 24 heures ; chaque cuillerée dans un verre d'eau.

Vin créosoté (Duj.-Beaumetz).

Créosote de goudron de hêtre..	3 gr.
Alcool.......................	100 —
Vin de Banyuls..............	300 —
Sirop de sucre	100 —

Une cuillerée à bouche dans un verre d'eau édulcorée avec du sirop de groseilles, à la fin des repas.

(1) Voir entre autres, les communications de HAYEM et de FERNET. Soc. Méd. d. Hôp., 14 févr. 1896.
(2) BOUCHARD et GIMBERT. *Loc. cit.*

Elixir créosoté (Reliquet et supplément du codex)

> Créosote officinale.... 7 gr,
> Rhum .... Q. S. p. 1/2 litre.

Une à deux cuillerées à bouche par jour (chaque cuillerée contenant environ 0 gr. 20 du médicament).

Sirop créosoté (P. Vigier).

> Créosote...................... 10 grammes.
> Alcool à 80° .... 250 —
> Sirop de vin de quinquina au Malaga. 750 —

Chaque cuillerée à bouche contient 0 gr. 20 de créosote.

On a proposé de faire absorber la créosote dans du lait. Manquat, qui a expérimenté ce procédé, trouve le goût du mélange très désagréable quand il n'est pas sucré et à peine supportable lorsqu'il est sucré et en grande dilution (1).

La forme pilulaire est préférable, et peut être prescrite de la manière suivante :

> Créosote de hêtre... ⎫ àà 0 gr. 10
> Baume de Tolu.... ⎬
> Poudre de savon amygdalin. Q. S. p. 1 pilule.

ou :

> Créosote de hêtre... ⎫ àà 0 gr. 10.
> Baume de Tolu.... ⎬
> Magnésie. Q. S. p. 1 pilule.

Dans la deuxième formule, la magnésie permet d'obtenir des pilules consistantes et dures et s'oppose à leur désagrégation dans l'estomac. Ce point est important, car

(1) Manquat. Soc. Med. d. Hôp., 11 févr. 1896.

on a reproché aux pilules créosotées d'irriter la muqueuse gastrique quand des parcelles de créosote pure sont mises en liberté et arrivent à son contact. Malheureusement, la consistance même de ces pilules fait craindre un défaut complet d'absorption. M. Fonzes-Diacon (thèse de Montpellier) semble donner raison à cette manière de voir en ne retrouvant dans les urines qu'une faible quantité de créosote lorsque l'excipient est la magnésie, tandis que ce médicament passe en presque totalité par le rein quand on utilise, pour la confection des pilules, le savon amygdalin. Si donc la première formule court le risque d'irriter l'estomac, la seconde serait inoffensive, mais aussi dépourvue d'action.

On a proposé encore les pilules suivantes :

<pre>
Créosote de hêtre........   4 gr.
Baume de Tolu..........   7 —
Térébenthine de mélèze..   1 —
Acide benzoïque........   Q. S. pour 80 pilules
</pre>

10 pilules par jour. Chacune contient 0 gr. 05 de créosote.

Ces diverses préparations ne sauraient, sans danger pour l'estomac, être prescrites à la dose thérapeutique utile. Si l'on veut, toutefois, les employer, il convient de ne pas dépasser la proportion de 40 à 50 centigrammes de créosote *pro die*, le complément de la dose nécessaire étant prescrit sous une autre forme.

L'action caustique de la créosote est considérablement diminuée si l'on emploie pour dissoudre cette substance l'huile de foie de morue :

Huile de foie de morue créosotée (Codex).

<pre>
Créosote ....   15 gr.
Huile de foie de morue....   Q. S. p. 1 litre.
</pre>
Chaque cuillerée à bouche contient 0 gr. 20 de créosote.

Dans la formule de Bouchard, la proportion du médicament est beaucoup plus élevée; chaque cuillerée à bouche contient 0 gr. 75 de créosote; elle est donc d'un maniement plus délicat et moins pratique.

Huile de foie de morue créosotée (Bouchard).

Créosote............... 50 gr.
Huile de foie de morue.. Q. S. p. 1 litre.
Verser très lentement, et en ajoutant l'huile dans la créosote.

Quand l'huile de foie de morue est mal tolérée on détermine trop de répugnance, on peut la remplacer par l'huile de faîne (dans les mêmes proportions) ou par la glycérine :

Créosote............ XII gouttes
Glycérine neutre..... 125 grammes.

La multiplicité de ces préparations n'est pas l'indice de la valeur de la voie buccale dans l'administration de la créosote. J'évite, pour ma part, d'y avoir recours, d'une manière à peu près absolue ; car, outre l'action irritante du médicament, sur laquelle il est inutile d'insister davantage, la saveur très désagréable de cette substance occasionne souvent du dégoût et devient ainsi l'une des causes s plus importantes de l'anorexie des tuberculeux.

d) **Voie rectale.**— L'introduction de la créosote par la voie rectale constitue le mode d'administration le moins pénible pour les malades, le plus simple et le plus inoffensif. On prescrit soit des suppositoires, soit des lavements créosotés.

Les suppositoires creux (Kügler) sont peu recommandables; il est à craindre que le rectum ne soit pas suffisamment protégé par l'enrobement contre l'action caustique de la créosote, et je préfère les suppositoires pleins, dans lesquels le beurre de cacao est intimement mélangé à la substance active, de sorte que dans ce cas la mise en liberté de la créosote pure n'est pas à redouter :

Suppositoire à la créosote.

    Créosote pure....   0 gr. 40 à 0 gr. 60 .
    Beurre de cacao ..   3 —
Pour un suppositoire. — Deux par jour.

Les lavements créosotés sont beaucoup plus souvent employés. Différentes formules ont été proposées :

Lavement à l'eau créosotée (Chabaud) (1).

    Créosote...   1 à   3 gr.
    Eau ....   100 à 300 —

Lavement à l'eau créosotée (Carles) (2).

    Créosote de hêtre.........   10 gr.
    Teinture de bois de Panama.   80 —
    Eau distillée.............   60 —

Une cuillerée à bouche se dissout dans la quantité voulue d'eau tiède.

La première formule est peu pratique, la solution créosotée étant très lente à s'opérer; dans la seconde, la dissolution de la créosote est plus facilement obtenue, mais la teinture de bois de Panama possède une action irritante avec laquelle il faut compter.

On a vanté encore comme excipient, l'eau gommeuse, l'huile pure, le saccharure de caséine, qui permet d'obtenir une émulsion.

(1) CHABAUD. — *Sem. Méd.*, 16 déc. 1891.
(2) CARLES. — *Bull. Méd.*, 23 août 1893.

Revillet (1) a proposé, avec plus de raison, l'émulsion huileuse de créosote.

Lavement créosoté (Révillet).

Créosote pure de goudron de hêtre.   2 à 4 gr.
Huile d'amandes douces...........   25 gr.
Jaune d'œuf....................   N° 1.

Faire dissoudre d'abord la créosote dans l'huile, puis émulsionner avec le jaune d'œuf.

Annequin (2) rejette cette préparation pour les raisons suivantes : 1° la perte de temps qu'elle nécessite ; 2° la difficulté de se procurer parfois des œufs, selon l'époque de l'année ; 3° son prix relativement élevé ; 4° l'obligation de l'intervention du pharmacien pour chaque lavement ; 5° surtout le peu de stabilité du mélange. Il préconise à son tour, sur les indications de Turchet, l'emploi du lait comme véhicule de la créosote. Les lavements de lait créosoté sont, en réalité, les préparations qui réunissent le plus d'avantages; on ne peut leur opposer aucun inconvénient sérieux.

La créosote est faiblement soluble dans le lait; mais la proportion qui reste insoluble s'émulsionne par simple agitation. Etendue d'eau, l'émulsion laiteuse de créosote forme un mélange blanchâtre, homogène, ne laissant libre aucune gouttelette quand on agite la préparation.

Comme le lait créosoté se conserve facilement pendant plusieurs mois, on peut préparer à l'avance des solutions mères exactement titrées que l'on ajoutera dans la proportion voulue à la quantité suffisante d'eau bouillie pour un lavement de 250 grammes. On peut prescrire, de la sorte,

(1) Revillet. — *Sem. Méd.*, 1891, p. 266.
(2) Annequin. — *Bull. Méd.*, 21 juill. 1895.

une solution au 1/20 ou au 1/30, et formuler de la manière suivante :

Lavement de lait créosoté.

Créosote pure.   10 gr.
Lait..........   300 —

Agitez avant l'usage.

Une ou deux cuillerées à bouche dans 250 grammes d'eau bouillie, pour un lavement (chaque cuillerée contient 0 gr. 50 de créosote).

C'est là incontestablement, à mon avis, le procédé de choix pour l'administration de la créosote, non seulement comme préparation, mais comme voie d'introduction du médicament. Aux nombreux avantages que j'ai signalés, il convient d'ajouter la rapidité remarquable de l'absorption et la tolérance parfaite. Pour ma part, je n'ai jamais observé le moindre accident avec les lavements de lait créosoté.

e) **Voie hypodermique.** — Les injections sous-cutanées ont paru à certains expérimentateurs la manière la plus recommandable de l'administration de la créosote aux tuberculeux, car elles permettent de faire absorber aux malades des doses considérables dont l'élévation même serait, croyait-on, la condition absolue du succès. Gimbert et surtout Burlureaux ont fait de cette pratique une véritable méthode thérapeutique, en décrivant tous les détails de la technique, en montrant les indications et les contre-indications, les avantages et les dangers.

Qualités
du liquide
à injecter. Le liquide injecté est de l'huile créosotée, de préférence à la vaseline liquide proposée par Albin Meunier et dont on ignore l'action physiologique ainsi que le mode d'élimination (Bouchard).

La créosote sera de qualité irréprochable, c'est-à-dire

pure, de goudron de hêtre, obtenue par distillation entre 202 et 210°. L'excipient est de l'huile d'olives de premier choix ou de l'huile d'amandes douces sans mélange d'huile d'arachides ; elle sera, au préalable, lavée à l'alcool puis décantée et chauffée à 110°, opération qui a pour but de la priver de ses acides gras et en même temps de la stériliser.

La solution sera obtenue dans la proportion maxima de une partie de créosote pour 14 d'huile : mais on peut utiliser, surtout au début du traitement, des solutions plus faibles (au 1/100 par exemple).

Lorsqu'on ne veut faire absorber qu'une dose peu élevée, l'injection peut être pratiquée avec la seringue de Roux ou de Debove ; sinon il convient d'avoir recours aux appareils spéciaux de Burlureaux ou de Gimbert. Ces instruments sont fabriqués sur le principe suivant : un flacon gradué contient le liquide à injecter; de l'air stérilisé pénètre sous pression dans le flacon et détermine l'écoulement du liquide ; comme la pression de cet air peut être exactement dosée, la vitesse de l'écoulement sera réglée de ce fait et pourra être ralentie suivant les désirs du médecin.

Appareils pour l'injection.

L'injection peut être pratiquée dans l'une des régions suivantes : dos (parties latérales, surtout) ; région pectorale, flancs, épigastre, hypogastre, hypochondres, région péri-ombilicale et fessière externe, faces latérale et postérieure du bras, face externe des cuisses (Gimbert). Pour Burlureaux, les piqûres de la région abdominale seraient douloureuses ; le point d'élection serait la région trochantérienne. L'aiguille sera poussée franchement dans le tissu cellulaire et non dans l'épaisseur du derme où elle produirait infailliblement une ulcération de la peau avec escharre, toujours fort longue à guérir.

Technique opératoire.

Quelquefois (une fois sur 500), malgré toutes les précautions, l'aiguille pénètre dans une veine, et l'huile créosotée introduite dans le torrent circulatoire peut occasionner les graves accidents des embolies huileuses. Si quelques gouttes seulement ont pénétré dans la veine, les phénomènes sont insignifiants, mais caractéristiques (légère constriction épigastrique, goût prononcé et immédiat de créosote dans l'arrière-bouche) (Burlureaux) (1) ; de plus, ils se produisent inévitablement dans les cinq minutes qui suivent la pénétration de l'aiguille, de sorte qu'une injection poussée très lentement, surveillée au moins pendant cinq minutes et ne produisant aucun accident n'a certainement pas pénétré dans le courant sanguin.

La lenteur est, en effet, l'une des conditions les plus importantes de la technique opératoire. Burlureaux admet que l'injection ne doit pas débiter plus de un gramme en deux minutes. En outre, et c'est là le plus grand inconvénient de la méthode, il est de toute nécessité que l'opérateur demeure auprès du malade aussi longtemps que dure l'injection, et lorsque la dose à injecter est considérable, l'opération peut se prolonger plus de deux heures.

Doses. Mais les doses colossales employées par Burlureaux (3, 6, 12, jusqu'à 27 et 33 grammes de créosote en un seul jour) (2) sont-elles vraiment utiles ? Est-il bien nécessaire de maintenir dans l'organisme la créosote, pour ainsi dire à l'état de saturation, et doit-on penser (comme le veut Burlureaux) que lorsque le médicament est indiqué, c'est la dose maxima tolérée qui est la plus avantageuse ? Je ne le pense pas, et cela pour la raison bien simple qu'une proportion aussi élevée d'huile créosotée ne saurait être absorbée dans le temps voulu. En effet, suivant Gimbert,

(1) BURLUREAUX. — Soc. Méd. des hôp., 11 janvier 1899.
(2) BURLUREAUX. — *Ibid.*

une injection de 15 grammes d'huile (c'est-à-dire contenant au maximum 1 gramme de créosote) déverserait de la créosote sur les bronches pendant deux ou trois jours environ : d'autre part, les expériences de Bouchard ont démontré qu'il faut 3 ou 4 jours pour que 1 à 30 cent. cubes d'huile disparaissent du tissu cellulaire dans lequel elle a été injectée. Il est donc inutile de fatiguer l'économie par des quantités aussi considérables d'huile médicamenteuse (Burlureaux a pu injecter dans une seule séance jusqu'à 410 grammes d'huile créosotée), et l'on ne doit pas oublier que Gimbert a obtenu des résultats remarquables avec des doses pour ainsi dire infinitésimales du médicament (10 cent. cubes d'huile créosotée au 1/1000).

En réalité, les résultats obtenus par les injections sous-cutanées d'huile créosotée paraissent dus non seulement à l'action propre de la créosote, mais encore à un effet tout particulier du mode d'administration, peut-être aussi au rôle reconstituant du véhicule utilisé. Il semblerait en effet, si l'on se range à l'hypothèse émise par Manquat (1), que « l'action sous-cutanée est une action irritante, analogue à celle des procédés de révulsion, qui a pour effet de stimuler la défense phagocytaire de l'organisme ». S'il en est ainsi, et les résultats de Gimbert paraissent donner raison à cette manière de voir, l'inutilité des fortes doses est manifeste.

D'autre part, l'action de l'huile d'olives n'est peut-être pas négligeable, et les expériences de Touvenaint (2), qui a obtenu l'engraissement chez des chiens par l'injection quotidienne de 15 centimètres cubes d'huile, semblent démontrer que, chez les tuberculeux, les injections d'huile

Mode d'action

____

(1) MANQUAT. — *Traité élém. de thérap.*, 4e édit., t. ii, p. 249.
(2) TOUVENAINT. — *Bullet. de Thérap.*, 1892, p. 140.

créosotée n'agissent pas simplement par la créosote qu'elles introduisent dans l'économie.

La méthode des injections d'huile créosotée telle que la comprend Burlureaux est une méthode d'exception. Elle exige, en effet, un appareil instrumental spécial, une surveillance continue pendant toute la durée de la séance et surtout un malade très tolérant. Mais, le traitement créosoté intensif étant reconnu inutile, la voie hypodermique sera plus fréquemment utilisée. Elle constitue sinon le procédé de choix de l'administration de la créosote, du moins un procédé de suppléance d'une utilité incontestable, car rien n'est plus simple qu'une injection hypodermique faite avec les précautions indiquées, à l'aide de la seringue de Roux ou de Debove, à la dose de 10 à 20 centmètres cubes d'huile créosotée à 1 pour 15.

Avec ces faibles doses, le médecin se place à l'abri des surprises désagréables de la part de la réaction organique du sujet, tout en retirant de la médication créosotée les bons effets qu'il en attend. On ne se départira pas, toutefois, d'une extrême prudence, surtout dès le début du traitement, et l'on n'oubliera pas que si, comme le dit Burlureaux, « la créosote est le réactif de la valeur biologique du malade », l'effet des premières injections doit être exactement apprécié. Si l'on constate, dès le principe, l'augmentation de l'appétit, la quantité et la coloration franchement normales des urines, une sensation de bien-être et de remontement, l'absence de fièvre et d'hypothermie, la créosote est parfaitement tolérée et donnera de bons résultats. Dans le cas contraire, mieux vaut renoncer à une médication dangereuse pour le malade et complètement inefficace.

Parfois, au milieu d'une période de tolérance parfaite, surviennent certains troubles tels que de la fatigue, une sensation de malaise, une diminution de l'appétit. Il sera prudent, dans ces cas, de suspendre la médication créosotée pendant 20 jours ou un mois et de montrer, par la suite, dans la reprise du traitement, autant de circonspection et de prudence qu'à son début.

D'ailleurs, en l'absence même de complication, il est sage d'interrompre la médication tous les 20 ou 25 jours et de laisser au malade une période de répit d'une semaine ou deux environ. C'est là une condition à peu près obligatoire de tout traitement de longue durée.

Telles sont les règles qui précisent le mode d'administration de la créosote chez les tuberculeux ; en permettant d'éviter les accidents regrettables que l'on a, non sans raison, imputés au traitement créosoté, elles font de ce médicament un moyen thérapeutique d'une valeur incontestable.

Avant de terminer ce qui a trait à la posologie de la créosote, il importe d'indiquer en quelques mots les principes de l'administration de ce médicament chez les enfants.

Il est certains médicaments que les enfants tolèrent avec une facilité remarquable ; la créosote est de ce nombre ; à tel point que l'on a pu attribuer les accidents d'intolérance survenant chez les enfants avec des doses moyennes, à l'impureté de la créosote employée. Plus, peut-être, que chez l'adulte il est nécessaire que la créosote absorbée par l'enfant possède toutes les qualités de la vraie créosote du Codex.

Dans le jeune âge, les lavements créosotés sont, comme dans l'âge adulte, la forme la plus pratique de l'administration du médicament. J'ai coutume d'utiliser chez les

enfants les solutions de lait créosoté au 1/20 que je prescris de la manière suivante :

> Créosote........ 10 gr.
> Lait............ 200 —

Agitez avant l'usage.

Doses. Chaque cuillerée à café contient 0 gr. 25 de créosote. Une à 3 cuillerées à café pour un lavement de 100 à 150 grammes d'eau bouillie, suivant l'âge de l'enfant, savoir :

De 3 à 5 ans, 0 gr. 25 (une cuillerée à café de la solution mère au 1/20).

De 5 à 10 ans, 0 gr. 50 (deux cuillerées à café).

De 10 à 15 ans, 0 gr. 75 (trois cuillerées à café).

Pendant les premiers jours du traitement, un grand lavement évacuant est administré avant le repas du soir, et le lavement créosoté est donné au moment du coucher. Au bout de quelques jours, l'intestin a acquis l'accoutumance voulue. L'absorption est rendue plus facile si le liquide injecté est à une température assez élevée. Quant à la tolérance intestinale, elle est aisément obtenue par l'addition d'I à V gouttes de laudanum, mais seulement dans les cas où cette addition est indispensable et avec les précautions rendues nécessaires par l'âge de l'enfant.

Indications. C'est surtout dans les formes torpides que la créosote est particulièrement indiquée ; mais parmi les formes à évolution lente, celles qui paraissent le plus justiciables de ce traitement sont celles où l'élément catarrhal paraît prédominant ; dans ces cas, l'action balsamique de la créosote est éminemment favorable.

Dans la scrofulo-tuberculose, la médication créosotée

sera de même suivie d'excellents résultats, grâce à son action reconstituante et tonique.

Les accidents dyspeptiques, la dyspepsie habituelle même, ne s'opposent pas au traitement créosoté, à la condition que l'on évite de prescrire le médicament par la bouche et que l'on utilise la voie rectale ou hypodermique.

Les hémoptysies peu abondantes ne sont pas une contre-indication. Burlureaux (1) admet même que dans les tuberculoses chroniques la créosote serait le meilleur des hémostatiques, et que si elle ne parvient pas toujours à prévenir les hémorrhagies, du moins elle ne les provoque jamais. Je crois, cependant, qu'il est prudent de s'abstenir de ce médicament quand l'hémoptysie présente un certain caractère de fréquence ou de gravité.

Burlureaux pense, de même, que l'hyperthermie ne contre-indique pas des doses minimes de créosote, à la condition d'en surveiller quotidiennement l'administration. On aurait ainsi parfois la bonne fortune de voir disparaître la fièvre et de retarder la précipitation des accidents. En réalité, j'estime que cette modification ne saurait être mise sur le compte du traitement créosoté, car elle s'observe souvent à la suite d'un simple changement de régime, sous l'influence d'une hygiène plus rationnelle. Les états fébriles, au contraire, doivent, à mon sens, faire abandonner complètement l'administration de la créosote, qui, d'ailleurs, est d'ordinaire mal supportée dans ces cas.

L'intolérance est l'une des contre-indications les plus formelles ; il n'y a rien à espérer du traitement créosoté si le malade le supporte difficilement. S'obstiner à le

____

(1) Burlureaux — Soc. méd. d. hôp., 11 janvier 1899.

prescrire serait courir au-devant des plus graves dangers.

La créosote est encore contre-indiquée dans la phtisie des arthritiques et dans les formes où l'éréthisme circulatoire est nettement marqué.

Les lésions rénales constituent, pour Gimbert, une contre-indication manifeste; l'élimination du médicament par les urines sous la forme de créosoto-sulfate de potasse (Saillet) ne serait pas sans action nocive sur le parenchyme rénal. Burlureaux affirme, au contraire, que chez plusieurs malades atteints de néphrite tuberculeuse, la créosote n'a pas aggravé l'albuminurie mais l'a fait disparaître. Dans plusieurs circonstances, la médication créosotée (un gramme par jour en lavement) m'a paru sans influence notable sur la quantité d'albumine émise par des tuberculeux néphritiques ; mais je crois que dans de telles conditions il est bon d'agir prudemment et de ne jamais dépasser les doses de 0gr. 60 à 0gr. 80 de créosote par jour.

Chez les tuberculeux cachectiques présentant les signes d'une insuffisance organique manifeste, la créosote est nettement proscrite. D'ailleurs ces malades montrent pour cette médication une intolérance complète.

Enfin, dans les formes caractérisées par l'évolution rapide des lésions, et, le plus souvent, par la présence d'infections secondaires qui donnent à la maladie les allures d'une véritable intoxication, l'administration de la créosote n'aurait d'autre effet que de provoquer une intoxication surajoutée dont le résultat serait évidemment déplorable. Il y a donc lieu, dans ces cas, de s'abstenir totalement de la médication créosotée.

Résultats cliniques. Si l'on tient compte des indications et des contre-indications du traitement créosoté, si l'on apporte dans l'admi-

nistration du médicament tous les soins désirables et toute
la surveillance nécessaire, si, enfin, on consent à ne pas
forcer l'intolérance quand elle vient à se manifester, on
retirera de la créosote des bénéfices réels. Sous son influence, l'état général s'améliore, le poids augmente, l'appétit
renaît, l'expectoration diminue, la toux s'apaise, les signes
physiques s'atténuent, les forces augmentent. Sur 93 cas,
Bouchard et Gimbert (1) ont obtenu les résultats suivants :

> Guérisons apparentes..   25
> Améliorations........   29
> Insuccès............   18
> Décès..............   21

Mais comme cette statistique a été établie à une époque
où les contre-indications nombreuses du traitement créosoté
n'étaient pas encore nettement décrites, il n'est pas douteux qu'elle serait plus favorable aujourd'hui. D'ailleurs,
Bouchard et Gimbert n'ont observé, parmi leurs malades
du 1er degré, ni décès, ni insuccès.

Je ne citerai pas tous les chiffres qui ont été rapportés ;
je dirai seulement qu'en 1896, M. Chtanguéés (2) (d'Ialta)
affirmait avoir obtenu sur 1518 malades traités par la
créosote, 56 améliorations pour 100.

J'ai eu, pour ma part, l'heureuse fortune de pouvoir
observer de très près la pratique de Burlureaux dans
son service du Val-de-Grâce. J'ai pu suivre jour par jour
la technique et les résultats de sa méthode et j'ai acquis
la conviction que, judicieusement administrée, la créosote

____

(1) BOUCHARD et GIMBERT. — Note sur l'emploi de la créosote vraie
dans le traitement de la tuberculose pulmonaire.

(2) CHTANGUÉÉS. IVᵉ Congrès des médecins russes. *Bullet. Méd.*
14 juin 1896.

est encore le meilleur médicament à opposer à la tuberculose pulmonaire.

Cela ne veut pas dire, toutefois, que la médication créosotée doive être prescrite à l'exclusion de toute autre méthode thérapeutique ; elle ne saurait, dans tous les cas, être mise en parallèle avec le traitement hygiéno-diététique. La créosote n'est pas, comme l'a dit Burlureaux, « l'hygiène du riche mise à la portée du pauvre » ; elle est seulement un auxiliaire du traitement hygiénique, mais un auxiliaire avec lequel il faut compter, et qui possède une réelle valeur qu'on affecte un peu trop de lui contester aujourd'hui.

B. Dérivés de la créosote

SOMMAIRE

Composés de la créosote : Créosal. — Phosphotal. — Phosote. — Taphosote. — Eosote. — Créosotal. — Créosoforme.
Dérivés proprement dits : Gaïacol : propriétés chimiques. — Action physiologique. — Action thérapeutique. — Mode d'administration : voie buccale, voie hypodermique. — Homocréosol. — Composés du gaïacol.

La crainte, très légitime, de déterminer par l'administration de la créosote l'irritation de la muqueuse gastrique, a fait rechercher dans l'utilisation des dérivés de ce médicament une action thérapeutique comparable à la sienne, mais dépourvue d'effet nuisible. Parmi ces dérivés il importe de distinguer les sels ou composés de la créosote et les dérivés proprement dits, ou éléments retirés de cette substance.

Sels de créosote. — Les composés les plus connus sont :

1° le tannate de créosote, ou créosal ;

2° le phosphite de créosote, ou phosphotal :

3° le phosphate de créosote, ou phosote ;

4° le tannophosphate de créosote, ou taphosote ;

5° le valérianate de créosote, ou éosote ;

6° le carbonate de créosote, ou créosotal.

Tannate de créosote ou créosal. — Le tannate de créosote est une poudre amorphe, de couleur brune, de saveur douce, d'odeur créosotée, très soluble dans l'eau, l'alcool et la glycérine ; il contient 60 % de créosote. Dans l'intestin le créosal se dédoublerait, et mettrait en liberté de la créosote et du tannin, dont une partie se transforme en acide gallique et en triphénol. On l'administre en cachets, mélangé à une poudre inerte (en raison de son hygrométricité élevée), telle que la poudre de quinquina ou le phosphate de chaux. Il est préférable de le prescrire en solution :

> Créosal. . . . . 20 grammes.
> Eau distillée. . . . . 300 grammes.

2 à 3 cuillerées à soupe par jour, chacune après un repas, dans de l'eau sucrée ou du sirop d'écorces d'oranges amères (chaque cuillerée contient 1 gramme de créosal).

Le créosal est aussi irritant que la créosote ; il détermine facilement des douleurs abdominales et de la diarrhée. Il est donc contre-indiqué dans tous les cas de dyspepsie.

Phosphite de créosote ou phosphotal. — Le phosphite de créosote est un liquide huileux, de couleur jaunâtre, dépourvu d'action caustique. On pourrait l'utiliser dans quelques cas, pour remplacer la créosote dans les lavements.

Phosphate de créosote ou phosote. — Le phosphate de créosote se présente sous la forme d'un liquide incolore, de consistance sirupeuse, insoluble dans l'eau, soluble dans l'alcool et l'éther, et contenant 80 % de créosote. Sa supériorité sur la créosote est loin d'être démontrée.

Tannophosphate de créosote ou taphosote. — Le tannophosphate de créosote est un liquide rouge foncé, qui aurait l'avantage de ne pas être irritant pour l'estomac. On peut l'utiliser, surtout chez les enfants, en le prescrivant dans du lait, ou mieux dans l'huile de foie de morue.

Valérianate de créosote, ou éosote. — Le valérianate de créosote est soluble dans l'alcool et l'éther et donne, dans l'intestin, par décomposition, de la créosote et de la valériane. On a cru voir dans ce phénomène l'indication de l'éosote dans les formes de la tuberculose s'accompagnant d'hyper-excitabilité nerveuse marquée ; mais l'action antispasmodique de ce composé n'est pas démontrée.

Carbonate de créosote ou créosotal. — Le carbonate de créosote est beaucoup plus recommandable. C'est un liquide de couleur jaune ambré ; visqueux à la température ordinaire, il devient très fluide sous l'action de la chaleur. Sa saveur est huileuse et douce ; son odeur, créosotée, peu accusée. Il est soluble dans l'eau et renferme environ 92 % de créosote.

Ingéré, le créosotal se décomposerait lentement en acide carbonique et en créosote. Il est peu toxique, nullement caustique, et les voies digestives le tolèrent mieux que la créosote. Ses propriétés thérapeutiques sont analogues à celles de cette dernière.

On administre le créosotal à la dose de 5 à 10 grammes par jour, par la bouche, en lavement et en injections hypodermiques.

En ingestion, on peut prescrire :

Créosotal......   100 gr.

Une à deux cuillerées à café par jour, dans une infusion.

ou :

Créosotal......   0 gr. 50 pour une capsule.

10 à 20 capsules par jour.

ou :

Créosotal........   5 à 10 gr.
Jaune d'œuf......   N° 1.
Sirop de Tolu.....   60 gr.
Eau de tilleul.....   100 —

A prendre par cuillerées à soupe dans la journée.

En lavement :

Créosotal......   5 à 10 gr.
Laudanum.....   II gouttes.
Jaune d'œuf...   N° 1.
Eau chaude....   150 gr.

Les injections hypodermiques de créosotal sont peu employées. Elles se pratiquent à l'aide du créosotal pur et ne présentent aucune particularité à signaler, sinon la précaution que l'on doit prendre de faire chauffer le liquide pour le rendre fluide.

Créosoforme. — On a, enfin, proposé une nouvelle combinaison de la créosote avec l'aldéhyde formique. Ce corps, connu sous le nom de créosoforme (Brissonnet), est une poudre jaunâtre, dont l'emploi serait sans danger. Il se combine aisément avec le tannin (tannocréosoforme).

A l'exception du carbonate de créosote qui offre sur la créosote pure quelques avantages indéniables, la plupart de ces divers composés n'ont qu'une action encore mal déterminée, et surtout une supériorité très douteuse.

Dérivés proprement dits de la créosote. — Les dérivés proprement dits de la créosote sont : le gaïacol, l'homocréosol et les sels du gaïacol.

Propriétés chimiques.

Gaïacol. — Le gaïacol est retiré de la créosote où il se trouve dans la proportion de 25 pour 100. On l'obtient chimiquement pur par synthèse (A Behal et E. Choay (1), puis Merck) (2), en faisant agir l'iodure de méthyle sur la pyrocatéchine. C'est alors un corps solide, blanc, en cristaux prismatiques, peu soluble dans l'eau, soluble dans la glycérine anhydre, dans l'alcool et dans l'éther. Le gaïacol du commerce est obtenu par la distillation fractionnée de la créosote ; il est alors liquide, et contient, en proportions assez considérables, divers phénols, notamment du créosol et des crésylols.

Action physiologique.

Le gaïacol est très rapidement absorbé par la peau (Linossier et Lannois) (3) et par les muqueuses ; mais cette action est plus lente quand le gaïacol se trouve en solution huileuse ou glycérinée (Stourbe) (4). Il s'élimine par les

(1) A. BEHAL et E. CHOAY. — *Bull. de l'Acad. d. Sciences,* 30 janv. 1893.

(2) MERCK. — *Rundschau für die Interessen der Pharmacie, Chemie, Hygiene,* (1891, p. 71).

(3) LINOSSIER. — Soc. de Thérap., 11 avril 1894.

(4) STOURBE. — *Bull. génér. de Thérap.,* 1895, p. 89.

urines sous forme d'éther gaïacolé sulfurique (Sciolla) (1), et probablement aussi par les autres voies d'excrétion.

Je ne parlerai pas, pour l'instant, de l'action antithermique remarquable du gaïacol, ce point sera étudié plus loin, à propos du traitement de la fièvre des tuberculeux. Je considérerai seulement son action sur l'état général et sur les lésions tuberculeuses elles-mêmes.

On a attribué au gaïacol des avantages supérieurs à ceux que l'on observe à la suite du traitement créosoté. L'amélioration de l'état général serait plus rapide, la modification de la toux et de l'expectoration plus accentuée, l'action sur le nombre des bacilles plus manifeste ; enfin, le gaïacol agirait même sur la fièvre hectique, non comme antithermique, mais par le fait de l'amélioration des lésions. On vante surtout la tolérance gastrique vis-à-vis de ce médicament et l'on oppose ce caractère à l'action caustique de la créosote sur l'estomac, comme s'il était réellement indispensable d'administrer la créosote par la bouche. En revanche, le gaïacol est irritant pour le rein.

Les résultats publiés par Weill et Diamant-Berger (2) sont des plus encourageants. Sur 82 malades soumis aux injections hypodermiques d'huile gaïacolée, ces observateurs ont noté :

Améliorations : 62 cas, dont 27 guérisons apparentes.
Etats stationnaires : 2 cas.
Aggravations : 18 cas.

Il résulte, cependant, des expériences de Main (3) que l'action thérapeutique du gaïacol est inférieure à celle de la

(1) Sciolla. — *Cronica della Clin. Med. di Genoca*, 1893.
(2) Weill et Diamant-Berger. — Congrès de la Tuberculose. Août 1893.
(3) Main. — *Bullet. gén. de thérap.*, 1892, p. 285.

créosote, que son pouvoir antiseptique n'est pas plus élevé, qu'enfin le gaïacol est plus toxique que la créosote.

Dans ces conditions, le gaïacol ne saurait remplacer avantageusement la créosote, mais il mérite de conserver une place importante dans la thérapeutique de la tuberculose pulmonaire ; c'est donc un médicament à essayer quand l'intolérance pour la créosote ou la forme clinique de l'affection tuberculeuse créent des contre-indications à l'emploi de cette substance. C'est ainsi que l'hyperthermie et les formes non compensées de la tuberculose pulmonaire sont des conditions où le traitement créosoté échoue d'une manière à peu près constante ; le gaïacol, au contraire, peut rendre des services dans ces circonstances, en l'absence, toutefois, de lésions rénales.

Le gaïacol n'est donc pas un succédané de la créosote ; c'est un médicament qui répond à des indications plus nombreuses, bien que sa valeur thérapeutique soit généralement moins élevée.

Mode d'administration   On emploie le gaïacol aux mêmes doses que la créosote :

a) *Par la voie buccale :*

Pilules de 0 gr. 05 ; 3 à 10 par jour.

VIN GAÏACOLÉ

Gaïacol......................	13 gr. 50
Teinture de gentiane..........	30 grammes
Alcool pur....................	250 —
Vin de Xérès..................	500 —

Une cuillerée à soupe trois fois par jour.

SOLUTION AU GAÏACOL

Gaïacol......................	2 grammes
Alcool.......................	20 —
Eau..........................	180 —

Une cuillerée à bouche après chaque repas.

HUILE DE FOIE DE MORUE GAÏACOLÉE

Gaïacol cristallisé............,   10 grammes
Huile de foie de morue blonde.   990   —

b) *Par la voie rectale :*

SUPPOSITOIRE AU GAÏACOL

Gaïacol..............   0 gr. 50 à 0 gr. 80
Glycérine solidifiée.....   Q. S. p. 1 suppositoire.
Un suppositoire tous les soirs.

LAVEMENT AU GAÏACOL

Gaïacol ....   X gouttes
Huile d'olives................   15 grammes
Jaune d'œuf...................   n° 1
Eau chaude.................   Q. S. p. 250 gr.

c) *Par la voie hypodermique :*

INJECTIONS D'HUILE GAÏACOLÉE (Weill et Diamant-Berger).

Gaïacol pur............................. $\Big\}$ ā ā
Huile d'amandes douces stérilisée à 120°.

Commencer par injecter 1/4 de centimètre cube, pour arriver progressivement à 1 et 2 centimètres cubes par jour.

INJECTIONS D'HUILE GAÏACOLÉE IODOFORMÉE (Picot).

Gaïacol pur....................   2 gr. 50
Iodoforme ....   0 gr. 50
Huile d'olives stérilisée..
Vaseline liquide....... $\Big\}$ ā ā Q. S. p. 50 centimètres cubes

Un centim. cube pendant 4 jours ; puis 2 et 3 centim. cubes.

Pignol a proposé la formule suivante :

Eucalyptol..................   0 gr. 14
Gaïacol ....   0 gr. 05
Iodoforme ....   0 gr. 01
Huile d'olives stérilisée.........   Q. S. p. 1 cm. cube.
Tous les jours : 3 à 12 centim. cubes en injections.

Les injections d'huile gaïacolée doivent être pratiquées avec tous les soins antiseptiques ; et, malgré l'asepsie absolue, on observe parfois un défaut d'absorption de la masse injectée formant sous la peau un véritable kyste qu'il faut vider par une ponction. Mais l'inconvénient le plus sérieux de cette méthode, c'est la crise de sueurs profuses qui accompagne souvent l'hypothermie déterminée par l'injection, et qui n'est pas sans nuire à un malade déjà affaibli.

Comme chez l'adulte, on utilisera de préférence la voie rectale pour l'administration du gaïacol chez l'enfant. Marfan recommande l'usage quotidien d'un suppositoire de glycérine solidifiée contenant 0 gr. 25 de gaïacol (1).

Homocréosol. — L'homocréosol, comme le gaïacol, est un dérivé de la créosote ; mais il est moins toxique et plus antiseptique que ces deux substances ; on l'utiliserait de préférence comme antithermique (2).

Composés du gaïacol — Les principaux composés du gaïacol sont : le carbonate, le phosphate, le phosphite, le valérianate, le gaïacol sulfonate de potasse ou thiocol, le benzoïl-gaïacol, et le gaïaforme (combinaison de l'aldéhyde formique et du gaïacol). Aucun de ces produits ne paraît nettement jouir de propriétés thérapeutiques supérieures à celles du gaïacol.

(1) MARFAN. — Clin. de l'hôp. des Enfants-Malades. Voir *Bullet. méd.*, 14 avril 1897.
(2) RICHARD. — *Thèse*, Paris 1898.

CHAPITRE IV

STATIONS THERMALES POUR TUBERCULEUX

La réputation, très justifiée d'ailleurs, faite au traitement hygiénique dans la cure de la tuberculose pulmonaire a eu comme conséquence de repousser au second plan le traitement hydrominéral de cette affection. Il est manifeste, cependant, que les eaux minérales sont susceptibles de rendre de signalés services dans certaines formes de la tuberculose; mais, véritable arme à deux tranchants, la médication thermale est d'un maniement difficile et dangereux; plus que toute autre elle exige une connaissance exacte de l'agent médicamenteux, de ses propriétés,

Difficultés d'application du traitement thermal.

de son rôle physiologique ; une connaissance non moins précise de la forme, des tendances de la maladie, des complications à redouter, le tout uni à une grande expérience et à un judicieux sens clinique. De ce que les eaux du Mont-Dore ou de Cauterets, par exemple, sont réputées utiles et ont, en effet, amené chez des tuberculeux des améliorations plus ou moins durables, on aurait tort d'inférer que tous les phtisiques sont justiciables du même traitement et en retireront bénéfice. Ce serait, en effet, s'exposer à de sérieux mécomptes et l'on aurait grandes chances non seulement de n'obtenir aucune amélioration appréciable, mais encore de voir survenir, en peu de temps, sous l'influence du traitement, des aggravations redoutables.

Les indications particulières, nées de la diversité des formes et des aspects cliniques de la tuberculose pulmonaire, seront étudiées dans la deuxième partie de cet ouvrage. Mais dès à présent il importe d'énoncer les règles générales du traitement par les eaux minérales et de décrire les propriétés et le mode d'action des eaux des principales stations qui reçoivent des tuberculeux.

Quelles que soient leur nature et leur composition chimique, les eaux minérales ont toujours sur l'organisme une action excitante plus ou moins active. Elles stimulent les différentes fonctions, accélèrent les oxydations organiques, donnent à l'économie un coup de fouet qui, pour être salutaire dans certains cas, ne laisse pas de présenter, dans d'autres, de graves inconvénients. Il importe donc, avant de rechercher si l'action des eaux peut être utile, de se demander si elle ne sera pas dangereuse et si le coup de fouet qui en résultera ne viendra pas à l'encontre des indications de la clinique.

On conçoit, dès lors, que les cures thermales, si mer-*Dangers de cette stimulation.* veilleuses dans les affections chroniques caractérisées par un ralentissement de la nutrition, sont loin d'être indiquées, d'une manière générale, dans la tuberculose pulmonaire. En effet, si l'on doit quelquefois rechercher la stimulation d'un organisme dont les fonctions alanguies n'opposent à l'infection tuberculeuse qu'une molle résistance, on doit craindre le plus souvent de provoquer, par l'excitation due au traitement hydrominéral, une vive recrudescence des phénomènes inflammatoires, une augmentation sensible de l'hyperthermie, l'apparition de poussées congestives dans les territoires atteints, une généralisation plus ou moins rapide des lésions.

Il ne saurait donc être question de cure thermale, dans*Contre indications générales du traitement thermal.* les cas suivants :

1° Tuberculoses à lésions compensées, apyrétiques, mais avec tendances éréthiques (au moins pendant une poussée congestive) ;

2° Tuberculoses à lésions compensées, avec accès fébriles ;

3° Tuberculoses compliquées d'autres affections chez lesquelles la cure thermale est contre-indiquée (particulièrement affections cardiaques);

4° Tuberculoses non compensées;

5° Tuberculoses à évolution rapide.

En dehors de ces contre-indications générales et formelles, certaines eaux minérales peuvent être ordonnées dans le traitement de la tuberculose pulmonaire : les eaux sulfureuses, les eaux arsenicales et les eaux chlorurées sodiques.

Eaux sulfureuses.

Parmi les eaux sulfureuses, les plus renommées pour le traitement de la tuberculose sont celles de Cauterets, de Bonnes, d'Amélie et d'Allevard.

Cauterets est une commune des Hautes-Pyrénées située à 932 mètres d'altitude, au milieu de montagnes boisées abritées des vents du sud-ouest, de l'est et du nord.

Les eaux de Cauterets entrent dans le groupe des sulfurées sodiques chaudes. Le degré de minéralisation totale des différentes sources oscille entre 0 gr. 219 (source chaude de la Raillière) et 0 gr. 307 (source F des œufs) ; celui de leur sulfuration, entre 0 gr. 023 (Césars, Espagnols) et 0 gr. 005 (source tempérée du Bois). Les sources de la Raillière renferment 0 gr. 017 de sulfure de sodium ; ce sont les plus renommées pour le traitement des maladies des voies respiratoires.

Le village de Bonnes, situé dans les Basses-Pyrénées, à 40 kilomètres de Pau, est bâti à 747 mètres d'altitude, au milieu d'une ceinture de hautes montagnes qui lui forment un véritable abri, principalement contre les vents d'est et d'ouest. La température y est douce et d'une égalité presque constante.

La source Vieille, la plus importante, fournit une eau de 33° à l'émergence ; elle est, avant tout, sulfurée sodique, mais elle renferme également, en faibles proportions, du sulfure de calcium, de l'iodure de sodium et des traces de métaux (fer, silice). Sa teneur en sulfures serait, d'après Filhol (1), de 0 gr. 0214.

_____

(1) Filhol. — Analyse des eaux minérales de Bonnes, 1861.

Amélie-les-Bains (Pyrénées-Orientales) n'a que 276 mè-
tres au-dessus du niveau de la mer, au pied du versant
méridional du Canigou qui l'abrite des vents du nord. Son
climat sec et chaud en fait une station d'hiver recommandable.

Sa source principale, le Grand Escaldadou, a une minéralisation totale de 0 gr. 317 ; elle contient, par litre,
0 gr. 012 de sulfure de sodium (1).

Allevard est une petite ville de l'Isère placée à une alti-
tude de 465 mètres. Son climat, très sain, caractérisé par
l'absence de brouillards, présente plus de douceur que
celui des stations rivales (Bonnes, Cauterets, en particulier), à l'exception toutefois d'Amélie.

Un peu différente, en tant que composition chimique,
des eaux sulfureuses pyrénéennes, l'eau d'Allevard est
remarquable par sa haute minéralisation : 2 gr. 40, et par
la présence d'une forte proportion d'hydrogène sulfuré à
l'état libre : 24 centimètres cubes par litre (analyse de
Dupasquier, 1839).

Il existe en France bien d'autres stations d'eaux sulfu-
reuses, mais j'estime que leur teneur en principe actif est
trop élevée pour permettre, sans danger, leur emploi dans
une affection telle que la tuberculose pulmonaire qui réclame tant de prudence dans l'application d'un traitement
thermal. C'est ainsi que je crois formellement contre-indiquées, dans toutes les formes de la phtisie, les eaux de

---

(1) POGGIALE. — Analyse des eaux d'Amélie. (*Ann. de la Société
d'hydrologie*, t. v, 1858-1859.)

Barèges, de Luchon, d'Enghien et de Challes, en raison même de la richesse de leur sulfuration (1).

Mode d'administration   Les eaux sulfureuses sont administrées sous toutes les formes : boissons, inhalations, bains, douches, pulvérisations, humage, etc. C'est surtout à Allevard (2) que les inhalations constituent le traitement principal, tandis qu'aux Eaux-Bonnes et à Cauterets la cure de boisson est considérée comme la plus importante.

Action physiologique.   Prises en boissons, les eaux sulfureuses se décomposent dans l'estomac sous l'influence des acides du suc gastrique et mettent en liberté une certaine quantité d'hydrogène sulfuré qui passe dans la circulation en même temps que l'acide sulfhydrique libre qu'elles contiennent. La pré-

(1) Teneur en sulfure de sodium des principales Eaux sulfureuses françaises :

EAUX MINÉRALES SULFUREUSES FRANÇAISES	PROPORTION de sulfure de sodium par litre
Amélie-les-Bains (Grand Escaldadou)..........	0 gr. 012
Cauterets (La Raillière)......................	0 gr. 017
Eaux-Bonnes (Source Vieille)..................	0 gr. 021
Barèges (Tambour)............................	0 gr. 040
Luchon (Bayen)..............................	0 gr. 071
Enghien.....................................	0 gr. 106
Challes.....................................	0 gr. 513

(2) Les salles d'inhalation d'Allevard ont été parfaitement installées sur l'initiative du docteur Niepce. Elles permettent des inhalations de vapeurs tièdes à 27° ou 30° et des inhalations gazeuses froides, grâce à un ingénieux mécanisme. Voir : Niepce, *Propriétés thérapeutiques de l'eau sulfureuse et iodée d'Allevard dans les maladies chroniques de la poitrine*, Mâcon, 1855, et *Ann. de la Soc. d'hydrol.*, t. IV, p. 243.

sence de l'acide sulfhydrique dans l'économie agit à la façon des stimulants diffusibles : la circulation sanguine est activée, la température s'élève, la nutrition s'accélère, les différentes fonctions sont stimulées. Cette excitation peut être exagérée, et l'on a signalé des congestions actives du côté de certains organes, des étourdissements, de la céphalée, des hémorrhagies, enfin un mouvement fébrile plus ou moins marqué.

Les sulfures s'éliminent par les urines (sulfates), par la peau et surtout par les voies respiratoires (hydrogène sulfuré). Il en résulte : 1° une diurèse légère ; 2° une excrétion sudorale un peu exagérée s'accompagnant quelquefois d'exanthèmes polymorphes ; 3° une action indéniable sur la muqueuse respiratoire.

C'est principalement cette action particulière des eaux sulfureuses sur la muqueuse bronchique que l'on recherche par les inhalations. Les bains et les douches ne constituent, en l'espèce, qu'un adjuvant du traitement hydro-minéral.

D'après l'action physiologique des eaux sulfureuses, on voit qu'elles répondent à trois indications bien nettes :

1° Elles agissent à titre de révulsif par l'élimination cutanée de l'acide sulfhydrique et l'exagération de la fonction sudorale ;

2° Elles exercent sur l'économie une stimulation générale, en particulier une excitation des fonctions nutritives, et, relevant les forces, elles augmentent le degré de résistance organique ;

3° Elles déterminent, en s'éliminant par les bronches, une modification locale franchement inflammatoire. On a dit que les eaux sulfureuses ont une action élective sur la muqueuse respiratoire ; en réalité, l'hydrogène sulfuré n'agit, par son passage à travers l'appareil respiratoire, qu'en déterminant une inflammation franche qui se substitue à une irritation torpide ne possédant naturellement aucune tendance à la guérison.

Pour être autorisé à fonder de légitimes espérances sur le traitement de la tuberculose pulmonaire par les eaux sulfureuses, deux conditions paraissent nécessaires :

1° Il faut que la marche de l'affection paraisse très lente ou presque stationnaire ; que l'organisme semble s'accommoder assez bien de ses lésions, ne leur opposer qu'une résistance minime, et que, de ce fait même, la stimulation qu'il recevra de la part du traitement paraisse devoir être un phénomène salutaire, indispensable pour mettre en jeu les ressources de la défense physiologique ;

2° Il faut que l'état catarrhal soit très marqué, mais que l'inflammation bronchique ne présente aucun caractère d'acuité, capable d'être exagéré par le traitement. L'inflammation chronique des bronches, telle qu'on la rencontre principalement dans certaines formes de tuberculose compliquée d'asthme ou d'emphysème, répond parfaitement à cette condition.

Quant à dire à quelle station il convient d'accorder la préférence, j'estime que chacune paraît répondre plus spécialement à certaines indications : Cauterets sera ordonnée plutôt s'il existe des complications du côté du larynx ; Allevard et Amélie si l'on craint de légers troubles circulatoires : les Eaux-Bonnes dans les formes torpides ordinaires, sans complications.

En dehors des contre-indications que j'ai énoncées plus haut et qui se rapportent d'une manière générale au traitement par les eaux thermales quelle que soit leur composition chimique, il faut se garder de prescrire les eaux sulfureuses dans les cas suivants :

1° Tuberculose à poussées congestives, même dans l'intervalle des poussées ;

2° Tuberculose chez les lymphatiques et les scrofuleux (qui se trouvent mieux des eaux arsenicales de La Bourboule);

3° Tuberculose accompagnée de troubles gastriques, particulièrement de diarrhée.

Les eaux sulfureuses ont joui, de tout temps, d'une grande vogue dans le traitement de la phtisie. Sans attacher une trop grande importance aux statistiques, en particulier à celle de Niepce (1) dont les chiffres paraissent tout au moins très exagérés, il est évident que leur succès est la résultante de leur efficacité, et que l'on aurait tort de faire table rase des enseignements d'une longue expérimentation. Toutefois (serait-ce à cause de quelques insuccès observés) j'avoue que ce n'est pas sans une certaine appréhension que je prescris un traitement hydrosulfureux chez les phtisiques. Les indications sont si limitées, les contre-indications si nombreuses, et les aggravations à craindre si redoutables, qu'il faut être très réservé dans leur utilisation et ne les ordonner que dans un nombre de cas très restreint. Dans la thermothérapie de la tuberculose pulmonaire, c'est surtout à propos des eaux minérales sulfureuses que le *primum non nocere* doit être profondément médité par le praticien.

Eaux arsenicales.

Les eaux minérales qui doivent à l'arsenic leurs principales propriétés thérapeutiques sont assez rares. Les plus importantes sont celles de Saint-Honoré, de La Bourboule et du Mont-Dore.

(1) NIEPCE (*loc. cit.*) donne les chiffres suivants pour la période de 1818 à 1853 :

Phtisies au 1er et au 2e degré: 69 cas; 14 guérisons.

Phtisies au 3e degré : 18 cas; 3 guérisons.

Saint-Honoré (Nièvre), situé à 302 mètres d'altitude, est à proximité de montagnes, mais jouit du climat de la plaine. Ses sources sont au nombre de quatre.

L'eau de Saint-Honoré (température : 27° à 31°), sert de transition naturelle entre les précédentes et les eaux arsenicales, car l'analyse y découvre la présence du soufre et de l'arsenic. En réalité, elle peut être dite : eau sulfurée sodique et arsenicale faible. Elle contient, par litre, 0 gr. 002 de sulfure de sodium et 0 gr. 001 à 0 gr. 004 d'arséniate de soude, de l'acide sulfhydrique, de l'azote, de l'acide carbonique en liberté, ce qui la rend très active malgré sa faible minéralisation.

La Bourboule.

La Bourboule (Puy-de-Dôme) n'est qu'à 7 kilomètres du Mont-Dore, mais son altitude est beaucoup moindre : 850 mètres. De plus, la station, exposée au midi, est abritée de tous côtés par des montagnes. Le climat y est très doux, mais très variable.

Les eaux de la Bourboule sont arsenicales et chlorurées. Trois caractères principaux les distinguent des eaux rivales : leur haute thermalité (25° à 52°5), leur riche minéralisation (6 gr. 10 par litre) et leur teneur en arsenic : 0 gr. 15 d'arséniate de soude. (Un litre d'eau de La Bourboule équivaut à XXI gouttes de liqueur de Fowler.)

Le Mont-Dore

Le Mont-Dore (Puy-de-Dôme) est la station thermale la plus élevée de France après Barèges. Situé à 1050 mètres, dans une vallée étroite et profonde entourée de bois de sapins, au pied du pic le plus haut du massif central, le Mont-Dore a un climat très variable, souvent humide (température moyenne de la saison : 17 à 18°).

A peine ferrugineuses et siliceuses, faiblement alcalinisées, les eaux du Mont-Dore sont caractérisées par leur faible minéralisation (2 grammes par litre), leur température (42° à 47° centigrades), leur teneur en arsenic (0 gr. 001) et la présence d'une assez grande quantité de gaz libre (acide carbonique, oxygène et azote).

De même que les eaux sulfureuses, les eaux arsenicales sont administrées de différentes façons : en boissons (La Bourboule, Saint-Honoré), en inhalations (Le Mont-Dore, Saint Honoré) et secondairement en bains, douches, pulvérisations, etc.

Mode d'administration

Je ne reviendrai pas sur l'action physiologique des composés arsenicaux : modération de la nutrition, augmentation de l'appétit, diminution de la quantité des déchets organiques, etc. Ces propriétés sont suffisamment établies pour que les eaux arsenicales puissent être recommandées toutes les fois qu'il s'agira de relever l'organisme, non pas à ses dépens, c'est-à-dire en exagérant ses combustions, mais en réprimant, au contraire, une dénutrition trop rapide.

Action physiologique.

Indications.

La richesse en arsenic des eaux de La Bourboule répond à cette indication et les recommande en première ligne parmi les eaux minérales de ce groupe. Cependant, la présence d'une forte proportion de chlorures, considérée généralement comme une addition très heureuse, me paraît devoir contrarier l'action arsenicale pure de ces eaux et devenir la cause d'une excitation surajoutée à l'effet reconstituant normal des composés arsenicaux. Il faut dire aussi que c'est peut-être à l'action des chlorures que l'on doit l'absence de toxicité des eaux de La Bourboule, malgré les doses élevées d'arsenic qu'elles renferment.

Quoiqu'il en soit, deux points principaux sont à retenir :

1° L'eau de La Bourboule peut être prescrite dans les états de déchéance organique, de lymphatisme et d'anémie qui précèdent ou accompagnent le début si souvent incertain de la tuberculose pulmonaire ;

2° Son action excitante la rend inutile ou nuisible dans la tuberculose pulmonaire confirmée, à l'exception de quelques cas torpides de phtisie scrofuleuse.

Le Mont-Dore, au contraire, possède des eaux à minéralisation si faible que l'on ne peut réellement attribuer à leur composition chimique les résultats si heureux qu'elles produiraient. Cela prouve, une fois de plus, qu'en thérapeutique hydrominérale il faut souvent enregistrer les résultats sans chercher à les expliquer. Constatons simplement que les eaux du Mont-Dore ont une action puissante sur les voies respiratoires, soit prises en boissons, en s'éliminant par la muqueuse bronchique, soit agissant directement, en inhalations. Loin d'être excitantes comme les eaux de La Bourboule ou les eaux sulfureuses, les eaux du Mont-Dore décongestionnent les bronches et agissent sur l'état général à la façon d'un reconstituant ou mieux d'un aliment d'épargne, qui diminue l'excrétion des déchets azotés.

Les eaux du Mont-Dore paraissent donc être les moins dangereuses des eaux préconisées chez les tuberculeux. Elles sont particulièrement indiquées chez les enfants et les jeunes gens. En raison de leurs effets sur les affections de nature goutteuse, herpétique, rhumatismale, les eaux du Mont-Dore seront prescrites, de préférence, aux sujets de souche arthritique et dans les formes analogues de la tuberculose pulmonaire. D'après quelques auteurs ce traitement serait inoffensif même dans les formes congestives, hémoptoïques et légèrement pyrétiques de la phtisie ; je persiste à croire que de tels malades ne doivent pas être envoyés, pour suivre un traitement, aux eaux minérales, serait-ce au Mont-Dore.

C'est également en considération de leur minéralisation faible que les eaux de Saint-Honoré me paraissent devoir rendre des services dans certaines formes de la tuberculose pulmonaire. Sulfureuses, elles tonifient l'organisme et modifient heureusement les sécrétions bronchiques ; arsenicales, elles agissent également à titre de reconstituant ; si elles sont, en réalité, peu excitantes et par conséquent peu dangereuses, cela tient à la proportion minime de principes actifs qu'elles renferment. On remarque, en effet, que les eaux de Saint-Honoré sont bien supportées par les enfants à condition que la forme de leur maladie n'entre pas dans le groupe des contre-indications générales à l'usage des eaux.

Eaux chlorurées sodiques.

On a vanté l'efficacité des eaux chlorurées sodiques, et Dujardin-Beaumetz lui-même admet qu'il est des cas où l'on peut les recommander aux phtisiques (1). Je crois cependant que, dans toutes les formes de tuberculose confirmée, il est prudent de s'en abstenir. La stimulation qu'elles provoquent est trop intense, l'augmentation du taux de la dénutrition trop considérable pour qu'elles soient recommandables en pareil cas.

Les eaux chlorurées sodiques de Salies, de Salins du Jura, de Salins-Moutiers, d'Uriage, de Saint-Gervais, de

Dangers des eaux chlorurées sodiques.

____

(1) Dujardin-Beaumetz. — *Leçons de clin. thérap.*, 5ᵉ édit, t. II, p. 601.

Biarritz, de Besançon-Mouillière et même de Royat font merveille dans les tuberculoses locales, qui nécessitent, pour guérir, une action excitante plus ou moins marquée. En revanche, elles sont suivies de résultats déplorables dans la tuberculose pulmonaire, chez laquelle les procédés de violence n'ont jamais donné que des déceptions. J'irai même plus loin : alors même que les eaux chlorurées sodiques paraissent absolument indiquées, par exemple dans les cas de tuberculoses muqueuses, osseuses, ganglionnaires ou cutanées, la coexistence d'une infection tuberculeuse de l'appareil respiratoire les contre-indique d'une manière formelle.

Résultats cliniques du traitement thermal. Si l'on compare attentivement les résultats obtenus par le traitement hydro-minéral, on est frappé de ce fait que des eaux totalement dissemblables au point de vue de leur composition chimique arrivent à produire sur l'organisme des effets absolument analogues. Toutes les stations que je viens de passer en revue, qu'elles soient sulfureuses, arsenicales ou mixtes, ont la réputation d'améliorer des formes identiques de la tuberculose pulmonaire. Je veux bien admettre que certaines sources paraissent jouir d'indications plus spéciales, mais, en fin de compte, on constate que la tuberculose pulmonaire torpide, peu avancée, semble retirer un bénéfice réel d'un traitement hydro-minéral indistinctement arsenical ou sulfureux. D'autre part, on remarque qu'un traitement de cette nature, suivi en dehors de la station thermale, est loin d'être aussi favorable à la cure.

N'y a-t-il pas là une preuve évidente que l'efficacité de la thermothérapie n'est pas simplement fonction de l'application méthodique de l'eau thermale, mais que d'autres facteurs interviennent pour jouer un rôle des plus importants dans la manifestation des résultats obtenus ?

Le changement de milieu et de régime, les modifications apportées au genre d'existence, et nécessitées par la rigueur du traitement, le repos, également indispensable, et la stimulation bienfaisante retirée d'un climat d'ordinaire frais et salubre, en résumé les cures d'air, d'alimentation et de repos auxquelles sont naturellement astreints les tuberculeux dans les stations hydro-minérales me paraissent être l'appoint le plus important à l'efficacité du traitement par les eaux thermales. Sans nier les propriétés évidentes des inhalations et des boissons sulfureuses ou arsenicales, j'estime que ces conditions particulières qui, en somme, font partie du traitement, sont loin d'être étrangères aux effets remarquables que l'on a un peu trop de tendance à rapporter à l'eau elle-même.

Les contre-indications de la thermothérapie sont nombreuses ; il faut savoir, cependant, respecter, dans les limites possibles, le désir des malades, qui, espérant parfois trouver la guérison à la suite d'une cure thermale, se refusent à écouter les conseils du médecin. Qu'ils sachent, alors, à quels dangers ils s'exposent en suivant le traitement lui-même, et qu'ils soient convaincus que le repos, le grand air, une alimentation saine et abondante leur feront retirer de leur séjour aux eaux, tous les bienfaits qu'ils en attendent.

Est-il nécessaire d'ajouter que dans la plupart des stations on a parfaitement compris toute l'importance de la cure adjuvante, et qu'en particulier les Eaux-Bonnes et le Mont-Dore (1) en été, Amélie-les-Bains en hiver, joignent à l'efficacité du traitement thermal les conditions climatériques et hygiéniques si utiles aux tuberculeux.

(1) Au Mont-Dore, un funiculaire porte, en quelques minutes, les baigneurs, dans les grands bois du « Capucin », à 1300 mètres d'altitude, et spécialement aménagés pour la cure d'air.

CHAPITRE V

BACTÉRIOTHÉRAPIE TUBERCULEUSE

SOMMAIRE

But de la bactériothérapie. — Tentatives de Daremberg. — Essais de Cavagnis.

Première tuberculine de Koch : Caractères. — Préparation. — Action physiologique. — Expérimentation sur les animaux. — Résultats cliniques.

Expérimentations de Grancher et Martin. — De Courmont et Dor. — De Straus et Gamaléïa.

Premiers essais de sérothérapie. — Expériences de De Héricourt et Ch. Richet. — Leur principe.

Nouvelles recherches de Koch : Leur principe. — Préparation de la tuberculine T. R. Technique opératoire. — Résultats de Koch. — Expérimentations contradictoires : Composition de T. R. — Expériences sur les animaux. — Résultats cliniques. — Accidents observés. — Valeur thérapeutique de T. R.

Oxytuberculine d'Hirschfelder.

Nouveaux essais de sérothérapie : Expériences de Bernheim.

Sérum de Maragliano : Sa préparation. — Ses caractères. — Son action sur les animaux. Son action chez l'homme.

Toxinothérapie et sérothérapie combinées. — Expériences de Behring. — Préparation de T. Dr. — Action de T. Dr.

Mécanisme de l'immunité par la sérothérapie.

Mécanisme de la guérison par la sérothérapie.

Il eût été surprenant que les découvertes de la bactériologie et de l'expérimentation n'aient eu pour résultat une orientation nouvelle de la thérapeutique en général et de la phtisiothérapie en particulier. Les succès si remarquables obtenus par la sérothérapie dans certaines affections, principalement dans la diphtérie et le tétanos, n'ont pas manqué, en effet, de pousser les expérimentateurs à s'engager dans cette voie nouvelle, pleine de promesses, et, du moins en ce qui regarde la tuberculose, de nombreuses tentatives ont déjà vu le jour.

But de la bactériothérapie

Leur but est le bacille tuberculeux et ses produits toxiques ; c'est à la cause du mal qu'elles s'adressent, soit pour chercher à la détruire, soit pour amoindrir son action. Mais si la bactériothérapie de la phtisie est de date toute récente, il importe de signaler, toutefois, quelques essais déjà anciens de thérapeutique anti-tuberculeuse.

Tentatives de Daremberg.

Prenant comme exemple la vaccination de la rage, c'est-à-dire la méthode basée sur les inoculations de produits tuberculeux de virulence croissante ou décroissante, Daremberg expérimenta les moelles d'animaux tuberculeux d'ancienneté décroissante (1) : ses résultats furent négatifs. V. Cavagnis (2) semble avoir eu, le premier, quelques

Essais de Cavagnis

faits concluants par l'inoculation, à des animaux, de crachats tuberculeux traités par des solutions phéniquées de plus en plus fortes.

Première tuberculine de Koch.

Ces expériences tombèrent dans l'oubli jusqu'au jour où se produisit la retentissante communication de Koch. Le 4 août 1890, Koch annonçait au Congrès International de Berlin qu'il possédait une substance capable de rendre des cobayes réfractaires à l'inoculation de la tuberculose et d'enrayer l'évolution de la maladie chez les animaux rendus expérimentalement tuberculeux. Cette substance, connue plus tard sous le nom de lymphe de Koch, ou tuberculine, est un extrait glycériné de cultures pures de bacilles de la tuberculose.

(1) DAREMBERG. — *Bullet. de l'Acad. de médec.*, 1883.
(2) CAVAGNIS. — Compte rendu de l'Acad. des sciences, Paris, 1886.

Elle se présente sous la forme d'un liquide limpide, onctueux, brunâtre, ayant l'odeur caractéristique des cultures de tuberculose sur milieux glycérinés. On peut l'obtenir de différentes façons, mais le meilleur procédé est celui qui a été indiqué par Straus et Gamaleia (1) : on fait flotter, à la surface du bouillon glycériné, des parcelles minces de culture humaine, de telle façon que leur face supérieure demeure sèche ; les ballons ainsi ensemencés sont placés à l'étuve et fournissent une culture très abondante sous forme d'une épaisse membrane développée à la surface du liquide. Au bout de trois semaines, le développement des cultures est complet ; on évapore le tout au bain-marie jusqu'à réduction du liquide au 1/10 de son volume primitif, et l'on filtre. Le produit ainsi obtenu n'est autre que la tuberculine de Koch.

Pour l'employer, il convient de la diluer à l'aide de solutions phéniquées à 0,5 %, et de ne l'utiliser qu'en injections hypodermiques, car elle n'agit pas lorsqu'elle est prise par une autre voie.

A la dose de 0 cent. c. 01, la tuberculine est sans action chez l'homme sain, mais provoque chez le tuberculeux une vive réaction, à la fois générale et locale : accès de fièvre (39° à 41°), précédé généralement de frisson, excitation à la toux, douleurs dans les membres, grande lassitude, plus souvent nausées et vomissements. Au bout de 12 à 15 heures l'accès est terminé.

La tuberculine détermine, de même, une réaction inflammatoire marquée sur les manifestations tuberculeuses de la peau, des ganglions lymphatiques, des os et des articulations. Enfin, les recherches de Virchow (2) établis-

____

(1) Voir : *Thérap. appliquée*, Alb. Robin, fasc. VIII, p. 331.
(2) *Sem. Méd.*, 1891, p. 10.

sent que la tuberculine entraîne une hyperémie intense des lésions pulmonaires et une très forte tuméfaction. Dans les cas mortels, on constate le plus souvent une véritable pneumonie ressemblant à la pneumonie catarrhale, mais rappelant plutôt les états phlegmoneux. Virchow aurait même constaté la production de nouveaux tubercules.

Ces phénomènes réactionnels sont dus à une action spécifique que posséderait la lymphe contre le tissu tuberculeux (Koch). Le résultat serait une mortification graduelle des cellules constituantes du tubercule, une désagrégation de ces tissus devenus nécrosiques et leur élimination au dehors, en même temps que des bacilles qu'elles renferment.

Il est difficile d'accepter cette hypothèse. Quoiqu'il en soit, les nombreux essais tentés depuis les communications de Koch ont démontré que les injections de tuberculine ne sont pas sans dangers dans les tuberculoses avancées et que le nombre des contre-indications est plus élevé que celui des indications véritables.

Expérimentation sur les animaux. — D'autre part, malgré les premiers résultats annoncés par Koch, l'expérimentation sur les animaux n'a pas démontré, loin de là, que les injections de tuberculine aient le pouvoir de les immuniser contre la tuberculose (Baumgarten, Arloing, Rodet et Courmont, Straus, etc.).

Résultats cliniques. — Enfin, même dans les cas les plus favorables, il ne semble pas que la tuberculine ait une efficacité réelle contre la tuberculose humaine. Les insuccès ne se comptent plus ; comme l'a dit fort justement Straus (1) : « les rares partisans de la méthode ne se chiffrent que par des unités, et il faut se demander si, en effet, ces guérisons

____

(1) *Loc. cit.*, p. 338.

ont été définitives et si réellement elles sont dues au traitement. »

En résumé, dangereuse et inefficace, telle est la caractéristique de la première tuberculine de Koch. Cependant, si cette découverte ne mérite pas l'enthousiasme qu'elle fit naître, il serait injuste de lui prodiguer les attaques acerbes suscitées par une désillusion peut-être un peu excusable. En effet, ainsi que l'écrit avec raison Manquat (1) : « si la méthode de Koch n'a pas paru avoir enrichi directement la thérapeutique au point de vue de la curation de la tuberculose, elle n'en constitue pas moins un progrès incontestable dans l'étude générale de l'évolution et du traitement des maladies infectieuses, et Landouzy a pu dire, récemment, avec raison, que la découverte de Koch mérite d'être considérée comme une des inventions les plus puissantes de la médecine moderne. »

Cependant, l'expérimentation continue : Grancher et Martin (2) se servent de cultures atténuées, mais ne les inoculent qu'après les avoir laissé vieillir un temps plus ou moins long dans des tubes clos conservés dans des boîtes fermées. Les lapins ainsi inoculés auraient quelquefois joui d'une immunité complète.

Courmont et Dor (3) établissent que certains produits de sécrétion du bacille tuberculeux possèdent un réel pouvoir bactéricide.

Straus et Gamaleïa (4) démontrent, en même temps, que l'inoculation de bacilles morts crée, chez les animaux

(1) MANQUAT. — *Traité élém. de Thérap.*, 4e édit., t. 1, p. 450.
(2) GRANCHER et MARTIN. — *Mercredi Méd.*, juillet 1891.
(3) COURMONT et DOR. — *Arch. de Méd. Expérim.*, nov. 1891.
(4) STRAUS et GAMALEÏA. — *Ibid.*

en expérience, une prédisposition plus marquée à une réinoculation tuberculeuse.

A mesure que les progrès de la bactériologie et de la médecine expérimentale permettent de mieux connaître la physiologie du bacille et le mode de réaction de l'organisme, cette phase initiale d'hésitations et de tâtonnements se dissipe pour faire place à une méthode plus rationnelle.

Premiers essais de Sérothérapie. Les expériences de De Héricourt et Ch. Richet (1) constituent, en réalité, les premières tentatives de sérothérapie, au sens propre du mot.

Expériences de de Héricourt et Ch. Richet. Leur principe. L'inoculation du sang ou du sérum sanguin d'un animal réfractaire à la tuberculose a la propriété d'immuniser les animaux inoculés, c'est-à-dire de les rendre réfractaires, à leur tour, à l'inoculation tuberculeuse. Tel est le principe qui a dirigé les expériences de De Héricourt et de Ch. Richet. Ils inoculaient à des lapins une certaine quantité de culture de bacille de la tuberculose aviaire, puis injectaient, dans le péritoine, du sang de chien, animal réputé réfractaire. Malheureusement, le chien, pas plus que la chèvre qui servit plus tard aux mêmes expérimentations (Picq et Berlin), n'est réfractaire à la tuberculose, condition qui, rendant le problème insoluble, se traduisit en clinique par un échec complet. Est-ce à dire que les expériences précédentes n'aient aucune signification pratique? Loin de là; nous verrons, au contraire, qu'elles constituent la base de la véritable sérothérapie, telle qu'on la conçoit aujourd'hui.

Nouvelles recherches de Koch. Pendant ce temps, Koch, nullement découragé par l'accueil peu enthousiaste fait à sa première tuberculine,

(1) Les premières expériences sont rapportées dans le compte-rendu de la Soc. de Biol., déc. 1891.

poursuit ses recherches dans le même sens. Dans certains Leur principe. cas de tuberculose, en particulier dans la tuberculose miliaire, on observe, parfois, une certaine période pendant laquelle les bacilles tuberculeux, qui étaient fort abondants, disparaissent, si bien qu'il faut des recherches très minutieuses pour en retrouver quelques vestiges. Koch voit dans ce phénomène un véritable fait d'immunisation bactérienne (1), mais ce fait se produit trop tard pour être utile à l'organisme. Il s'agirait donc de trouver un procédé capable de produire cet état d'immunité à un stade de la tuberculose assez précoce pour qu'il eût une réelle utilité pratique.

Pour se rapprocher des conditions de la nature en ce qui concerne l'immunisation dans la tuberculose miliaire, c'est l'injection des corps bacillaires eux-mêmes qui, dans l'esprit de Koch, répond à l'indication précitée. Malheureusement les bacilles tuberculeux non modifiés, vivants ou presque morts, ne sont pas résorbables ; le problème se résume donc à trouver le moyen pratique de faciliter leur résorption.

Les procédés chimiques possèdent cette propriété ; les alcalis, les acides forts, l'ébullition rendent les bacilles résorbables, mais l'action chimique s'oppose à l'immunisation. L'extraction, par la glycérine, des parties résorbables des bacilles (première tuberculine de Koch) est incomplète ; une partie seulement des principes actifs du protoplasma bacillaire entre dans sa composition, ce qui explique les fâcheux résultats de la première tuberculine. En poursuivant ses recherches, Koch obtint une nouvelle tuberculine préparée de la manière suivante :

Les corps bacillaires, à l'état normal, ne sont pas Préparation
de la tuberculine
T. R.

(1) Koch. — *Deutsch. Med. Wochenser.*, n° 14, 1897.

résorbables parce qu'ils sont entourés d'une couche continue formée par des acides gras. Après plusieurs triturations, les bacilles sont centrifugés (au centrifugeur faisant 4.000 tours à la minute) jusqu'à ce qu'il ne reste plus d'impuretés dans les cultures. Deux couches se forment dans le liquide centrifugé ; une supérieure T. O. contenant toutes les parties solubles dans la glycérine, sans pouvoir immunisateur, et une inférieure T. R. contenant toutes les parties insolubles dans la glycérine, et dont la puissance immunisante serait très marquée. Afin d'empêcher leur décomposition, Koch ajoute à ces liquides 20 °/₀ de glycérine. Il faut, en outre, quelques conditions de préparation, des cultures jeunes, très virulentes, sans action chimique, desséchées dans le vide, etc.

La nouvelle tuberculine T. R. est un liquide qui contient, par centimètre cube, 10 milligrammes de substance solide.

Quelle est, maintenant, toujours d'après Koch, la technique opératoire ?

Au moment de l'emploi, on dilue T. R. au degré voulu avec la solution physiologique de sel marin. La dose initiale ordinaire est de un cinq centième de milligramme $\left(\dfrac{1 \text{ milligr.}}{500}\right)$; mais elle peut être diminuée encore s'il survenait une réaction.

Technique opératoire. Les injections faites au dos avec une seringue stérilisable sont pratiquées tous les jours avec des doses lentement croissantes, et en surveillant attentivement l'état de la température du malade. Toute élévation de température supérieure à 1/2 degré doit être évitée ; dans tous les cas, on attendra la disparition complète de l'élévation thermique avant de pratiquer une nouvelle injection. C'est en agissant de la sorte que Koch a pu arriver jusqu'à la dose de 20 milligrammes. Le but est de rendre le malade insensible à de fortes doses de T. R. Immunisé contre T. R., il le serait aussi contre les bacilles de la tuberculose, de même que dans ces conditions il demeure sans réaction pour de fortes doses de tuberculine primitive et de T. O.

Pour être recommandable, toute méthode thérapeutique doit remplir deux conditions : 1° l'efficacité ; 2° l'absence complète de danger. Examinons s'il en est ainsi pour la tuberculine T. R.

Les résultats publiés par Koch sont, évidemment, très encourageants. Dès le début du traitement on observe une légère augmentation des râles, mais elle n'est que passagère, et « au bout de quelques injections, l'expectoration diminue, se tarit même tout à fait, et on ne trouve plus de bacilles dans les crachats. Parallèlement, les bruits de râle disparaissent du poumon, et la zone de matité diminue d'étendue. » La température ne présenterait plus d'écarts notables et redeviendrait normale. Enfin, « presque tous les malades ont, dès le début, augmenté de poids, et cette augmentation a été considérable à la fin du traitement ».

Résultats de Koch.

Les contre-indications seraient : la date trop ancienne de l'affection tuberculeuse (période cachectique), la présence d'infections secondaires, en particulier celles qui sont causées par le streptocoque « et chez lesquelles les processus septiques ont relégué la tuberculose au deuxième plan ». En réalité, c'est la température du malade qui, souvent, servira de guide : supérieure à 38°, elle indique une forme à peu près inaccessible au traitement par T. R.

Quant au danger, il serait nul ; la réaction donnée par T. R. étant beaucoup moindre que celle de l'ancienne tuberculine.

A ces affirmations de Koch, il convient d'opposer le résultat des nombreuses expérimentations entreprises depuis sa nouvelle communication ; elles ont donné lieu à d'assez

Expérimentations contradictoires.

vives critiques qui portent principalement sur trois points : la composition de T. R., ses effets et ses dangers.

MM. L. von Nencky, von Maczewski et A. von Logucki (1), à la suite d'expérimentations pratiquées à l'hôpital de Varsovie, font remarquer que le mode de préparation de T. R. est défectueux en raison du dosage difficile à effectuer.

M. Bussenius (2) indique que la réaction observée chez un même malade est variable suivant les flacons de T. R., ce qui démontre les différences constitutives de la nouvelle tuberculine suivant les échantillons utilisés.

L'examen du produit confirme la valeur de ces critiques et, de plus, semble indiquer son impureté absolue. C'est ainsi que les médecins de l'hôpital de Varsovie ont vu, dans T. R., des colonies de pneumocoques, de streptocoques et de staphylocoques, qui cultivent, ensemencés sur agar glycériné.

M. Schrœder (3), médecin au Sanatorium de Hohenhonnef, a trouvé dans des échantillons de T. R. des diplocoques, des microcoques, des bacilles, des moisissures, des spores et même le streptocoque.

M. Nocard, M. Maragliano (4), y constatent la présence de bactéries et de levures, enfin Bouchard (5) déclare que « la nouvelle tuberculine de Koch est un produit industriel impur, malpropre, contenant des bactéries, impossible, par conséquent, à étudier au point de vue scientifique ».

L'expérimentation sur les animaux n'a pas été cou-

(1) *Thérap. Wochenschr.*, n° 23, 1897.
(2) *Deutsch. Med. Woch.*, n° 23, 1897.
(3) Voir *Bullet. Méd.*, 18 août 1897.
(4) *Soc. de Biol.*, séance du 12 juin 1897.
(5) *Ibid.*

ronnée de succès. M. Huber (1) déclare que les animaux inoculés ont tous succombé, par tuberculose. Les recherches de Letulle et Péron, Baumgarten et Walz, aboutissent à la même conclusion. Enfin, Arloing, J. Courmont et J. Nicolas (2) affirment que « la tuberculine T. R. est inefficace contre la tuberculose expérimentale avant ou après l'inoculation, et qu'elle paraît favoriser le développement de l'adénite spécifique dans les régions qu'elle traverse pour pénétrer dans l'organisme. »

La valeur thérapeutique de la tuberculine T. R. est encore l'objet de controverses entre expérimentateurs. Dans son rapport au IVe Congrès de la tuberculose, Landouzy (3) réserve son opinion, et cite le nom des adversaires et des partisans de la méthode ; mais, parmi les différentes communications entendues, une seule voix s'est élevée en sa faveur : M. Benoit (4) assure que si l'on choisit convenablement les malades, on constate des améliorations remarquables et rapides chez les phtisiques au 1er et au 2e degré, en l'absence, toutefois, d'infections secondaires.

Mais, à côté de cette opinion favorable, que d'insuccès rapportés ! M. Huber (5) n'a observé, à la suite du traitement par T. R., ni amélioration notable, ni aggravation. M. Vaquier (6) a obtenu cinq insuccès sur cinq cas traités. M. Leclerc (7) annonce que T. R. ne semble pas douée de

Résultats
cliniques.

(1) Soc. de Méd. de la Charité de Berlin. Voir *Bullet. Méd.*, 30 janv. 1898.
(2) IVe Congrès de la Tuberculose. Paris, 1898.
(3) LANDOUZY. — IVe Congrès de la Tuberculose. Paris, 1898.
(4) BENOIT. — *Ibid.*
(5) *Bullet. Méd.*, 30 janvier 1898.
(6) IVe Congrès de la Tuberculose. Paris, 1898.
(7) *Ibid.*

propriétés curatives. Enfin, M. Bounhiol (1) a constaté souvent une aggravation de l'état général; sa dernière statistique donne les chiffres suivants :

16 cas traités par T. R. :

Améliorations nettes	1
Améliorations probables, mais reperdues aussitôt	1
Améliorations douteuses, reperdues	2
Aggravations	8
États stationnaires	2
Cas douteux	2

L'augmentation de poids, affirmée par Koch, ne paraît pas constante (Bounhiol) (2). Sur 14 malades Bussenius (3) a observé cinq fois une diminution et sept fois une augmentation de poids; dans deux cas il n'y a eu aucune modification.

Si l'on cherche à suivre, pendant le traitement, l'évolution des lésions, il semble que l'on ne puisse constater aucune rétrocession; la zone de matité n'est pas moindre (Bussenius); le traitement reste sans influence sur les signes stéthoscopiques et sur les principaux symptômes : sueurs, expectoration, toux, présence des bacilles, anorexie, hémoptysies.

Au cours des expérimentations, des accidents assez nombreux ont été signalés. MM. L. von Nencky, von Maczewski et A. von Logucki (4) rapportent le cas d'un

Accidents observés.

(1) BOUNHIOL. —*Monographie*, chez Baillière, 1899.
(2) BOUNHIOL. — *Loc. cit.*
(3) BUSSENIUS. — *Deutsch. Med. Wochenser.*, n° 28, 1897.
(4) *Therap. Woch.*, n° 23, 1897.

malade qui présentait une vive réaction après chaque injection de T. R. : céphalalgie, frissons et température à 38°2. M. Burghart (1), qui a constaté la même réaction, la croit plus forte que celle que produisait la première tuberculine. Sur 19 malades inoculés, la réaction n'a pu être évitée que chez 4 d'entre eux (Bussenius) (2). M. Vaquier (3) a constaté que les doses supérieures à 1 milligramme déterminaient une réaction marquée et élevaient la température du malade. M. Schultze (4) avoue qu'il a eu des accidents ; M. Langerhaus (5) a vu un malade succomber en six semaines, après une forte fièvre occasionnée par 15 injections de la tuberculine T. R.

Les recherches de M. Bounhiol (6) lui ont permis de reconnaître que l'élévation réactionnelle de la température était considérable chez les malades fébricitants traités par T. R., et qu'au contraire ces poussées thermiques sont à peu près nulles chez les tuberculeux d'ordinaire apyrétiques. En revanche, on observe souvent une réaction locale avec ou sans inflammation ganglionnaire. Enfin M. Maragliano (7) a remarqué l'élévation thermique chez tous les sujets inoculés; mais, outre cette réaction générale, on a vu se développer aux poumons des troubles physiques dans des zones primitivement respectées. En somme, conclut M. Maragliano, les réactions produites par T. R. sont les mêmes que celles que produisait la première tuberculine de Koch.

Voilà donc, semble-t-il, la question revenue à son point

Valeur thérapeutique de T. R.

(1) *Bullet. Méd.*, 30 janv. 1898.
(2) BUSSENIUS. — *Deutsch. Med. Wochenscr.*, n° 28, 1897.
(3) VAQUIER. — IV° Congrès de la Tuberculose. Paris, 1898.
(4) SCHULTZE — *Deutsch. Med. Woch.*, n° 28, 1897.
(5) LANGERHAUS. — XV° Congrès de Méd. Int. Berlin, juin 1897.
(6) BOUNHIOL. — *Monographie*, chez Baillière, 1899.
(7) MARAGLIANO. — Soc. de Biol., séance du 12 juin 1897.

de départ : la toxinothérapie par T. R. ne donnerait pas des résultats plus encourageants et ne serait pas plus inoffensive que le traitement par la première lymphe vaccinale anti-tuberculeuse de Koch. Si je me suis étendu un peu longuement sur son étude, c'est dans le but de montrer, grâce à une enquête impartiale faite aussi bien en France qu'à l'étranger, que nous ne devons pas considérer la tuberculine T. R. comme un agent thérapeutique recommandable. Si, à la suite des injections, quelques améliorations ont paru se manifester, n'oublions pas qu'elles auraient pu être obtenues par l'hygiène pure, car le traitement hygiénique bien compris suffit pour amener des améliorations, et même la guérison, dans les cas où parait favorable l'inoculation toxinienne, c'est-à-dire dans les cas de tuberculoses peu avancées.

Les recherches de Koch n'ont donc d'autre résultat pratique que de continuer à tracer la voie aux expérimentateurs. La tuberculine T. R. n'est, en somme, qu'un des jalons de cette voie, un peu plus rapproché, peut-être, du résultat terminal que la tuberculine primitive; elle n'est pas encore le but final, la véritable substance immunisante et curative de la tuberculose pulmonaire.

Oxytuberculine d'Hirschfelder.   Mais, si la tuberculine ne paraît jouir d'aucun pouvoir immunisant réel, il semblerait, d'après la communication de M. J. O. Hirschfelder, que l'oxydation de cette toxine lui confère des qualités immunisatrices remarquables (1). Pour cet auteur, l'oxygène de l'air possède une action réelle contre les produits tuberculeux. Les étonnantes guérisons de péritonites tuberculeuses succédant à de simples laparotomies n'auraient pas d'autre cause. L'oxygène jouirait de la propriété de transformer les poisons bacil-

(1) HIRSCHFELDER. — IV⁰ congrès de la tuberculose. Paris, 1898.

laires en produits antagonistes ; autrement dit, la tuberculine serait capable de former elle-même, en s'oxydant, son antitoxine.

Des cultures très virulentes de bacilles, préparées sur un milieu spécial, sont stérilisées par la chaleur et filtrées. Le produit de ces opérations (la tuberculine) est chauffé à 100° pendant 120 heures, et additionné, toutes les douze heures, de 100 centimètres cubes d'eau oxygénée au titre habituel (à 10 volumes d'oxygène). L'oxytuberculine obtenue par ce moyen, perd complètement toutes les propriétés de la tuberculine et devient absolument inoffensive (expériences de Guinard) (1). Son action empêchante est remarquable sur les bouillons de culture, tandis que la tuberculine n'arrête nullement, dans les cultures, le développement des bacilles. Enfin, les injections sous-cutanées pratiquées au début à la dose de 5 centimètres cubes et amenées progressivement à la dose de 20 centimètres cubes ont paru à M. Hirschfelder, d'une efficacité réelle dans soixante-dix cas de tuberculose pulmonaire.

L'expérimentation sur les animaux et sur l'homme confirmera-t-elle les assertions de M. Hirschfelder ? Il n'est pas permis de le dire encore, et, jusqu'à nouvel ordre, il importe de réserver toute appréciation sur la valeur thérapeutique de l'oxytuberculine.

Malgré les espérances que les partisans de la toxinothérapie fondaient sur cette méthode, il semble à l'heure actuelle, que l'orientation des recherches doive être tant soit peu modifiée, et que les résultats obtenus par une méthode assez différente, la sérothérapie, sont beaucoup plus encourageants.

Dans les expériences qui ont été rapportées plus haut, Nouveaux essais
de sérothérapie.

_____

(1) GUINARD. — *Bull. méd.*, 1898, n° 60, p. 735.

De Héricourt et Ch. Richet (1) partaient d'un point de vue faux en croyant expérimenter sur du sang d'animaux réfractaires à la tuberculose. Il est démontré que ni le chien, ni la chèvre, ne sont naturellement immunisés, et que, par conséquent, ni leur sang, ni leur sérum, ne peuvent présenter des propriétés anti-bacillaires.

Mais le problème est facilement résolu si l'on parvient, par un procédé quelconque, à rendre réfractaires des animaux qui seraient naturellement réceptibles. Dès lors, en effet, le sérum de ces animaux, inoculé à d'autres animaux ou à l'homme, crée dans ces organismes un état d'immunité plus ou moins parfait. Rendre des animaux réfractaires à la tuberculose et inoculer leur sérum à l'homme, tel est le principe de la sérothérapie tuberculeuse qui peut être, on le conçoit, aussi bien préventive que curative.

Expériences de Bernheim. — Au Congrès de la tuberculose de 1893, M. Bernheim (2) déclare qu'il est arrivé à rendre des animaux réfractaires à la tuberculose par des inoculations intra-vasculaires de cultures bacillaires chauffées pendant une heure et demie et filtrées. Le sérum artériel de ces animaux immunisés est inoculé aux malades, tous les deux jours, à la dose de 5 à 10 centigrammes. Plus de 100 tuberculeux soumis à ce traitement en ont retiré de bons résultats. Un tiers d'entre eux peuvent être considérés comme guéris : disparition de bacilles dans les crachats, amélioration de l'état général, disparition des signes stéthoscopiques ; enfin, 40 inoculations auraient suffi pour assurer la guérison et n'auraient jamais amené d'accidents.

Il est regrettable que le résultat d'expériences de contrôle n'ait pas été publié, et qu'en l'absence de tout fait

(1) Voir page 132.
(2) BERNHEIM. — Congrès de la tubercul., 1893. Voir *Bull. méd.*, 27 août 1893.

nouveau, on ne soit autorisé à se prononcer sur la valeur réelle de cette méthode. Il convient d'avouer, cependant, que la communication de Bernheim passa à peu près inaperçue, tant l'attention du monde savant était alors retenue par les expériences tentées avec la première tuberculine de Koch.

Au contraire, la communication de Maragliano (1), faite en 1895, eut un grand retentissement, très légitime d'ailleurs. Le sérum de Maragliano n'était pas préparé à l'aide des cultures pures de bacilles de Koch, mais bien à l'aide des substances toxiques retirées de ces cultures. Le traitement sérothérapique institué chez 83 phtisiques à différentes périodes avait donné des résultats très favorables : augmentation de poids, défervescence, diminution des signes stéthoscopiques, disparition des bacilles dans les crachats.

En 1898, Maragliano (2) présente quelques explications nouvelles sur la préparation, le mode d'action et les propriétés de son sérum. Il démontre que les toxines les plus actives sont celles qui proviennent des extraits aqueux et non des extraits glycérinés des bacilles de Koch. L'extrait aqueux est, en effet, une solution aussi pure et aussi riche que possible des protéines tuberculeuses ; son inoculation à des animaux détermine dans leur sérum sanguin la formation de produits antitoxiques qui donnent à ce sérum des propriétés empêchantes remarquables. Ainsi des colonies bacillaires inoculées à des cobayes perdent peu à peu la faculté de se reproduire si elles ont séjourné plus ou moins longtemps dans le sérum antitoxique. D'autre part, ce sérum antitoxique neutralise, chez l'homme

_____

(1) MARAGLIANO. — Congrès français de méd. int. Bordeaux, 1895.
(2) MARAGLIANO. — IVe Congrès pour l'étude de la tuberculose, 1898.

et les animaux, l'action des toxines tuberculeuses. Enfin, point important, le sérum antitoxique est absolument inoffensif.

Action sur les animaux. L'expérimentation sur les animaux donne des résultats un peu différents suivant l'espèce choisie. Chez le cobaye, ils sont à peu près nuls, tandis que chez le lapin les résultats seraient favorables. Cette différence tiendrait à ce fait que l'organisme du cobaye réagit mal, naturellement, à l'infection tuberculeuse et ne possède pas les qualités nécessaires pour aider l'action des antitoxines injectées : en conséquence, on aurait tort de conclure du cobaye à l'homme, en ce qui concerne l'action thérapeutique du sérum.

Action sur l'homme. Cette action serait manifeste, surtout dans les cas de tuberculoses peu avancées, et l'on observerait souvent des guérisons cliniques durables.

Toxinothérapie et sérothérapie combinées. Koch, en Allemagne, Maragliano en Italie, tels sont les champions de deux méthodes qui paraissent très opposées : la toxinothérapie et la sérothérapie tuberculeuses, mais qui, en réalité, marchent de pair en dépit de leur divergence apparente. Si l'inoculation directe de T. R. ne paraît pas amener chez l'homme une tendance quelconque à la guérison, rien ne dit que cette tuberculine ne puisse être le point de départ de la découverte d'une substance permettant d'immuniser le sérum d'un animal et de développer en ce sérum une somme d'antitoxines nécessaire et suffisante pour contrebalancer, dans l'organisme humain inoculé, la puissance toxique des bacilles et de leurs substances solubles.

Expériences de Behring. Telle est, du moins, l'opinion de Behring (1) qui, étant parvenu, à la suite d'injections répétées de T. R., à guérir

---

(1) Rapport de Landouzy. IV° Congrès de la Tuberculose, 1898.

une vache tuberculeuse, a trouvé dans le sérum de cet animal un produit nouveau qui ne serait autre qu'une antitoxine : « 2 centimètres cubes 5 de ce sérum neutralisaient une fois et demie la dose minima mortelle de toxine spécifique douée d'un pouvoir toxique d'environ 1500 m. (1 m. représentant la quantité minima de tuberculine nécessaire pour tuer 1 gramme de cobaye sain). »

Mais, encore une fois, T.-R. est d'une composition si variable et si incertaine dans ses résultats, qu'elle ne saurait être l'antitoxine définitive, l'antitoxine de choix. Or, Behring a isolé des bacilles la substance qui serait la plus active et qu'il appelle T. Dr. « On la prépare en extrayant des corps bacillaires, à 150° et dans le vide, au moyen de l'eau glycérinée, un liquide qui, refroidi, précipite des corps albuminoïdes instables, dont on sépare la toxine par centrifugation (1). » Le pouvoir toxique de T. Dr. est tel que 1 gramme suffit pour tuer 12.500 grammes de cobayes sains.

Préparation de T Dr.

Action de T Dr

La question reste à l'étude, et tandis que les expériences suivent leur cours, il est permis de se demander suivant quel mécanisme peuvent s'obtenir, par la sérothérapie, l'immunité et la guérison de la tuberculose pulmonaire.

Lorsque, par un moyen quelconque, l'économie se trouve au contact d'éléments étrangers à sa constitution, son premier soin est de réagir contre eux en fabriquant des substances défensives. C'est ainsi que les injections répétées de toxines déterminent dans l'organisme en expérience la formation plus ou moins rapide d'antitoxines qui lui confèrent l'immunité. Les antitoxines diphtéritique et tétanique sont actuellement parfaitement connues. On pourrait croire que les antitoxines ne résultent pas du fait

Mécanisme de l'immunité par la sérothérapie.

(1) Rapport de Landouzy. IVᵉ Congrès de la Tuberculose, 1898.

d'une réaction organique et ne sont que de simples dérivés des toxines injectées ; les expériences de Roux et de Vaillard sur le sérum antitétanique viennent à l'encontre de cette manière de voir. Elles démontrent, en effet, qu'une petite dose de poison peut déterminer dans l'économie des doses d'antitoxine considérables et qui se renouvellent incessamment ; il n'y a donc aucun rapport de quantité entre l'apport de toxine dans un organisme et le débit de ce dernier en antitoxine ; c'est dans l'organisme même qu'il faut chercher la cause de cette production défensive.

Les travaux si remarquables de Metchnikoff sur la phagocytose ont démontré le rôle dévolu à certains éléments cellulaires dans la défense de l'organisme. M. Ehrlich (1), dans des communications récentes, cherche à démontrer qu'il existe des cellules renfermant des éléments diversement impressionnables, doués de véritables affinités électives. C'est sur ces éléments que se fixeraient les bacilles, mais cette fixation aurait pour résultat la réaction immédiate de ces éléments, représentée par la production de substances antitoxiques.

On comprend alors comment il peut se faire que des animaux lentement et progressivement intoxiqués par l'inoculation d'extraits de culture ou de corps bacillaires aient une grande partie de leurs éléments sensibles impressionnés, lesquels réagissent par une fabrication plus ou moins rapide et abondante de substances antitoxiques capables de s'opposer à l'action toxique d'inoculations de cultures de plus en plus virulentes. Tel est le mécanisme de l'immunité créée par la toxinothérapie.

Mécanisme de la guérison par la sérothérapie. D'autre part, l'animal ainsi rendu réfractaire à des doses croissantes de produits toxiques possède un sérum san-

(1) Voir Mémoires de Madsen in *Ann. de l'Inst. Pasteur* (juillet et nov. 1899), p. 568 et 801.

guin qui contient évidemment une quantité considérable
d'antitoxines. Si l'on vient alors à inoculer ce sérum à des
êtres primitivement infectés, l'apport nouveau d'antitoxines contribue à augmenter la production normale de
ces substances dans l'organisme infecté, et à multiplier,
en un mot, les moyens de défense habituels de l'économie.
Tel est le mécanisme de la guérison obtenue par la sérothérapie.

Quant à savoir de quelle nature est l'antagonisme entre
les toxines et les antitoxines, la question est encore très
discutée. Pour Behring, il est d'ordre chimique : l'antitoxine neutralise la toxine comme l'alcalin neutralise
l'acide. M. Büchner croit que l'antitoxine agirait indirectement sur la toxine par le résultat de quelque réaction des
cellules de l'organisme.

Quoiqu'il en soit, il ressort de tout ce qui précède que
la bactériothérapie de la tuberculose n'est pas une simple
vue de l'esprit, et si éloignée que puisse paraître la per-
fection de cette méthode, il est permis d'avoir toute confiance dans les résultats que les chercheurs en attendent.

III. CURE HYGIÉNO-DIÉTÉTIQUE

CHAPITRE Iᵉʳ.

CURE ALIMENTAIRE

A. Eléments de l'alimentation des tuberculeux.

L'évolution de la tuberculose pulmonaire est liée à un ensemble de phénomènes bio-chimiques d'une haute im-

Importance
de l'alimentation
chez les
tuberculeux.

portance, qui ont pour résultat une perversion manifeste de l'activité normale des combustions organiques, caractérisée par une déminéralisation plus ou moins exagérée, une fonte plus ou moins rapide du malade, et, finalement, la cachexie tuberculeuse, la consomption. Contre les pertes abondantes et continues subies par l'organisme, une alimentation intensive paraît naturellement indiquée. Mais il y a plus : l'alimentation forcée du malade répond à une deuxième indication peut-être plus importante encore que la première; elle donne à l'économie les moyens de se défendre contre l'invasion progressive du parasite. Elle a pour principal objectif la fabrication d'éléments cellulaires nouveaux capables de s'organiser pour opposer aux bacilles une barrière de tissu fibreux et les enfermer dans sa trame. Ainsi que l'a écrit Grancher : « Les aliments sont les vrais facteurs de la guérison. »

Aussi, l'alimentation des phtisiques a toujours été regardée comme l'une des conditions essentielles du traitement rationnel. Sans vouloir en faire la base exclusive de la thérapeutique de la phtisie, ce qui a été proposé au siècle dernier, les auteurs (1) sont unanimes à déclarer qu'une place prépondérante revient à l'alimentation dans le traitement de la tuberculose pulmonaire. La préoccupation constante du tuberculeux qui veut guérir doit être de manger le plus et le mieux possible, dans la mesure compatible avec l'intégrité de ses fonctions digestives.

Nécessité de la
bonne volonté
du malade.

C'est qu'en effet, la collaboration du malade nous est indispensable et toutes les tentatives faites dans le sens d'une alimentation rationnelle échoueront inévitablement

---

(1) PETER (*Clinique méd.*, 1879). — JACCOUD (*Curabilité et traitement de la phtisie*, Paris, 1881). — DUJ.-BEAUMETZ (*Leç. de clin. thérap*). — HÉRARD, CORNIL et HANOT (*La phtisie pulmonaire*). — DAREMBERG (*Traitement de la phtisie pulmonaire*, 1892), etc.

s'il ne nous est possible de compter d'une manière absolue
sur la bonne volonté du malade et sur toute son attention.
Dois-je dire que j'attribue en partie les résultats des statistiques publiées par les médecins des Sanatoria, particulièrement à l'esprit de discipline des malades, à la confiance qu'ils ont dans la valeur du traitement et aux efforts
sincères qu'ils font pour se soumettre, les yeux fermés, à
la cure d'alimentation qu'on leur impose. S'il nous faut la
confiance et l'intelligente obéissance du malade, nous
avons également besoin, pour mener à bien notre tâche,
du concours éclairé de la famille. Qu'elle sache que l'é-
cart le plus insignifiant, en apparence, dans le régime
peut être la source de complications redoutables, et que
la guérison si vivement souhaitée ne peut être obtenue,
le plus souvent, qu'à l'aide de sacrifices, d'énergie et de
bon vouloir.

Dans la pratique, on se heurte, parfois, à des difficultés
incroyables pour faire admettre au malade et à la famille
toute l'importance qui s'attache à une diététique sévère,
et c'est à peine si le public consent généralement à reconnaître que les remèdes ne sont pas tout dans le traitement. Cependant, selon le mot d'Huxham : « Ce que nous
prenons par onces et par livres doit nous affecter autant
que ce que nous prenons par grains et par scrupules. »
C'est là ce qu'il faut s'efforcer de faire comprendre au
malade en lui démontrant, dès le principe, l'inanité de
certains préjugés populaires et la valeur thérapeutique
réelle d'une saine et forte alimentation, en lui affirmant,
enfin, que si les chances de guérison sont bien minimes
quand les tuberculeux se nourrissent mal, on a, au contraire, tout à espérer d'un tuberculeux qui s'alimente
rationnellement.

Cela ne signifie pas, toutefois, que la bénignité du pro-

Difficultés
pratiques.

nostic soit en raison directe de la quantité des aliments ingérés. Bien s'alimenter ne signifie pas se gorger de nourriture à tort et à travers, mais bien discerner jusqu'à quel point l'alimentation doit être poussée pour produire le maximum d'effet nutritif en limitant au minimum la fatigue des fonctions gastro-intestinales.

Ce principe ne doit jamais être perdu de vue,. car ce n'est pas impunément que l'on imposerait à l'estomac des phtisiques une tâche au-dessus de ses forces ; ce serait vouloir provoquer des phénomènes d'intolérance gastro-intestinale que nous avons, au contraire, le plus grand intérêt à prévenir, aussi bien au point de vue thérapeutique que pronostique.

Les conditions du régime alimentaire des tuberculeux constituent, en réalité, un problème des plus complexes, qui exige, pour être résolu, la connaissance approfondie de l'état de l'appareil digestif du malade, des qualités nutritives et digestives des différents aliments. Il ne restera plus alors qu'à déterminer, pour chaque malade, le régime le plus approprié au cas particulier, en se préoccupant surtout de ces deux éléments qu'il importe, tout d'abord, de bien connaître.

Le diagnostic est posé ; les signes de tuberculose pulmonaire ne laissent aucun doute dans l'esprit du médecin. Immédiatement interrogez les fonctions digestives, et surtout méfiez-vous des réponses du malade qui pourrait, bien involontairement, vous induire en erreur.

Dyspepsie des tuberculeux.

Souvent, en effet, aux périodes de début de la phtisie il existe un certain degré de dilatation de l'estomac qui permet au malade d'ingérer, sans fatigue apparente, des quantités d'aliments que supporteraient à peine des sujets en pleine santé. Ce fait se remarque surtout chez les tuberculeux soumis à une suralimentation précoce, en l'absence même de tout médicament irritant. Il existe, dans ces cas, une véritable gastropathie qui, pour être latente, mérite cependant d'être parfaitement connue, car elle n'est, le plus ordinairement, qu'une phase initiale d'un état dyspeptique des plus graves.

Défiez-vous donc des estomacs trop complaisants, et n'acceptez, à ce point de vue, les dires de votre malade qu'à la condition de les vérifier vous-même en constatant que les digestions sont franchement régulières et qu'il n'existe aucun de ces légers troubles qui marquent le début des dyspepsies et dont les malades ne tiennent généralement aucun compte, ne sachant les analyser.

Les troubles dyspeptiques sont d'ordinaire plus nets chez les tuberculeux traités depuis un temps assez long, soit que la dilatation primitive de l'estomac ayant été négligée, une suralimentation aveugle ait abouti à manifester l'intolérance gastrique, soit qu'une irritation plus ou moins vive de la muqueuse de l'estomac ait résulté de l'administration intempestive de trop nombreux remèdes pris par la voie buccale.

La dyspepsie des tuberculeux est primitive ou secondaire. Primitive, elle accompagne ou précède même la tuberculose pulmonaire; elle résulte de l'état d'alanguissement, de dénutrition, de déchéance organique, contemporain de la phase pré-tuberculeuse. Secondaire, elle apparaît à la suite d'écarts de régime ou d'un traitement médicamenteux mal conçu; elle peut être favorablement modifiée par une hygiène plus rigoureuse et mieux éclairée. Dans tous les cas, elle est très fréquente (Bourdon (1), Louis, Andral, Marfan); je dirai même que la dyspepsie est la compagne habituelle de l'infection tuberculeuse des

____

(1) Elle existerait, d'après Bourdon, dans les deux tiers des cas.

poumons. Quant à ses manifestations, les unes sont d'origine réflexe, les autres dépendent d'infections secondaires créées par la stase gastrique et le ralentissement des digestions.

Ces notions cliniques sont indispensables à connaître pour comprendre quels ménagements il convient, parfois, d'apporter dans l'alimentation forcée des tuberculeux, et avec quel soin il importe de suivre, jour par jour, les fonctions digestives du malade, sous peine d'en arriver à l'une ou l'autre de ces alternatives également désastreuses : soumettre l'estomac du phtisique à un surmenage périlleux ou négliger les ressources d'une alimentation rationnellement intensive.

Il ne suffit pas, toutefois, d'avoir reconnu la valeur fonctionnelle d'un estomac de tuberculeux pour être à même de tracer les règles d'une diététique raisonnée. Il faut encore connaître la raison d'être physiologique d'une alimentation intensive, ainsi que les propriétés nutritives des principaux aliments.

Physiologie de l'alimentation A l'état normal, le but de l'alimentation est moins de réparer les pertes subies par l'organisme que de « constituer et entretenir dans l'économie une provision de principes alimentaires où les cellules puisent ce qui leur convient » (Forster). En outre de la ration d'entretien, véritable compensation de l'usure continue, normale, de l'organisme, et nettement fixée par de nombreux travaux, il est donc nécessaire d'établir une ration que j'appellerais volontiers ration d'épargne ou supplémentaire, destinée précisément à constituer dans nos cellules une sorte de réserve des principes alimentaires. Cette réserve, l'économie saura l'utiliser en temps opportun, soit pour fournir, à un moment donné, un travail qui exigera une accélération plus ou moins notable des combustions, soit pour créer de nouveaux éléments cellulaires, éléments de défense d'un organisme attaqué, soit, enfin, pour réparer dans la mesure du possible les déchets produits par la suractivité de la déminéralisation organique dans certaines maladies consomptives, telles que la cachexie tuberculeuse.

Chez l'homme bien portant, la ration d'épargne ajoutée à la ration d'entretien forme un total correspondant à ce que l'on a appelé la ration de travail. Quand, par exemple, un accroissement d'exercice musculaire a élevé le taux des combustions et a déterminé une élimination plus considérable que de coutume des déchets organiques, la ration d'entretien devient insuffisante et la ration supplémentaire de travail compense l'excès des pertes, de telle sorte que l'équilibre se maintient entre les entrées et les sorties. Si l'accroissement de l'élimination ne compense pas l'accroissement des ingesta, l'équilibre est rompu au profit du gain, une partie des principes alimentaires non utilisés est conservée dans l'organisme sans servir à la réparation des matériaux de déchet, et le corps augmente de poids.

De même, chez les tuberculeux soumis au repos absolu ou ne se livrant qu'à un exercice des plus modérés, la ration d'épargne, supplémentaire de la ration d'entretien, a pour premier résultat de compenser la suractivité des éliminations, résultant de la maladie ; mais son rôle principal consiste en outre, à permettre à l'économie d'emmagasiner ces matériaux de réserve si utiles pour la lutte contre l'infection et le relèvement progressif de l'état général.

La ration journalière d'entretien est trop connue pour qu'il soit nécessaire d'y insister longuement. Elle varie suivant le mode d'existence de chaque sujet, l'âge, le sexe, la profession, etc. On peut, cependant, dire qu'en moyenne un adulte soumis à un travail modéré doit consommer quotidiennement les quantités suivantes :

Matières azotées....................	120 grammes
Graisses.........................	50 —
Hydrates de carbone...............	450 —
Principes minéraux................	30 —
Eau	2800 —

Or, l'alimentation des sujets en bonne santé, indépendamment des différences dans la situation sociale, le régime adopté et les conditions diverses de l'existence, suffit largement à assurer à l'économie la quantité de matières azotées, de graisses et d'hydrocarbures nécessaire à son entretien ; et Forster (1) a fait judicieusement remarquer que sans savoir ni chimie, ni physiologie, le genre humain a réussi à se maintenir et à se multiplier, et qu'en conséquence il se nourrissait suffisamment.

La ration d'entretien des tuberculeux sera donc facilement obtenue par une alimentation saine, solide et abondante, mais variée suivant le goût du sujet et l'état de ses digestions. Elle doit rester, dans tous les cas, indépendante de la ration d'épargne, dont les éléments constituent, en réalité, une véritable thérapeutique alimentaire, et qui mérite, par conséquent, d'être ordonnée au même titre qu'un médicament, dont la nature, le mode de préparation et la posologie ne peuvent être laissés aux soins du malade.

Ration de guérison. La ration d'épargne, que Grancher a appelée, dans le cas particulier, la « ration de guérison (2) », n'est pas et ne peut être exactement évaluée. Le rapport même des substances albuminoïdes aux principes non azotés est es-

(1) Cité par Arnould. *Nouveaux éléments d'hygiène.* 2ᵉ édit., p. 863.
(2) GRANCHER. — *Bullet. Méd.*, 2 décembre 1896.

sentiellement variable selon les circonstances et les indications particulières. Chez les tuberculeux, la ration d'épargne sera riche en principes albuminoïdes, car ils sont les vrais facteurs de la rénovation des tissus, et augmenteront d'autant le nombre et la valeur des éléments chargés de la défense organique. Mais elle ne comprendra pas exclusivement des aliments azotés ; on leur associera, avec grand profit, des matières grasses ; à ce point de vue, les aliments complets, si utiles chez tous les malades, les œufs et le lait, font partie intégrante de la cure.

Aliments azotés

L'alimentation carnée a été prescrite sous des formes bien différentes qui n'ont pas toutes, il s'en faut, une égale valeur. La viande doit, autant que possible, être consommée en nature, c'est-à-dire sans avoir subi une série de manipulations qui, pour la rendre peut-être plus digestible, lui enlèvent la majeure partie de ses qualités nutritives. Il est, cependant, certains cas où des prépara- **Préparations de viande.** tions de viande sont appelées à remplacer momentanément l'alimentation carnée, soit qu'elle ait déterminé, à la longue, chez le malade, une répugnance invincible, soit qu'elle ne soit plus tolérée par un estomac fatigué et qui demande, par conséquent, à être mis pendant un certain temps à un repos relatif.

C'est précisément dans le but d'épargner à l'estomac **Peptones.** un surmenage dangereux que l'on a cherché à lui éviter tout travail digestif et à remplacer la viande par des peptones. Reste à savoir si les peptones sont assimilables, ce qui est discutable, attendu que l'on en retrouve souvent une partie dans les urines. De plus, leur goût désagréable répugne aux malades, elles sont difficilement tolérées

(Hayem) et paraissent ralentir la sécrétion gastrique (Duj-Beaumetz). Enfin, la plupart des peptones du commerce sont rarement pures ; les recherches de Wenz, faites dans le laboratoire de Kühne ont établi que presque toutes les peptones préparées avec la pepsine contiennent surtout des albumoses et peu ou pas de peptones véritables (1).

Extraits de viande.

Les extraits de viande ne sont pas plus recommandables. « On a longtemps laissé croire, dit Arnould (2), que l'extrait Liebig est la quintessence de la viande, et que la moitié d'un bœuf tient dans un petit pot. » En réalité, ces préparations ne renferment que des matières extractives (3) ; la plupart de leurs principes immédiats organiques sont en voie de décomposition chimique et, de la sorte, ne font que traverser l'économie sans être assimilés. En outre, leur richesse en sels de potasse les rend irritants pour les voies digestives, et toxiques à hautes doses. Les expériences de Muller et de Kimmerich (4) ont fait justice de

(1) Voir BEAUNIS. *Nouveaux Elém. de Physiol. Humaine*, 3e édit., p. 63.

(2) ARNOULD. — *Loc. cit.*, p. 985.

(3) L'extrait de viande Liebig a la composition suivante (WAGNER) :

Eau.................... 20,90		
Résidu sec............ 79,10	Partie soluble dans l'alcool :	48,41
	Partie insoluble —	: 20,69
Cendres.............. 21,50		
Substances organiques. 57,60		

Les matières organiques se décomposent de la manière suivante :

Pour 100 parties d'extrait.		
Acide lactique	3
Créatine...............................	3
Substance gélatiniforme	12
Graisse................................	0,25 à 1
Albumine..............................	traces
Acides : inosique, acétique, butyrique ; créatinine, sarcosine, leucine, inosite, hématine, globuline, urée..........	36

(4) Cités par Duj.-Beaumetz. *Leç. de clin. thérap.*, 5e édit., t. I, p. 310.

l'opinion trop favorable qui avait accueilli les extraits de viande, en démontrant que les animaux nourris exclusivement avec ces préparations mouraient plus rapidement que les animaux témoins, soumis à une diète absolue. C'est à peine si dans la pratique les extraits de viande peuvent être utilisés dans la préparation de bouillons, d'une saveur agréable sans doute, mais dénués de tout pouvoir nutritif.

Il convient, cependant, de faire une exception en faveur d'une substance récemment extraite de la viande et qui possède une réelle valeur thérapeutique : la somatose. *Somatose*

La somatose contient 10 à 12 pour 100 d'azote total ; elle est composée d'albumoses (80 p. 100), de peptones (2 p. 100), d'eau et de sels (phosphates).

L'expérimentation démontre que la somatose ne peut remplacer la viande (F. K. Kuhn et Vœlker), car à haute dose tout son azote n'est pas assimilé ; mais elle peut rétablir l'équilibre azoté dans une alimentation insuffisante, lorsqu'elle est donnée à faible dose. De plus, la somatose est parfaitement assimilable (expériences de Hildebrand, Goldmann) et acceptée par les malades les plus difficiles.

Elle sera donnée délayée dans du lait, ou mieux dans du bouillon.

Cependant, malgré les avantages de cette substance, elle ne saurait être substituée à la viande dans l'alimentation du tuberculeux et ne peut être utilisée qu'à titre d'adjuvant.

Les poudres de viande sont, à tous égards, beaucoup plus utiles, et, sans présenter, il s'en faut, les avantages *Poudres de viande.* de la viande fraîche, elles ne méritent pas le discrédit dans lequel elles sont un peu tombées. Les procédés industriels de fabrication sont très nombreux. Ils consistent, pour la plupart, à obtenir une viande desséchée, le plus souvent à l'étuve, à une température qui varie de 70 à 100 degrés. Il existe aussi des appareils spéciaux qui permettent de fabriquer soi-même les poudres de viande ; tels sont les pulpeurs de table de Collin, de Galante, etc. On peut encore, ainsi que l'a montré Tanret (1), se passer d'un appareil spécial en desséchant au bain-marie du hachis de viande bouillie froide, et en réduisant en poudre à l'aide d'un moulin à café.

Dans tous les cas, le mode de préparation ne paraît exercer aucune influence sur la valeur nutritive des poudres de viande. Les analyses d'Yvon (2) ont établi, en effet, qu'elles renferment toujours une proportion pour 100 d'azote total oscillant entre 12 gr. 3 et 14 gr. 7. Mais les qualités nutritives des poudres de viande ont été jugées inférieures à celles de la viande fraîche, à la suite d'expériences faites sur des chiens (3). D'autre part, leur peptonisation serait très rapide (Duj.-Beaumetz et Robin) (4), grâce à l'état de division extrême de cet aliment. On peut prescrire les poudres de viande délayées dans du bouillon chaud, ou mieux (Debove et Duj.-Beaumetz) à froid dans des grogs, du sirop de punch additionné de lait, du vin sucré, etc.

On peut donc retirer de grands avantages des poudres de viande qui se recommandent par leur richesse en principes albuminoïdes (moins élevée, toutefois, que celle de la viande fraîche), leur digestibilité parfaite et la diversité dans les modes d'administration. Elles sont, cependant, passibles de quelques critiques qui paraissent justifiées :

(1) TANRET. — *Bull. et mém. de la Soc. de Thérap.*, 1883, 2ᵉ série, t. x, p. 188.
(2) YVON. — *Bull. de Thérap.*, 15 janv. 1881, p. 17.
(3) POINCARÉ. — *Ann. d'Hygiène*, 1886, t. xv.
(4) ROBIN. — *Thèse de Paris*, 1882.

1° La dessication à chaud, nécessaire pour arrêter en elles le développement des bactéries, entraine comme résultat la coagulation de l'albumine ; leur action n'est donc comparable qu'à celle des viandes cuites et nullement à celle de la viande crue ;

2° Les poudres de viande du commerce sont quelque. fois falsifiées et assez souvent altérées ;

3° Elles sont assez volontiers prises par les malades, pendant peu de temps, mais elles amènent facilement de la répugnance si la médication se prolonge.

En conséquence, malgré leurs avantages, les poudres de viande ne constitueront pas l'aliment de choix de la ration d'épargne ou de guérison ; mais elles y ont leur place marquée à titre d'adjuvant, comme aliment de suppléance provisoire.

Je ne parlerai que pour mémoire de la « cure de sang » qui jouit, pendant un temps, d'une vogue absolument injustifiée. Le sang cru, même bu fumant à l'abattoir, est non seulement répugnant, mais dénué de toute valeur nutritive. Il en est de même des poudres de sang, qui ont été également vantées.

C'est donc à la viande fraîche qu'il faut avoir recours, d'une manière générale, sauf quelques rares contre-indications.

La viande de cheval serait la plus nutritive ; sa digestibilité est sensiblement égale à celle de la viande de bœuf. Malheureusement on ne saurait la prescrire sans provoquer immédiatement un sentiment de répugnance qu'il faut se garder, à tout prix, de faire naitre chez les tuberculeux. En dehors de quelques cas particuliers, la viande de cheval ne doit donc pas être ordonnée, sinon à l'insu du malade.

La chair de porc, très nutritive, est d'une digestion

assez pénible, et, sans compter qu'elle provoque, par un usage prolongé, des phénomènes d'irritation gastro-intestinale, elle amène rapidement le dégoût ; la viande de porc, ne constitue donc qu'un aliment d'exception (1).

Poissons.

Les poissons, surtout les poissons à chair maigre, sont de digestion facile, assez nourrissants et généralement bien supportés.

Volailles.

La viande de volaille maigre (poulet) peut être considérée, également, comme un bon aliment, d'une digestibilité parfaite, et capable de rendre de grands services. Elle sera particulièrement utile aux estomacs délicats.

Mouton et bœuf.

Les viandes de mouton et de bœuf sont, en réalité, les plus recommandables, tant en raison de leur digestibilité facile que de leur richesse en matières azotées. De plus, elles sont aisément acceptées des malades et peuvent être longtemps tolérées sans dégout, à la condition d'en varier le mode de préparation.

(1) La richesse en principes albuminoïdes est variable selon la qualité des viandes. Voici la moyenne des analyses de quelques expérimentateurs (Lehmann, Schlossberger, Petersen, Huppert, Bibra, Moleschott, etc.), cités par Arnould (*Nouv. Élém. d'Hygiène*, 2ᵉ édit., p. 869) :

VIANDES	RICHESSE MOYENNE pour 100 en albuminoïdes		
Mouton	19,5	à	20,8
Veau	16,2	à	21,5
Bœuf	17,6	à	22,7
Porc	19,2	à	21,7
Cheval	21,3	à	23,5
Poisson	13,7		
Oiseaux	20,3		

Les préparations culinaires de viande cuite constituent généralement le fonds de l'alimentation journalière, du moins chez les tuberculeux des classes aisées. Il est, d'ailleurs, de notion courante qu'un régime riche en viandes est naturellement indiqué dans les états d'anémie ou de consomption. On n'aura donc, généralement, aucune peine à faire accepter au malade un régime qui, somme toute, est loin d'être désagréable à suivre.

Il n'en est pas de même de la viande crue, dont le nom seul effraye des malades parfois anorexiques, qui ont souvent plus d'appréhension que de dégoût véritable, et finissent, en réalité, par s'y accoutumer parfaitement si l'on sait en varier la préparation.

La pulpe de viande doit être obtenue à l'aide de viande de bœuf. La crainte du tœnia ne saurait entrer en ligne de compte, la trituration à laquelle la viande est soumise ayant pour résultat de détruire les œufs de ce parasite. Son seul inconvénient est de rendre les selles extrêmement fétides (Manquat).

On choisira de préférence le romsteack (noyau musculaire de la cuisse), la direction longitudinale des fibres permettant facilement le « râpage ». Le morceau de viande, tenu par une extrémité, est placé sur un plan résistant et légèrement incliné dans le reste de son étendue. A l'aide d'un couteau à lame mousse on racle la surface de la viande en enlevant à mesure la trame fibreuse, de façon à obtenir de longs filaments musculaires. On pile ensuite ces raclures et on les passe au tamis. La pulpe ainsi obtenue est homogène et ne contient ni grumeaux ni filaments.

En été, la pulpe de viande sera préparée avant chaque repas ; en hiver, on peut la préparer le matin pour les vingt-quatre heures. On n'oubliera pas d'apporter dans cette préparation tous les soins de propreté désirables, tant pour les mains que pour les ustensiles dont on se sert, on évitera, de la sorte, certains phénomènes d'intoxication.

Mode
d'administration

Il existe plusieurs manières de présenter la pulpe de viande aux malades :

1° *Boulettes de viande.* — C'est la forme la plus usuelle ; elle consiste à faire des pilules ou des bols de viande crue que l'on enrobe dans de la chapelure ou mieux dans du sucre.

2° *Tartines de viande crue et de confiture de groseilles ou de prunes.*

3° *Purée de viande et de légumes.* — Mélange de pulpe et de purée de lentilles, de pommes de terre, d'épinards.

4° *Purée de viande aux œufs brouillés.*

5° *Tapioca médicinal* (Laborde). — La pulpe de viande mélangée à du bouillon chaud se prend en magma et n'est consommée qu'avec répugnance. Dans du bouillon froid elle se divise bien, mais elle est trop facilement reconnue. On aura recours, de préférence, au procédé suivant, qui est, d'ordinaire, bien accepté des malades :

La pulpe est délayée dans une petite quantité de bouillon froid jusqu'à ce que le mélange soit complet et prenne l'aspect d'une belle purée de tomates. On verse, ensuite, sur cette préparation, un potage au tapioca peu épais, que l'on a laissé refroidir à la température voulue pour la consommation, en ayant soin de tourner constamment le

Valeur
thérapeutique. mélange à l'aide d'une cuiller (Laborde).

La pulpe de viande crue est, pour le tuberculeux, le type de l'aliment-médicament. Elle constitue, avec les œufs et le lait, la base de la ration de guérison. Ses propriétés nutritives sont plus élevées que celles de la viande cuite, qui perd, sous l'influence de la chaleur, une certaine partie de ses principes alimentaires. De plus, elle est débarrassée des parties inutiles et indigestes : tendons, ligaments, aponévroses, et n'exige pas, pour sa préparation, l'addition d'une certaine quantité de graisse, toujours plus ou moins fatigante pour l'estomac. Enfin, elle se digère facilement, en raison de son extrême divisibilité.

Il n'en faut pas davantage pour qu'elle soit de tous points recommandable. En admettant, d'ailleurs, que la pulpe de viande crue ne soit pas supérieure à la viande cuite (ce qui est loin d'être démontré), cela ne signifie point que l'on soit autorisé à lui préférer cette dernière. Il faut user, en réalité, de l'une et de l'autre, considérer la viande cuite comme un aliment, la viande crue comme un remède prescrit à titre de supplément de l'alimentation ordinaire et non pour se substituer à elle. En variant le mode de préparation de la pulpe de viande crue, on aura rapidement raison de la répugnance des malades et l'on pourra en continuer longtemps l'usage si l'on prend soin d'en interrompre de temps à autre l'administration.

Cependant, malgré tous les avantages de la viande crue, il ne faut pas voir en elle un spécifique de la tuberculose, et le régime très connu de Fuster (viande crue additionnée d'eau-de-vie) n'a pas donné de meilleurs résultats qu'une bonne hygiène alimentaire.

Avant de terminer ces considérations sur les qualités nutritives des diverses préparations de viande, il est nécessaire de dire quelques mots du bouillon.

La viande soumise à l'ébullition dans l'eau lui abandonne une grande partie de ses substances solubles (sels, gélatine, matières extractives, albumine soluble), en proportion d'autant plus élevée que la cuisson a été plus prolongée. Le bouillon ainsi obtenu a une valeur nutritive très discutée. Je ne crois pas, pour ma part, que l'on soit autorisé à considérer le bouillon comme un aliment de grande valeur nutritive. Mais il faut voir en lui un précieux agent de stimulation digestive, non seulement grâce à son rôle peptogène si bien mis en lumière par Schiff, mais grâce surtout à la sensation de bien-être et de remontement qui succède si rapidement à son ingestion. Cette action, que le bouillon doit probablement à sa teneur en sels minéraux (1), ne serait-elle pas comparable à celle qui suit les injections intra–veineuses de sérum artificiel, dont la composition a quelque analogie avec celle de cet aliment ?

Quoiqu'il en soit, le bouillon pourra rendre des services chez les tuberculeux, surtout dans les formes anorexiques et dans les périodes ultimes de la consomption. A titre de peptogène, il doit être pris dégraissé et froid, et une demi-heure avant le repas (Herzen).

Jus de viande. C'est également aux mêmes indications que répond le jus de viande. Obtenue par la compression de petits morceaux de bœuf légèrement cuits et saisis sur un feu vif, cette préparation est considérée à tort comme très nutritive. Sa composition est comparable à celle du bouillon (2), et son action stimulante un peu plus marquée.

(1) Un kilogramme de viande maigre de bœuf, bouillie doucement et longuement avec trois fois son volume d'eau de fontaine, donne deux litres à deux litres et demi de bouillon. Ainsi préparé, il laisse par litre 15 à 23 grammes d'extrait sec contenant :

Matières albuminoïdes...	6 à 9
Bases créatiniques........	0,9
— xanthiques........	0,25
Acide inosique...........	0,01
Taurine, etc.............	0,12
Inosite et glycogène......	1,40
Acide lactique...........	0.20
Matières colorantes, odor.	
indéterminées.........	4,60
Sels minéraux solubles...	3,76
— insolubles.	0,38

(Arm. GAUTIER — Acad. de méd., 13 mars 1900.)
(2) Eau, albumine, sels minéraux, mat. colorantes, etc.

Mais le jus de viande est rarement consommé avec autant de plaisir que le bouillon véritable ; je ne le considère donc pas comme lui étant très supérieur, du moins au point de vue alimentaire.

L'observation clinique a, depuis longtemps, pleinement confirmé les données de la physiologie en ce qui concerne le rôle important joué dans l'alimentation des tuberculeux par une nourriture très riche en viandes. D'autre part, l'expérimentation sur les animaux a démontré qu'une alimentation exclusivement carnée est suivie, également, de résultats très favorables. De Héricourt et Ch. Richet (1) ont établi, en effet, que des chiens rendus expérimentalement tuberculeux périssent, en moyenne, vers le quarantième jour s'ils ne sont pas traités, alors que la moyenne générale de survie pour les chiens nourris exclusivement à la viande serait de 240 jours. Doit-on voir dans ces résultats (2) l'influence d'une suralimentation bien com-

Expérimentation de l'alimentation carnée chez les animaux

(1) De Héricourt et Ch. Richet. — *Acad. de Méd.* 28 novembre 1899.

(2) J'ai résumé dans le tableau suivant les résultats des expériences de De Héricourt et Ch. Richet :

DATE de l'expérience	NOMBRE ET SURVIE des animaux témoins		NOMBRE ET SURVIE des animaux inoculés traités par la viande crue	
10 octob. 1897	Deux chiens	89 jours. 95 jours.	Deux chiens	246 jours. Encore viv^t (après 780 jours).
10 janv. 1899	Trois chiens	26 jours. 30 jours. 35 jours.	Deux chiens	Encore viv^t (après 324 jours). 51 jours (à l'autopsie, pas de tubercules).
13 mars 1899	Trois chiens	30 jours. 38 jours. 45 jours.	Deux chiens	Encore viv^t (après 262 jours). 248 jours.
28 avril 1899	Quatre chiens	15 jours. 20 jours. 21 jours. 58 jours.	Quatr' chiens	19 jours. 37 jours. Encore viv^t (après 217 jours). Encore viv^t (après 217 jours).

prise, ou faut-il, au contraire, admettre, comme le pensent Ch. Richet et de Héricourt, que les cellules de l'organisme, imprégnées des ptomaïnes, albumoses et substances extractives nombreuses de la viande, sont devenues moins aptes à fixer la tuberculine sécrétée par les bacilles de Koch, cela importe peu. Il n'en demeure pas moins établi que l'alimentation carnée, sans être un spécifique de la tuberculose, donne des résultats aussi probants en médecine expérimentale qu'en thérapeutique humaine. Mais, tandis que le chien peut être soumis sans danger au régime exclusif de la viande, il n'en est pas ainsi de l'homme.

Nécessité d'un régime mixte. Le régime mixte est, en effet, indispensable à la nutrition, et de même qu'une alimentation purement végétale aurait pour résultat des troubles intestinaux plus ou moins graves, de même l'alimentation carnée exclusive amènerait rapidement des phénomènes de dyspepsie acide et atonique s'accompagnant souvent de congestion du foie et même d'hépatite diffuse. D'ailleurs, l'organisme devrait consommer une quantité exagérée de viande pour trouver dans cet aliment les proportions d'hydrocarbonés et de matières grasses nécessaires à la ration d'entretien (1).

Aliments hydrocarbonés.

Nous trouvons, au contraire, dans la plupart des substances alimentaires d'origine végétale, non seulement une proportion plus ou moins considérable de principes albuminoïdes, mais aussi une quantité très appréciable de

(1) Il faudrait ingérer, par jour, plus de 2 kilogrammes de viande pour que l'économie retrouve les 450 grammes d'hydrocarbures et les 50 grammes de graisses entrant dans la ration journalière d'entretien.

substances hydrocarbonées. Les légumes secs, tels que Légumes secs. lentilles, pois, haricots, fèves, sont plus riches que les viandes en matières azotées (légumine) et contiennent, en outre, une forte proportion d'hydrocarbures (1). Mais ils sont, pour la plupart, d'une digestion plus lente et plus difficile que les viandes ; ils amènent quelquefois de l'irritation intestinale, des fermentations anormales et de la flatulence souvent douloureuse. On peut, toutefois, augmenter leur digestibilité en les consommant à l'état de division extrême ou réduits en pulpe.

Les pommes de terre, les légumes verts, les choux, les Légumes frais. carottes, les épinards sont des aliments plus digestibles, mais infiniment moins nourrissants ; ils sont surtout utiles pour apporter un peu de variété dans l'alimentation du malade et seront permis, à ce titre, sauf contre-indications.

L'alimentation hydro-carbonée sera principalement Céréales. obtenue par la consommation des céréales, toutes très riches en hydrocarbures. Quelques-unes d'entre elles renferment même une quantité assez notable de principes

(1) Le tableau suivant indique la composition des principaux légumes en matières albuminoïdes et hydrocarbonées :

LÉGUMES	RICHESSE pour 100 en albuminoïdes	RICHESSE pour 100 en hydrocarbonés
Lentilles......................	25,6	58
Pois...........................	22,5	57,5
Fèves..........................	22	57,5
Haricots.......................	22,5	54

azotés (1) (gluten). On utilise les graines (riz) ou la farine des céréales (pain, pâtes alimentaires, etc.). Le pain rassis ou grillé, la croûte de pain, sont d'une digestion plus rapide que le pain frais.

Il est inutile, d'ailleurs, d'insister sur la place importante que doivent prendre les céréales dans l'alimentation. Elles constituent, chez les tuberculeux, un excellent aliment de la ration d'entretien, en raison de leurs qualités nutritives indiscutables, de leur facile digestibilité, de la variété qu'elles apportent à la monotonie inévitable d'un régime, tant par leur nombre que par les modes si divers de préparation auxquels elles se prêtent. Mais les céréales ne sauraient entrer dans la ration d'épargne ou de guérison, qui doit être obtenue, autant que possible, par des aliments très nutritifs *sous un petit volume* (afin de ne pas fatiguer l'estomac) et tel n'est pas le cas des céréales.

Je dois signaler, cependant, les tentatives récentes entreprises par M. Aimé Girard pour introduire dans l'alimentation des tuberculeux les embryons de froment (2).

(1) Composition des céréales en albuminoïdes et hydrocarbonés :

CÉRÉALES	RICHESSE pour 100 en albuminoïdes	RICHESSE pour 100 en hydrocarbonés
Riz............................	5	81,5
Avoine........................	9	73,5
Maïs..........................	8	73
Froment......................	13.5	69,5
Orge.........................	12	68
Seigle........................	10,5	61,5

(2) Communic. de Barré. Acad. de Méd., 13 févr. 1900.

Cette substance renfermerait 40 % de matières azotées
(soit deux fois plus que la viande) et 6 % de principes
phosphatés (soit 12 fois plus que la substance nerveuse).
On en confectionne de petits biscuits qui pourraient avantageusement remplacer la viande lorsqu'elle répugne aux
tuberculeux ou provoque chez eux des troubles toxi-alimen-
taires. Ils remplissent, de plus, le rôle d'une médication
phosphatée. Une expérimentation plus longue serait nécessaire pour que l'on soit autorisé à se prononcer sur la
valeur réelle de cet aliment.

Aliments gras

Les aliments gras sont-ils recommandables chez les
tuberculeux? Les avis sont partagés. Alors qu'un grand
nombre de médecins pensent qu'ils sont utiles, d'autres
auteurs, parmi lesquels Grancher, estiment qu'il convient
de les supprimer de l'alimentation des phtisiques, à l'exception, toutefois, du jaune d'œuf.

Je crois, pour ma part, que l'on ne saurait, en pareille
matière, adopter d'une manière systématique l'une ou
l'autre de ces opinions; et si les graisses doivent être
défendues à certains malades qui ne peuvent les digérer
que difficilement, elles trouveront leur utile application
chez les tuberculeux dont les fonctions digestives s'accom-
plissent d'une façon normale.

Les graisses en effet, de même que les substances
hydrocarbonées, ont pour résultat d'épargner l'albumine
qui, n'intervenant alors que dans des proportions très infi-
mes pour la production organique du travail et de la chaleur, peut être utilisée à peu près en totalité pour la res-
tauration des éléments cellulaires détruits par la maladie.
Il est même prudent de constituer dans l'économie une

réserve de graisse, à la condition, cependant, qu'elle ne soit pas mécaniquement gênante. L'obésité, en effet, n'est pas l'indice d'un état général meilleur. Rien n'est plus simple, d'ailleurs, que de supprimer complètement du régime les matières grasses, le jour où la tendance à l'obésité se manifesterait.

Parmi les aliments gras, les plus utiles pour le tuberculeux et les plus facilement digestibles sont les graisses animales : le beurre, le fromage et le jaune d'œuf (1). Nous verrons comment il convient de régler leur répartition dans le régime journalier du phtisique.

Comme desserts, les fruits en compote peuvent être permis, mais on sera sobre de pâtisseries, préparations indigestes pour la plupart.

Aliments complets.

Les principes albuminoïdes et non azotés se trouvent réunis en proportions convenables dans un certain nombre de substances, qui ont reçu le nom d'aliments complets, parmi lesquels les plus importants sont les œufs et le lait.

Œufs.　L'œuf renferme des substances azotées (albumine, vitelline, matière colorante jaune, extrait de viande), des substances grasses (margarine, oléine) et des sels (2). C'est

(1) Le fromage renferme 24,3 %. de matières grasses; le jaune d'œuf, 29,2 %..

(2) L'analyse chimique révèle les proportions suivantes :

POUR 100 PARTIES	EAU	GRAISSES	SUBSTANCES albuminoïdes	SELS
Blanc d'œuf......	81,1	1	11,7	0,6
Jaune d'œuf......	52,3	29,2	16,3	1

un aliment de haute valeur qui réunit un grand nombre d'avantages. Il contient, en effet, sous un faible volume, une proportion énorme de principes nutritifs, surtout des matières albuminoïdes et des graisses, et cet heureux mélange est des plus utiles chez les tuberculeux. C'est, en outre, un aliment d'une digestibilité parfaite, à la condition qu'il soit consommé cru ou à peine cuit. Il est généralement pris avec plaisir par les malades, car on peut le faire admettre sous des formes très variées. Enfin, ainsi que l'a dit avec raison Sabourin, c'est un aliment à la portée des malades à toute heure du jour ou de la nuit, et sa préparation n'exige à peine que quelques minutes.

Les œufs de poule, que l'on consomme généralement dans nos pays, seront introduits avec avantage dans la ration de guérison des tuberculeux. Ils en constituent, même, l'aliment le plus essentiel, car, contrairement à ce qui arrive parfois pour la viande crue ou pour le lait, les œufs ne connaissent, pour ainsi dire, aucune contre-indication.

De même que les œufs, le lait contient (1) des matières albuminoïdes (caséine et albumine), une matière grasse (le beurre) et des sels (phosphates et chlorures). Il renferme, en outre, une matière sucrée (la lactose ou sucre de lait). des ferments (ferment lactique), des traces de matières extractives et en particulier d'urée, et des gaz (surtout

(1) Le lait donne, à l'analyse, les proportions moyennes suivantes:

POUR 100 PARTIES	EAU	GRAISSES	SUBSTANCES albuminoïdes	SUCRE	SELS
Lait de vache....	86,5	4	4,1	4,6	0,7
— de chèvre ...	86,7	4,1	4,2	3,9	0,6
— de brebis.. .	83,8	5,8	5,5	4	0,6
— d'ânesse.....	91	1,3	2	5,7	

de l'acide carbonique) disparaissant à l'ébullition. Mais si la répartition de ces différentes substances dans le lait convient éminemment à la nourriture de l'enfant non encore sevré, elle est loin d'être conforme aux proportions exigées par l'alimentation d'un adulte. C'est à cause de sa faible teneur en principes azotés, mais surtout à cause de l'excès de graisses et de l'insuffisance des hydrocarbures, que le lait est un aliment infiniment moins nutritif que la viande et surtout que les œufs. En outre, il expose, par un usage prolongé, à des fermentations intestinales et à de la flatulence souvent pénibles.

À côté de ces inconvénients indiscutables, le lait offre, toutefois, de nombreux avantages. C'est ainsi que la plupart des estomacs le digèrent avec la plus grande facilité, et la rapidité même de sa digestion permet d'en faire absorber une grande quantité dans les vingt-quatre heures. Sans doute, on ne saurait sans danger autoriser le malade à boire du lait à tout propos, sous prétexte que cet aliment est d'une digestion facile ; mais il faut savoir que le lait pris en petites quantités est complètement digéré, d'ordinaire, en deux heures (Schneyer) (1) ; sa digestibilité, d'ailleurs, est variable suivant les sujets ; tandis que le lait cru est mieux digéré par la plupart des malades, certains digèrent mieux le lait bouilli.

Quoiqu'il en soit, cette facilité de la consommation du lait à hautes doses permet de suppléer, dans une certaine mesure, à l'insuffisance notoire de ses qualités nutritives. A ce point de vue, je crois, contrairement à l'opinion de Grancher, que la cure de lait suivie dans les Sanatoria allemands ne donne pas des résultats très défavorables,

(1) SCHNEYER. — *Ann. de Médecine*, 11 octobre 1895.

à la condition, cependant, qu'elle soit bien supportée et ne détermine pas des troubles diarrhéiques.

Il est bien évident, toutefois, que ce n'est pas le régime lacté absolu que l'on appliquera aux tuberculeux non dyspeptiques ; c'est par une association rationnellement combinée de viandes crues, d'œufs, de beurre et de lait, que la ration d'épargne ou de guérison doit être uniquement recherchée. Ce n'est que dans les cas où cette association ne peut être prescrite, à l'occasion d'une contre-indication quelconque, que le régime lacté exclusif rendra de grands services, en tant que régime de repos.

Le lait de vache est le plus employé ; mais on peut lui substituer le lait de chèvre ou de brebis, aussi nourrissant. Quant au lait d'ânesse, beaucoup moins nutritif, mais d'une digestibilité plus grande, il sera réservé pour quelques cas spéciaux de dyspepsie.

Le petit lait, le koumys et le képhir répondent également à des indications spéciales, et ne peuvent, par conséquent, être considérés comme faisant partie intégrante de l'alimentation normale du tuberculeux.

Petit lait ; Koumys ; Képhir.

Si les qualités nutritives du lait ne permettent pas de le préférer à l'alimentation solide du tuberculeux, par la viande crue et les œufs, il faut reconnaître, cependant, que le lait constitue une boisson très recommandable pour nos malades. Consommé en dehors des grands repas quotidiens, il a surtout le grand avantage de calmer la soif du malade, qui doit boire, à table, le moins possible.

D'une manière générale, en effet, les tuberculeux prennent, à leurs repas, une quantité trop considérable de liquides. Sans les proscrire d'une manière absolue, ce qui n'est pas praticable, il convient d'en limiter le plus possible la consommation, et, à mon avis, c'est là une des conditions essentielles de la cure.

Boissons.

Eau.

La meilleure boisson habituelle des tuberculeux est l'eau pure, ou aromatisée avec une infusion très légère de thé, de café, ou encore additionnée d'une faible quantité de vin blanc, peu alcoolisé. On peut aussi proposer les eaux minérales anodines, parfois plus agréables à boire. Enfin, la bière légère, pauvre en alcool, peut être permise, et encore doit-on redouter les dangers de ses falsifications nombreuses.

Boissons
alcooliques.

En revanche, le vin rouge et le cidre seront formellement défendus, en raison de l'irritation gastro-intestinale fréquente résultant de la consommation habituelle de ces liquides, nuisibles surtout par leur richesse en alcool.

En effet, malgré l'avis de plusieurs auteurs, en particulier de Dettweiler (1), l'emploi méthodique de l'alcool paraît absolument contre-indiqué chez les malades que Sabourin a appelés les « normaux de la cure ». L'excitation factice qui succède à son ingestion n'a qu'un résultat : donner au malade l'illusion d'une amélioration dans son état ; et si cette consolation est appréciable chez les malheureux cachectiques incurables, elle ne saurait suffire à autoriser l'usage d'une boisson dont les bienfaits sont plus apparents que réels. Certes, l'alcool peut rendre des services dans certains cas bien déterminés, mais ces cas constituent l'infime minorité et ne légitiment pas, loin de là, la généralisation de son usage.

(1) DETTWEILER. — Traitement hygiénique de la phtisie, Paris, 1888.

B. Régime alimentaire des tuberculeux.

SOMMAIRE

Suralimentation. — Technique. — Résultats cliniques. — Dangers. — Indications.
Principe du régime rationnel. — Régime type. — Régime des Sanatoria.
Nombre et heures des repas. — Composition des repas.
Tableau des menus.
Contre-indications du régime type. — Défaut d'entraînement. — Anorexie. — Dyspepsie. — Vomissements. — Fièvre. — Hémoptysies. — Maladies intercurrentes.
Régime individuel.
Résultats cliniques de la cure alimentaire.

Avant d'indiquer de quelle manière il faut comprendre le régime du tuberculeux, avant de grouper et d'associer les différents éléments qui, par leur ensemble, doivent arriver à fournir au malade une alimentation intensive, quoique rationnelle, il n'est pas inutile de parler de la méthode de Debove (1).

La suralimentation quand même, l'alimentation forcée, intransigeante, obtenue en dépit de l'anorexie et du malade lui-même, au moyen de la sonde œsophagienne, du gavage, telle est la méthode qui a été vantée et mise en pratique par Debove, et, après lui, par un grand nombre d'auteurs. Elle consiste à introduire, dans l'estomac, de la poudre de viande, de la poudre de légumes (lentilles ou haricots) et des œufs crus, le tout délayé dans une certaine quantité de lait. Après une période inévitable de tâtonnements, qui permet souvent d'arriver à une accou-

Suralimentation

Technique.

(1) DEBOVE. — Soc. méd. d. Hôpit., 11 novembre 1881.

tumance étonnante de la part du malade, l'estomac peut arriver à supporter, dans les vingt-quatre heures, des doses considérables de substances alimentaires, telles que les suivantes : 500 grammes de poudre de viande (représentant 2 kilogrammes de viande fraîche), 200 à 400 grammes de poudre de légumes secs, 10 œufs et 3 litres de lait. Les résultats de la suralimentation sur la nutrition du malade ont été, d'une façon générale, des plus brillants et surtout des plus rapides : en quelques jours, on constate chez le tuberculeux, un accroissement notable du poids (1), qui augmente encore, dans la suite, dans des proportions véritablement surprenantes (jusqu'à atteindre 10 à 20 kilos en trois mois). En même temps, l'état général s'améliore, les forces reviennent, les signes physiques diminuent, la fièvre tombe ; en un mot, le malade paraît s'acheminer vers la guérison.

Malheureusement, cette amélioration n'est que passagère : pas plus que le régime qui la fait naître, elle ne saurait durer longtemps. C'est qu'en effet, la suralimentation ainsi que l'entendait Debove est parfaite en théorie, mais n'est pas réalisable en pratique. Admirablement supportée au début par un estomac normal, souvent même dilaté comme il arrive chez les tuberculeux, la méthode de Debove a trop fréquemment pour effet un surmenage néfaste des fonctions digestives et ses conséquences inévitables. L'apport étant trop considérable, l'organisme se refuse à l'assimiler d'une manière parfaite, et cette insuffisance fonctionnelle, résultant d'une exagération d'activité, se traduit par une augmentation considérable des

____

(1) Chez un malade, M. Faisans a constaté une augmentation de 4 kilos en huit jours (Soc. méd. d. Hôp., 21 janv. 1896).

déchets, en particulier de l'urée (1). L'albuminurie même a été notée chez un malade de Debove.

Il est évident que dans de telles conditions il y a surcharge alimentaire, non seulement inutile mais nuisible, d'autant plus que ce n'est pas impunément que l'appareil digestif du tuberculeux risque d'être soumis à une tâche au-dessus de ses moyens. L'insuffisance gastro-intestinale se manifeste tôt ou tard, soit par une crise diarrhéique, soit par de véritables indigestions qui font perdre, en peu de jours, tout le bénéfice péniblement acquis. Si l'on entreprend, après une période de repos indispensable, une nouvelle tentative de gavage, on remarque généralement que la période de tolérance a une durée plus courte que la première, et que la révolte gastro-intestinale est d'autant plus précoce que le nombre des à-coups est plus élevé. Il n'en faut pas davantage pour rendre, en peu de temps, dyspeptique un malade qui n'a déjà que trop de tendances à le devenir, et chez lequel le pronostic tient, pour une large mesure, dans la valeur fonctionnelle de l'estomac.

Sans doute il est des circonstances où l'emploi de la sonde œsophagienne est appelé à rendre des services en permettant d'alimenter de force les malades qui refusent toute nourriture et qui, sans elle, se laisseraient mourir de faim ; mais encore ne convient-il d'en user qu'à la condition de ne pas surmener le tube digestif par une alimentation trop copieuse. On se gardera donc, d'une manière générale, de cette suralimentation aveugle, qui ne tient pas suffisamment compte de la valeur digestive des tuberculeux, et provoque, par un excès de travail,

Indications.

____

(1) Certains malades soumis à la suralimentation éliminent jusqu'à 100 et 110 grammes d'urée dans les 24 heures.

l'insuffisance gastro-intestinale, complication des plus funestes pour le succès de la cure. Nous arrivons ainsi à cette conclusion qui résume l'idée directrice du régime à adopter : il faut produire chez le tuberculeux le maximum d'effet nutritif sans arriver à l'insuffisance gastro-intestinale.

Principe du régime rationnel

On voit donc combien est illusoire la prétention d'indiquer un même régime à tous les tuberculeux, et dans quelles mesures doivent varier les prescriptions alimentaires, non seulement suivant chaque malade, mais encore suivant chaque modalité de l'affection et des complications qui se manifestent. La réglementation systématique des heures de repas, de la composition de chacun d'eux, des intervalles de repos nécessaires aux digestions, plus lentes ou plus rapides suivant les cas, est pratiquement irréalisable. A peu près inévitable dans les sanatoria, elle constitue, à mon sens, l'une des défectuosités les plus graves de ces institutions si remarquables à tant d'autres points de vue. Ce n'est que l'analyse clinique complète et continue du tuberculeux qui peut servir de guide au médecin pour l'appréciation du régime à ordonner et des modifications à y introduire, le cas échéant.

Cela ne signifie point, toutefois, qu'il ne soit possible de comprendre un régime-type, capable de convenir à la majorité des cas, à la condition d'en examiner, ensuite, les principales contre-indications ; car, ainsi que l'a écrit avec raison le professeur Grasset (1), « la contingence et la variabilité des faits particuliers n'excluent pas les règles générales ».

Régime-type

J'appelle donc régime-type, les règles générales qui

(1) GRASSET. — Consult. méd. sur quelques maladies fréquentes. Introduction, p. X.

s'appliquent à l'alimentation quotidienne de malades atteints d'une tuberculose pulmonaire à évolution lente, à lésions compensées, exempte de troubles dyspeptiques manifestes et de complications créant des contre-indications spéciales.

Nous connaissons déjà les ressources alimentaires qui permettront d'obtenir la ration d'entretien et son appoint thérapeutique, la ration d'épargne ou de guérison. Cette division, toute théorique, ne doit évidemment pas être trop absolue; je crois, cependant, qu'elle mérite d'être maintenue dans la prescription médicale, car elle démontre au malade la nécessité de compléter sa nourriture ordinaire par un supplément d'aliments très nutritifs qu'il doit consommer comme remède, même lorsque son appétit est satisfait. Mais, pratiquement, la ration d'entretien et la ration de guérison forment un ensemble indivisible, et c'est cet ensemble qui constitue la base même du régime.

Rien n'est plus variable que l'opinion des auteurs sur le nombre et l'heure des repas quotidiens des tuberculeux. Dans les Sanatoria allemands (Falkenstein), le malade prend quatre repas (1) :

Régime des Sanatoria.

a) Premier déjeuner, composé de café, thé, chocolat, cacao, pain, beurre, miel, pâtisseries, gâteaux, petits fours ;

b) Deuxième déjeuner : lait, tartines de beurre ou consommé; jus de viande, bouillon ;

c) Dîner : cinq à six plats et dessert ; café ;

d) Souper : potage, plat chaud et plat froid, salade et compote.

(1) Renseignements personnels, communiqués par le docteur Karl Hess, directeur du Sanatorium de Falkenstein.

Dans les Sanatoria de la Suisse (Davos-Platz) (1), le nombre des repas s'élève à six :

a) Premier déjeuner (7 h. 1/2 à 8 h. 1/2) : café, thé, chocolat, cacao avec pain, beurre et miel ;

b) Deuxième déjeuner (10 h. 1/2) : lait avec pain et beurre ;

c) Dîner (1 heure) : cinq services ;

d) Collation (4 heures) : café au lait, pain, beurre et miel ;

e) Souper (7 heures) : trois services ;

f) Collation (9 heures) : lait.

Dans les Sanatoria français, les tuberculeux font de 3 à 5 repas par jour (3 repas à Trespoey, 3 repas au Vernet, 3 à 5 repas à Gorbio, etc.).

Suivant Grancher (2), il convient de régler ainsi le régime des tuberculeux :

a) Premier déjeuner (7 heures) : deux œufs sans pain et une petite tasse de café, café au lait, ou thé, ou viande froide (jambon ou poulet) ;

b) Collation (10 heures) : une cuillerée à soupe de pulpe de viande dans une tasse à café de bouillon froid ;

c) Deuxième déjeuner (midi 1/2) : composition variable suivant qu'il y a ou non de la fièvre l'après-midi ;

d) Dîner du soir peu copieux : pas de potage, un plat de viande, un plat de légumes féculents, une cuillerée de pulpe.

Ces différents régimes prêtent à quelques critiques qui paraissent fondées. D'une manière générale, si l'alimentation est poussée à l'extrême dans les Sanatoria étrangers,

(1) Renseignements personnels, communiqués par le docteur Turban, directeur du Sanatorium de Davos-Platz.
(2) GRANCHER. — *Bull. Méd.*, 8 décembre 1897.

elle paraît peut-être un peu faible dans nos établissements français, et je crois qu'une meilleure répartition des repas dans les vingt-quatre heures répondrait mieux à l'indication que l'on recherche.

A Falkenstein, la matinée est parfaitement remplie au point de vue alimentaire; mais le malade qui termine à peine, à l'heure du dîner, la digestion des deux déjeuners, n'a pas grand appétit et ne fait pas grand honneur aux six plats qu'on lui présente. Il dîne donc modérément, et malgré cela, l'estomac ne recevra plus, ensuite, jusqu'au lendemain, qu'un souper peu copieux. Par conséquent, il y a, dans ce régime, du temps perdu pour l'alimentation.

A Davos, la matinée est employée de la même façon, et j'approuve parfaitement la collation de quatre heures. Ce que je ne puis admettre, c'est la grande tasse de lait que les malades prennent à 9 heures du soir, deux heures seulement après le commencement d'un souper comprenant trois services et par conséquent incomplètement digéré. Cette adjonction, malheureuse à mon sens, a inévitablement pour résultat de troubler la digestion du souper et d'occasionner, pour le moins, du malaise et de l'agitation nocturnes, conditions éminemment défavorables à la préparation de l'estomac pour la cure du lendemain.

En France, le nombre des repas est, d'une manière générale, trop restreint, ce qui oblige l'estomac des malades à un travail, moins fréquent, il est vrai, mais chaque fois plus considérable, et l'on doit se demander s'il ne vaut pas mieux exiger du tuberculeux qu'il digère peu et souvent que beaucoup et rarement : je crois préférable la première de ces propositions.

C'est pour ces motifs que le régime des quatre repas de Grancher me paraît supérieur au régime de nos principaux Sanatoria. Je citerai, enfin, le régime adopté par M. le docteur Leriche dans son Sanatorium de Meung-sur-Loire, régime qui me paraît, également, l'un des plus rationnels.

A Meung-sur-Loire (1), les tuberculeux font cinq repas par jour :

Premier déjeuner à 8 heures : thé, lait, café au lait, chocolat avec beurre, œufs, viandes froides.

A 10 heures et demie : lait de chèvre ou de vache, ou œufs, ou boulettes de viande, ou jus de viande.

A midi : hors d'œuvre, viandes froides et chaudes, légumes, entremets, fromage et desserts. Café noir ou infusions chaudes.

A 4 heures et demie : viandes froides ou crues, œufs, lait.

A 7 heures : dîner.

Ce sont les régimes de Grancher et de Leriche que j'ai coutume de prescrire en y apportant, toutefois, quelques modifications de détail.

Les tuberculeux doivent se coucher tôt; ils pourront donc s'éveiller de très bonne heure le matin (5 heures et demie en été, 6 heures en hiver), ce qui fait gagner un temps précieux pour la cure. Dès leur réveil, ils prendront, au lit, leur premier déjeuner qui est, à mon avis, l'un des repas les plus importants de la journée. En effet, la digestion du dernier repas du soir a tout le temps d'être complète à la suite d'une bonne nuit, et l'estomac se trouve dans les meilleures conditions possibles pour remplir son rôle physiologique. Sans doute, on mange peu, d'ordinaire, le matin ; mais c'est là une simple question d'habi-

____

(1) Renseignements personnels, communiqués par M. le docteur Leriche, directeur du Sanatorium de Meung-sur-Loire.

tude, qu'il est aisé de modifier avec un peu d'entraînement, et je considère comme une erreur thérapeutique de ne pas mettre à profit ce moment de la journée, non pas pour surcharger l'estomac, mais pour lui fournir une nourriture substantielle qu'il est parfaitement en état de digérer.

Rien n'empêche le malade de rester au lit et même de se rendormir (s'il en éprouve le besoin) jusqu'à neuf heures où lui sera servie une légère collation. A ce moment, la digestion du premier déjeuner sera complète (grâce aux trois heures d'intervalle). Cette collation ne doit pas demander plus de deux heures de travail fonctionnel de l'estomac, lequel aura, de la sorte, une heure de repos complet avant le repas de midi.

De cette façon, le malade arrivera à table pour le deuxième déjeuner, avec la sensation de la faim et fera un choix, suivant ses goûts, parmi les différents services qui le composent.

Quatre heures après, c'est-à-dire vers cinq heures (en comptant une heure pour la durée du deuxième déjeuner), nouvelle collation légère, de digestion facile.

Vers sept heures et demie ou huit heures aura lieu le dîner, peu copieux.

Enfin, si le malade s'éveille au milieu de la nuit, après onze heures du soir et avant quatre heures du matin, il pourra avaler deux œufs crus et, à son gré, une petite tasse de bouillon ou de lait.

Cette réglementation est peut-être un peu schématique, et l'on pourra objecter que la durée des digestions varie essentiellement suivant les sujets. Sans doute, aussi n'ai-je en vue, ici, qu'une moyenne que l'on peut, quel'on doit même, modifier suivant les cas.

En somme, le tuberculeux fera, de la sorte, cinq à six

repas par jour. Malgré ce chiffre élevé, la répartition de ces derniers me semble assez logique pour qu'ils puissent être facilement supportés. D'ailleurs, les résultats cliniques d'une pareille méthode m'ont toujours paru des plus satisfaisants. La précaution d'alterner les repas copieux et les collations légères permet d'obtenir, en dépit de cette alimentation intensive, des périodes de repos effectif des fonctions digestives et d'éviter, par conséquent, le surmenage de l'estomac et de l'intestin.

Composition
des repas. Quant aux menus de ces repas, il importe de les varier autant que l'on peut, pour contenter, dans la mesure du possible, les goûts du malade et l'alimenter substantiellement sans l'exposer à l'anorexie. Il faut même s'ingénier à modifier jour par jour le menu des malades et ne pas craindre de s'exposer à entrer dans les détails de préparation, qui, si minutieux et vulgaires qu'ils puissent paraître, sont souvent plus utiles qu'on ne le croit généralement. On n'oubliera pas, en effet, que le simple aspect d'un mets appétissant, savamment présenté, facilite la sécrétion du suc gastrique (Ch. Richet, Beaumont), et constitue, par conséquent, une condition favorable à une bonne et rapide digestion.

J'ai indiqué dans le tableau suivant de quelle manière on peut arriver à varier l'alimentation du tuberculeux. Mais je ne le donne qu'à titre de renseignement, pour montrer comment, malgré la variété des menus, la ration de guérison peut toujours demeurer sensiblement la même. Il est évident, d'autre part, que ces données n'ont rien d'absolu, et que chaque praticien peut les modifier de nombreuses façons, suivant les circonstances, les goûts du malade et une foule d'autres conditions secondaires (1).

(1) Ce chapitre était déjà écrit quand j'ai eu connaissance de la communication du docteur Letulle à la Société Médicale des Hôpi-

C'est de cette façon qu'à mon sens doit être comprise l'alimentation intensive de nos malades ; tel est, du moins, le régime-type auquel le tuberculeux devra se soumettre à moins de contre-indications, et je me hâte d'ajouter que, malheureusement, les contre-indications sont nombreuses.

Première contre-indication. — **Défaut d'entraînement.** — Le régime-type ne peut être établi d'emblée. Il est nécessaire d'y accoutumer progressivement le malade, en étudiant attentivement les réactions que peut provoquer le supplément quotidiennement apporté à son alimentation. Souvent, en effet, des tuberculeux, même indemnes de troubles dyspeptiques, se sont alimentés d'une manière toute irrationnelle, pendant un temps plus ou moins long et, consciemment ou non, ont commis, à ce point de vue, des fautes nombreuses et grossières. On ne connaît donc pas la valeur digestive de ces malades ; ce n'est qu'au moyen de tâtonnements, dont on suit patiemment les effets, et qu'il importe, cependant, de ne pas trop prolonger, que l'on arrivera à établir le régime le plus approprié au malade, le régime, en un mot, qui, se rapprochant le plus possible du régime-type que j'ai décrit, n'entraînera pas, cependant, la surcharge alimentaire, ni, par conséquent, un surmenage dangereux des fonctions digestives.

On peut donc, au début, suivant les cas, soit diminuer

taux, sur l'alimentation des tuberculeux à l'hôpital Boucicaut. Je suis heureux de voir l'importance attachée par cet auteur aux détails les plus minutieux de la cure alimentaire chez le phtisique, et je constate avec plaisir que sur certains points je me suis trouvé avec lui en parfaite concordance d'idées. (Voir la communication de LÉTULLE, *Jour. des Pratic.*, 23 juin 1900.)

TABLEAU indiquant de quelle façon on peut varier le Régime alimentaire-type du Tuberculeux.

MENU	PREMIER DÉJEUNER (5 à 6 heures du matin)	COLLATION de 9 heures	DEUXIÈME DÉJEUNER (midi)	COLLATION de 4 heures	DÎNER (7 h. 1/2 à 8 heures)	ÉVENTUELLEMENT si le malade s'éveille la nuit de 11 heures à 4 heures	NOTA
N° 1	Une large tranche de gigot de mouton, rôti et froid. Deux tranches de pain grillé, fortement beurré. Une tasse de lait.	Deux œufs crus, sans pain, avalés à même, ou délayés dans du bouillon dégraissé et froid. Une petite tasse de thé léger.	Potage au tapioca, contenant une cuillerée à soupe de viande pulpée. Deux œufs à la coque, à peine cuits. Plats de viande) au gré du malade Plats de légumes (150 grammes de pain. Entremets : crème, gâteaux de riz ou de semoule. Dessert : fromage de Gruyère, fruits cuits. Café sans alcool. Boissons : 1/2 à 1 verre d'eau de Bussang.	40 gramm. de viande pulpée, en boulettes. Une tasse de lait sans pain.	Bouillon gras aux pâtes alimentaires. Un plat de viande, un plat de légumes (au gré du malade). 100 gr. de pain. Fromage. Infusion chaude de feuilles d'oranger. Boisson : un verre de lait coupé d'eau filtrée.	Deux œufs crus et bouillon dégraissé, froid (une tasse).	Dans ce menu, la ration de guérison comprend : 2 cuillerées à soupe de pulpe de viande; 4 à 6 œufs; 1/2 litre de lait; 50 gr. de beurre.
N° 2	Deux œufs crus. Deux tranches de pain grillé, fortement beurré. Une tasse de lait.	Une cuillerée à soupe de viande pulpée, délayée dans une tasse de bouillon dégraissé et froid.	Potage au riz. Viande ou poisson) au gré du malade Légumes (Fromage, pruneaux. 150 grammes de pain. Café sans alcool. Boissons : 1/2 à 1 verre de lait coupé d'eau filtrée.	Deux œufs crus. Une tasse de lait sans pain.	Bouillon chaud avec jus de viande. Viande, légumes. 100 gr. de pain. Fromage. Infusion chaude de citronnelle. Boisson : un verre d'eau de Couzan.	Deux œufs crus et une tasse de lait froid.	Dans ce menu, la ration de guérison comprend : 1 cuillerée à soupe de pulpe de viande; du jus de viande; 4 à 6 œufs; 1/2 litre de lait; 50 gr. de beurre.
N° 3	Une aile de poulet froid ou une tranche de jambon. Pain grillé et beurré. Une tasse de lait.	Deux œufs crus, sans pain, et une tasse de bouillon dégraissé et froid.	Potage aux pâtes alimentaires avec une cuillerée à soupe de viande pulpée. Omelette. Viandes, légumes, entremets. Fromage frais, biscuits secs. 150 grammes de pain. Café sans alcool. Boisson : 1/2 à 1 verre de thé léger.	40 gramm. de viande pulpée, en boulettes. Une tasse de lait.	Bouillon gras, au riz. Viande, légumes. 100 gr. de pain. Fromage, compote. Infusion chaude. Boisson : 1/2 à 1 verre d'eau pure.	Deux œufs crus et une tasse de lait.	Dans ce menu, la ration de guérison comprend : 2 cuillerées à soupe de pulpe; 4 à 6 œufs; 1/2 litre de lait; 50 gr. de beurre.
N° 4	40 gr. de viande pulpée, en boulettes. Deux œufs à la coque avec pain. Une tasse de lait.	Une tasse de lait avec pain beurré.	Potage : riz au lait. Deux œufs sur le plat, peu cuits. Viandes, légumes, entremets. Fromage, petits beurres. 150 grammes de pain. Café sans alcool. Boisson : 1/2 à 1 verre d'eau de Saint-Galmier, source Badoit.	Une cuillerée à soupe de viande pulpée délayée dans du bouillon chaud.	Potage à la purée de légumes. Viandes, légumes. 100 gr. de pain. Fromage frais, crème. Infusion chaude. Boisson : 1/2 à 1 verre d'eau coupée de vin blanc.	Deux œufs crus et une tasse de lait.	Dans ce menu, la ration de guérison comprend : 2 cuillerées à soupe de pulpe; 4 à 6 œufs; 1/2 litre de lait; 50 gr. de beurre.
N° 5	Une tasse de lait, pain grillé et beurre.	Une tasse de bouillon.	Potage : tapioca avec une cuillerée à soupe de viande pulpée. Deux œufs à la coque. Viande, légumes. 100 grammes de pain. Fromage, crème. Café sans alcool. Boisson : 1/2 à 1 verre de lait coupé d'eau filtrée.	Une tasse de lait avec deux jaunes d'œuf délayés.	Bouillon. Viande. Une cuillerée de pulpe de viande mélangée à une purée de pommes de terre. 80 gr. de pain. Fromage, compote. Infusion chaude. Boisson : 1/2 à 1 verre de thé léger.	Deux œufs crus et une tasse de lait.	Dans ce menu, la ration de guérison comprend : 2 cuillerées à soupe de pulpe; 4 à 6 œufs; 1/2 litre de lait; 50 gr. de beurre.

la proportion des aliments de chaque repas, soit supprimer complètement certains d'entre eux, les collations par exemple, et ne rétablir le régime complet qu'au fur et à mesure, et s'il est bien toléré.

Souvent même, le régime-type paraît supporté sans difficulté pendant assez longtemps, quand, pour une raison quelconque, l'estomac brusquement se révolte. Suivant les conseils si sages de Grancher, on n'hésitera pas à tout recommencer en partant d'une diète plus ou moins sévère. Une obstination aveugle à continuer l'alimentation intensive mènerait fatalement à la dyspepsie, et la période de repos à laquelle l'estomac et l'intestin seront soumis, pendant un certain temps, leur permettront de « reprendre une vigueur nouvelle » (Grancher). Il est prudent, même en l'absence de troubles gastriques, de suspendre tous les mois, pendant quelques jours, l'alimentation intensive et de prescrire au malade une diète relative.

Enfin, l'accoutumance et l'entraînement nutritifs doivent être particulièrement surveillés quand le malade passe d'un climat froid à un climat chaud. Ce détail a son importance pour la cure alimentaire dans le Sud de la France et dans l'Algérie (Grancher).

Deuxième contre-indication. — **Anorexie.** — L'anorexie des tuberculeux constitue l'une des difficultés les plus grandes de la cure alimentaire chez ces malades. En général, on n'attache pas une importance suffisante à ce symptôme, si commun que l'on n'en tient souvent aucun compte. Il arrive, alors, que l'on réponde aux malades qui s'en plaignent : « Mangez tout de même le plus possible ; l'appétit vient en mangeant. » Or, ce n'est pas toujours juste, il s'en faut. Il importe, au contraire, de se demander d'où provient cette inappétence, et c'est la cause dont relève ce signe qui tracera la méthode à suivre.

J'estime, en effet, que l'anorexie des tuberculeux peut tenir à des causes bien différentes. Tantôt c'est l'anémie, l'affaissement, le manque absolu d'exercice, la vie sédentaire, le découragement, qui ferment, pour ainsi dire, l'estomac des malades ; ceux-ci s'habituent peu à peu à une nourriture insignifiante, et leur tube digestif, désentraîné à l'accomplissement de ses fonctions, voit ralentir ses sécrétions dont la quantité s'équilibre avec la faible proportion des aliments ingérés. Il y a donc là un véritable cercle vicieux : l'anorexie déterminant l'apepsie, l'apepsie, à son tour, augmentant l'anorexie.

Dans d'autres cas, au contraire, c'est l'estomac délabré, incapable de sécrétions, qui se refuse à élaborer une quantité normale d'aliments, et la stase qui s'y produit s'oppose à la sensation de la faim.

Il y a là deux sources d'indications bien distinctes, suivant que l'anorexie est primitive (et cause de l'apepsie) ou secondaire (résultant de la dyspepsie). Dans le second cas, le meilleur guide est l'état dyspeptique de l'estomac. Mais quand l'anorexie est primitive, il faut persuader au malade qu'avec un sage entraînement l'estomac s'accoutumera progressivement à sécréter davantage, et de fait, si l'on sait procéder avec mesure, l'anorexie aura promptement disparu.

Il est certaines substances médicamenteuses (les amers), qui paraissent favoriser le retour de l'appétit ; les préparations de noix vomique, de colombo, de gentiane, le vin de quinquina ne sont que trop souvent recommandés. Leur action est quelquefois efficace, mais elles ont l'inconvénient de fatiguer un tube digestif délicat. Aussi le plus souvent est-il préférable de s'en passer. Tout au plus peut-on autoriser, au repas, l'usage d'une eau amère (quassia amara), et encore convient-il de ne pas fonder sur elle une trop grande confiance. Le képhir paraît plus indiqué.

C'est surtout dans les cas d'anorexie primitive que la méthode de Debove donnera des résultats remarquables. Les lavements nutritifs et le gavage auront rapidement pour effet de ramener une sécrétion gastro-intestinale qui s'était presque tarie et, comme conséquence, d'être facilement supportés après une période inévitable d'accoutumance et de tâtonnements.

Troisième contre-indication. — **Dyspepsie.** — L'intolérance habituelle du tube digestif, la dyspepsie gastro-intestinale confirmée nécessitent un traitement alimentaire spécial et la renonciation complète au régime-type, tant que cette complication persistera.

On reconnaîtra la forme de l'affection et on lui appliquera le traitement et le régime qu'elle comporte. Il est inutile, en effet, de chercher à aggraver l'état d'un tuberculeux par une alimentation qu'il ne peut manifestement supporter. Il y a là un obstacle absolu au traitement alimentaire, et la seule indication consiste à guérir au plus tôt la dyspepsie.

Les révoltes passagères de l'estomac et de l'intestin exigent un ralentissement, parfois un arrêt plus ou moins prolongé de l'intensité de la cure. Les moyens médicamenteux appropriés à chaque cas (indigestions, vomissements, diarrhée) rendront ici des services et ne seront pas contre-indiqués, n'étant ordonnés que transitoirement. C'est dans ces périodes de repos pour l'estomac qu'une petite dose d'alcool, donnée d'heure en heure dans de l'eau sucrée, peut être utile, en soutenant l'organisme.

Enfin, les difficultés digestives, sans intolérance fonctionnelle marquée, telles que pesanteur à l'estomac, lourdeur de tête à la suite des repas, rougeur de la face, fatigue générale avec ou sans ballonnement, nécessitent une réduction de régime, particulièrement aux deux principaux repas de la journée, une diminution de la quantité de boissons et même la suppression totale du vin.

Quatrième contre-indication. — **Vomissements.** — Les vomissements alimentaires des tuberculeux tiennent à plusieurs causes. A côté des vomissements d'origine gastrique, Ferrand (1) admet des vomissements d'origine centrale et des vomissements mécaniques. Quelle que soit leur pathogénie, ils contrarient singulièrement l'alimentation rationnelle du malade. Ce n'est pas le moment d'indiquer comment il convient de les traiter ; je ne les signale ici que pour montrer la nécessité de réduire le régime-type et de limiter, parfois, l'alimentation, soit au régime lacté exclusif, soit à une alimentation purement liquide, soit au gavage, soit enfin, extrème ressource, à l'alimentation rectale.

Cinquième contre-indication. — **Fièvre.** — La fièvre des tuberculeux peut être due à des causes multiples ; mais il n'est pas douteux que la digestion des principaux repas ait une influence sur sa production ou son intensité. On s'en rend facilement compte en prenant la température des malades à plusieurs reprises dans les vingt-quatre heures. On constate, alors, très souvent, plusieurs exacerbations tout à fait artificielles, correspondant au travail de la digestion.

(1) Voir *Monit. thérap.*, 1880, p. 81.

Chez ces fébricitants à pyrexie alimentaire, il convient de réduire le régime, ou plutôt de le modifier selon les renseignements du thermomètre.

La température maxima est, d'ordinaire, observée dans l'après-midi ; c'est donc le deuxième déjeuner qu'il importe particulièrement de réduire ; cette précaution suffit parfois à faire disparaître l'accès fébrile. Si la fièvre persiste, Grancher (1) conseille avec raison d'essayer la diète réglée de la manière suivante :

A sept heures : petite tasse de lait ;

A dix heures : un œuf ;

A une heure : une cuillerée de pulpe dans un peu de bouillon ;

A quatre heures : une tasse de lait ;

A sept heures : une cuillerée de pulpe ;

A dix heures ; un œuf.

On continue, pendant ce temps, à prendre régulièrement la température plusieurs fois par jour. Si elle redevient normale, on reprend peu à peu le régime-type avec précaution, et, comme le dit Grancher, « le thermomètre en main. » Si la fièvre persiste, c'est qu'elle relève de causes étrangères à l'alimentation, et dans ce cas, rien n'autorise à continuer une diète qui n'aurait pour effet qu'une fonte plus rapide du malade. Il convient, au contraire, de pousser l'alimentation le plus possible, et si l'on n'arrive, ainsi, à triompher de la fièvre et de la maladie, c'est, du moins, « le seul espoir de salut qui reste au malade » (Grancher).

Suivant la pratique de Jaccoud, une faible dose d'alcool est recommandable dans les accès fébriles qui accompagnent les processus aigus de la maladie. On peut, dans

____

(1) GRANCHER. — *Loc. cit.*

ces cas, administrer une dose quotidienne de cognac, sans dépasser 30 grammes (Chuquet). On donnera, toutes les heures, une cuillerée de la potion suivante (Jaccoud) :

Vin rouge vieux................	125 gr.
Teinture de cannelle............	8 —
Cognac vieux.................	30 à 80 —
Extrait mou de quinquina......	2 à 4 —
Sirop d'écorces d'orange amère.	30 —

Sixième contre-indication. — **Hémoptysies.** — Les hémoptysies commandent une cessation immédiate du régime-type, si elles sont assez sérieuses pour nécessiter un traitement spécial. La demi-diète, indiquée par Grancher, me paraît être une alimentation encore trop substantielle dans les cas graves.

Il importe, en effet, de diminuer autant que possible le travail digestif, pour deux raisons : 1° la crainte d'une action réflexe qui, partie de l'estomac, déterminerait un éréthisme cardiaque trop considérable ; 2° la production d'une hypertension artérielle capable d'augmenter l'hémoptysie.

D'autre part, et pour des motifs analogues, il est bon de s'abstenir de viandes, de sauces plus ou moins épicées, de boissons alcooliques ou fermentées (vin, alcool, café, képhir). Les eaux minérales, elles-mêmes, sont contre-indiquées ; elles seront remplacées par l'eau pure.

Pendant toute la durée de la crise, le lait, à la température ambiante, pur ou coupé d'eau filtrée, fera tous les frais de l'alimentation. Il sera pris par cuillerées (hémoptysies très abondantes) ou par petites tasses (hémoptysies d'intensité moyenne). Ce n'est qu'après la crise que l'on sera autorisé à prescrire une nourriture un peu plus substantielle : bouillon froid ou tiède, additionné de somatose, jaunes d'œufs délayés dans du lait. Enfin, quand tout danger paraîtra écarté, on reviendra progressivement à l'alimentation normale.

Pour Grancher, les règles à tendances congestives (troubles cardio-pulmonaires) exigent, en même temps que le repos au lit, une diminution notable de la nourriture (demi-diète).

Septième contre-indication. — **Maladies intercurrentes.** — Les maladies intercurrentes viennent encore compliquer la question si délicate de l'alimentation chez les tuberculeux. Les indications seront, dans ce cas, essentiellement variables.

Si l'on se trouve en présence d'une affection aiguë dont la durée ne paraît pas, par conséquent, devoir être excessive, il conviendra, pendant ce temps, de modifier le régime-type et de lui substituer même, le plus souvent, le mode d'alimentation qui s'applique à la maladie surajoutée. Mais si l'affection intercurrente a une marche chronique, et menace de durer assez longtemps, on est souvent obligé de tenir compte d'indications parfois très différentes et d'instituer une sorte de régime mixte, à moins que l'on ne juge que l'une des deux affections peut être estimée d'importance secondaire, ce qui aplanit toutes les difficultés.

La tuberculose des rhumatisants, des diabétiques, des goutteux, réclame cette façon d'alimentation mixte que seul le médecin peut régler dans chaque cas particulier. L'alimentation azotée sera le plus souvent conservée ; mais elle sera principalement obtenue au moyen des légumes et des céréales. Les viandes rouges peuvent être remplacées par les viandes blanches ; la pulpe de bœuf ou de mouton, par la pulpe cuite de poulet (Grancher).

La néphrite des tuberculeux contre-indique, évidemment, l'alimentation intensive, et surtout l'alimentation carnée. D'ordinaire on pourra continuer un régime peu copieux, mais varié, tant que la tolérance du rein paraît persister. Mais, aux premiers signes d'insuffisance rénale, le régime lacté absolu doit être substitué à l'alimentation normale du tuberculeux.

Ces quelques exemples suffisent à montrer les difficultés que l'on rencontre dans la pratique quand la tuberculose s'associe à une affection nouvelle. Des règles générales ne peuvent être formulées pour des cas aussi dissemblables ; il appartient au praticien de décider, au lit du malade, de la conduite à tenir dans chaque cas particulier.

Une alimentation intensive et rationnelle, telle est, donc, la formule qui réglemente le régime des tuberculeux, à la condition de considérer ces deux termes comme inséparables, et d'admettre que si l'alimentation doit être poussée, chez le tuberculeux, aussi loin que possible, elle ne saurait dépasser les limites tracées par les indications et les contre-indications spéciales à chaque malade. Il n'y a donc pas, à proprement parler, un régime type ; si je me suis servi de ce terme, c'est uniquement pour faciliter la description de la conduite à suivre et montrer que le médecin ne doit pas négliger d'entrer dans une foule de détails, inutiles en apparence, en réalité nécessaires, pour être compris et écouté. Mais, cette restriction faite, chaque malade doit suivre son régime, déduit de mille circonstances diverses, modifié à l'occasion, augmenté ou diminué suivant les cas, inspiré au jour le jour par la savante perspicacité et l'habile sens clinique de son médecin.

C'est cette individualité du régime que l'on ne peut, malheureusement, appliquer dans les Sanatoria, et si la discipline des malades et les repas en commun paraissent devoir augmenter l'appétit, et faciliter la suralimentation, il ne s'en suit pas que chaque malade pris en particulier trouve, à la table commune, le taux et la nature d'aliments absolument appropriés à son cas, malgré les exhortations et la présence, admirable de dévouement, du médecin-directeur.

Résultats cliniques de la cure alimentaire

Le premier résultat de la cure alimentaire est le relèvement de l'état général, caractérisé surtout par une augmentation notable du poids du corps. Cependant cet accroissement est loin d'être aussi rapide que celui que l'on observe à la suite d'autres méthodes, principalement à la suite de l'alimentation forcée; mais il est, d'ordinaire, plus durable et surtout plus facilement conservé. L'augmentation du poids ne doit pas être poussée à l'extrême; il est prudent de diminuer le régime dès que l'on a sensiblement dépassé le poids normal. L'obésité, en effet, n'est pas à rechercher, car cette infirmité viendrait à l'encontre du but à atteindre.

L'analyse de l'urine démontre, également, le relèvement de la nutrition. Le plus souvent on constate une augmentation d'excrétion des matériaux solides, indice d'une suractivité nutritive de bon augure. Mais il faut savoir qu'une diminution de ces principes, inférieure, toutefois, à 30 grammes, peut être considérée comme un symptôme favorable, si le poids du corps a augmenté de façon à compenser cette diminution (Alb. Robin) (1).

L'état local se modifie, mais plus tardivement, de sorte que « le médecin assiste pendant les premiers mois à ce

(1) Alb. Robin. — *Soc. Méd. d. Hôpitaux.*, 29 mars, 1895.

paradoxe thérapeutique : l'état général s'améliore et l'état local s'aggrave (1). » Mais cette période passée, alors que l'organisme semble avoir réellement pris le dessus dans sa lutte contre l'infection, si le traitement alimentaire persiste dans toute sa rigueur, on constate la disparition lente et progressive des principaux symptômes, accusant la terminaison de la lutte par la victoire de l'économie.

(1) GRANCHER. — *Loc. cit*

CHAPITRE II

CURE CLIMATÉRIQUE

A. Conditions générales.

SOMMAIRE

Historique.
Immunité attribuée aux habitants des lieux élevés.

De tout temps l'influence bienfaisante de l'air pur sur les
lésions tuberculeuses a été reconnue des médecins. Sans
remonter jusqu'à Celse qui envoyait ses phtisiques à
Alexandrie, ni à Avéroès qui les dirigeait sur l'Arabie ou
l'Éthiopie, on ne doit pas oublier que Brehmer, l'apôtre
moderne de la cure d'air, a eu des précurseurs au commencement du XIX⁰ siècle, qu'en particulier Louis (1843) et
Graves (1859) se sont montrés de chaleureux partisans de
la méthode, et que Laënnec (1) lui-même voyait dans le
changement de lieu le moyen qui est le plus souvent suivi
de la suspension ou de la cessation totale des accidents
chez les phtisiques. Toutefois, c'est seulement de nos jours
que le traitement des tuberculeux à l'air libre a été mis scientifiquement et rigoureusement en pratique grâce à l'ini-

(1) Cité par GRISOLLE. *Traité de Path. Int.*, 9ᵉ édit., t. II,
p. 551.

tiative de Miss Nightingale et aux travaux de nombreux observateurs : Brehmer et son disciple Dettweiler en Allemagne, Mac-Cormac et H. Bennet en Angleterre, Jaccoud, Peter, G. Sée, Bouchard, Nicaise, Onimus, Daremberg, Sabourin, etc., en France. A l'heure actuelle, si l'accord est loin d'être fait sur tous les points de la phtisiothérapie, tous les auteurs admettent que la vie à l'air libre constitue l'un des éléments les plus importants du traitement.

Les détails, seuls, de la cure divisent encore les médecins. Tandis que les uns voient dans l'altitude ou le climat la véritable condition du succès, d'autres estiment que ces facteurs n'ont qu'une influence secondaire, et que la cure d'air exige principalement, pour être efficace, la surveillance continue de l'autorité médicale et la discipline rigoureuse des Sanatoria. C'est là faire bon marché d'une expérimentation plus que séculaire, et, sans nier les bienfaits de l'établissement fermé, il est impossible de négliger les conditions climatériques diverses auxquelles les stations pour tuberculeux doivent, certainement, une large part de leur renommée.

Immunité attribuée aux habitants de lieux élevés. Recherchant dans les différentes contrées les points où les influences météoriques semblaient le plus favorables aux tuberculeux, nos devanciers ont remarqué que certaines localités paraissaient jouir d'une réelle immunité à la phtisie. Or, toutes ces localités sont situées à une altitude considérable.

Jourdanet (1) affirme que la phtisie est inconnue sur le plateau de l'Anahuac (Mexique) et que les étrangers y

____

(1) JOURDANET. — *Le Mexique; climat, hygiène et maladies.* Paris, 1861.

partagent cette immunité. R. Newton (1) déclare que la
phtisie est rare à Mexico (2.300 mètres). De Humboldt (2),
Boussingault (3), Holton (4), Guilbert (5), attestent l'absence
de tuberculose pulmonaire à Quito (2918 mètres), à Santa
Fé de Bogota (2640 mètres), à Antisana (4430 mètres) et
Corocorro (4430 mètres) en Bolivie. Il en serait de même
au Pérou (Smith (6), Tschudi) (7), et dans toutes les localités élevées de l'Afrique et de l'Asie : en Perse (Wagner
et Polak) (8), en Abyssinie (Hirsch, Antoine Abadie) (9), au
Thibet (Schlagintweit) et sur les plateaux de l'Himalaya
et de Ceylan (Schepp) (10). Cette immunité s'observerait
également en Europe, à une altitude même moins élevée
qu'au Mexique. C'est ainsi que la phtisie serait presque
inconnue à Briançon (Albert) situé à 1.306 mètres, à
Samaden (Brugges) dans l'Engadine, et à Davos.

D'autre part, la statistique du grand duché de Bade a
permis à Corval (11) de montrer que la mortalité pour tuber-

(1) R. Newton. — *Med. topogr. in the city of Mexico.* New-York.
1848.
(2) De Humboldt. — *Kleinere Schrift.*, 1853.
(3) Boussingault. — *Economie rurale et météorologique*, t. II.
(4) Holton. — New Grenada. *Twenty months in the Ands*,
New-York, 1857.
(5) Guilbert. — *Thèse* de Paris, 1862.
(6) Smith. — *Voyage au Chili et au Pérou.*
(7) Tschudi. — Cité par Hérard et Cornil. *De la phtisie pulm.*,
p. 671.
(8) Cités par Arnould. *Nouveaux élém. d'hygiène.*, 2ᵉ édit.,
p. 403.
(9) Cité par Duj.-Beaumetz. *Leçons de Clin. Thérap.*, 5ᵉ édit.,
t. II, p. 365.
(10) Schepp. — *Arch. génér. de Méd.*, juin et juillet 1865.
(11) Cité par Arnould. — *Nouv. élém. d'hygiène.* 2ᵉ édit, p 392.

culose s'est exercée, en quatre années, en raison inverse
de l'altitude :

Groupes.	Décès phtisiques pour 1000 habitants.
I. — De 330 à 1000 pieds.	3,3
II. — De 1000 à 1500 —	2,7
III. — De 1500 à 2000 —	2,5
IV. — De 2000 à 2500 —	2,7
V. — De 2500 à 3000 —	2,3
VI. — Au-dessus de 3000 pieds.	2,1

Ces chiffres nous indiquent, toutefois, que la fréquence
de la phtisie pulmonaire est moindre dans les hautes altitudes, mais qu'il ne saurait y être question d'une immunité absolue, et, comme l'a dit J. Rochard (1), « la phtisie
se retrouve partout et l'immunité que l'on a attribuée à
certaines régions se réduit à un moindre degré de fréquence. »

Quant à la cause de cette particularité, elle résiderait,
pour Jourdanet, dans la diminution de la pression barométrique, qui croit avec l'altitude. Mais la pureté de l'air
dans les hautes régions, résultant de la faible densité des
populations dans ces zones, semble également ne pas être
étrangère à l'immunité relative que l'on y observe ; car la
loi de Farr est toujours vraie : « la fréquence et la rapidité
de la tuberculose sont en raison directe de la densité de la
population par unité de surface métrique. »

Quoiqu'il en soit, rien ne prouve que si les habitants
de ces contrées favorisées sont à peu près à l'abri de la
tuberculisation pulmonaire, l'immunité s'étende aux
étrangers qui s'y réfugient, et rien ne prouve, surtout,
que les tuberculeux y rencontreront inévitablement des

(1) J. ROCHARD. — Art. Climat. Dictionnaire de Jaccoud.

conditions favorisant l'heureuse évolution de leur maladie. L'absence de la tuberculisation autochtone n'est pas une garantie de la valeur curative du climat. C'est ce que Lombard (1) avait déjà parfaitement compris lorsqu'il disait : « L'immunité résulte chez les montagnards de l'effet séculaire de leur climat qui peu à peu a constitué une hérédité et une race qui porte l'immunité en elle ; le nouveau venu ne saurait en profiter immédiatement, surtout s'il apporte avec lui non seulement la diathèse, mais encore la localisation en pleine évolution. »

Il faut reconnaître, cependant, que les climats d'altitude paraissent rendre des services dans certaines formes de la tuberculose pulmonaire, mais ne répondent pas, il s'en faut, à toutes les indications. La plupart des cas se trouvent mieux d'un séjour dans des zones moins élevées, et si les climats d'altitude méritent d'attirer notre attention, il serait injuste de passer sous silence la valeur thérapeutique du climat des plaines et du climat marin.

B. Climats d'altitude.

SOMMAIRE

Définition. — Caractères. — Raréfaction atmosphérique. — Effets physiologiques : sur la circulation. — Sur la respiration. — Discussion des effets thérapeutiques. — Indications. — Difficultés possibles de l'acclimatement. — Contre-indications.

Il convient, tout d'abord, de préciser ce que l'on entend par le terme « climat d'altitude ». Depuis les travaux de Lombard, Jourdanet et P. Bert, la climatologie comprend sous le nom « d'altitudes » les hauteurs supérieures à

Définition

(1) LOMBARD. — *Traité de Climatologie médicale.* Paris 1877, 1880.

2000 mètres et réserve aux régions plus basses la dénomination de « pays de montagnes ». Pour éviter toute confusion, il est plus simple de diviser les régions montueuses en trois zones :

Première zone : Montagnes à faible altitude (jusqu'à 1000 mètres).

Deuxième zone : Montagnes à altitude moyenne (1000 à 1800 mètres).

Troisième zone : Montagnes à altitude élevée (au-dessus de 1800 mètres).

Caractères.   Les facteurs climatériques des zones montagneuses sont soumis à des variations importantes selon la latitude, et il est évident que la température et les conditions diverses du climat ne peuvent être identiques dans les montagnes de la Suisse et sur les plateaux du Mexique, par exemple, qui sont si rapprochés de l'équateur. Aussi, le vrai caractère du climat d'altitude, celui qui ne manque jamais et auquel on doit rapporter la majeure partie de son action physiologique et thérapeutique, c'est la diminution de la pression barométrique, caractère d'autant plus accusé que l'on s'élève à une plus grande hauteur. L'air des montagnes est donc de l'air raréfié, qui contient, sous le même volume, une quantité moins considérable d'oxygène que l'air des plaines.

Les effets physiologiques de l'air raréfié des montagnes sont différents selon que l'on passe rapidement d'un niveau peu élevé à une altitude considérable, ou, au contraire, que l'on séjourne dans une zone montagneuse d'altitude moyenne ou faible. C'est pour ces motifs que l'on ne peut comparer les effets ressentis par des tuberculeux séjournant à 1200 ou 1500 mètres au-dessus du niveau de la mer, avec les troubles anatomiques éprouvés par les excursionnistes ou les aéronautes qui s'élèvent rapidement à des altitudes variant entre 4000 et 8000 mètres, troubles connus sous le nom de mal des montagnes et dus, en majeure partie, à la décompression atmosphérique rapide.

Pour être moins évidente, l'action physiologique de la raréfaction atmosphérique est, cependant, incontestable dans les altitudes moyennes et basses.

La raréfaction de l'air a une action des plus manifestes sur la circulation, la composition du sang et la respiration.

La circulation s'accélère dès le début du séjour, puis redevient normale ; mais les pulsations restent plus fortes et l'impulsion cardiaque plus puissante. Les expériences de Régnard et de Sellier ont démontré que la raréfaction de l'air a pour effet une augmentation notable des globules rouges dans une proportion qui peut dépasser, de 15 à 25 pour 100, le chiffre normal. Cette hyperglobulie qui se produit aussi bien aux altitudes faibles que dans la zone élevée (1) ne persiste pas cependant, et quelle que soit la durée du séjour à la montagne, elle disparaît rapidement par le retour à la plaine.

L'action de l'air raréfié sur la respiration a été mise en lumière par de nombreux travaux (Mermod, Marcet, Véraguth, Jourdanet, Paul Bert, G. Sée). Elle consiste, au début du séjour, en une accélération des mouvements respiratoires, comme le montrent les tracés de Lortet (2), les observations de Jaccoud à Saint-Moritz et de Vacher à

Sur la circulation.

Sur la respiration.

(1) WOLFF a constaté à 700 mètres d'altitude une augmentation de globules rouges de 20 p. 100.

(2) Cité par Th. WILLIAMS. *Du traitement de la phtisie par la résidence dans les hautes altitudes.* (Congrès Internat. de Londres, 1881).

Davos. Ce phénomène est nécessité par la raréfaction de l'oxygène dans l'air des montagnes et l'obligation de remédier à l'insuffisance oxydante de ce dernier par une respiration plus active. Plus tard, en raison de l'acclimatement, cette exagération de fréquence est suppléée par une augmentation d'amplitude, tandis que le chiffre des respirations redevient normal. D'autre part, le chimisme respiratoire serait influencé par la diminution de la pression atmosphérique ; on observerait une rétraction expiratoire considérable, d'où une diminution du résidu d'air alvéolaire et une ventilation complète (G. Sée). Marcet admet, enfin, que les sujets acclimatés inspirent moins d'air dans les altitudes et qu'ils éliminent plus d'acide carbonique (dans la proportion de 20 pour 100). « Il faut moins d'oxygène pour produire plus d'acide carbonique (Marcet). »

Ces modifications observées dans le rythme et les échanges respiratoires entraîneraient un élargissement de la cage thoracique chez les phtisiques séjournant dans les pays de montagnes. Le fait a été signalé par un grand nombre d'auteurs : Jourdanet et Walshe au Mexique, et dans les Andes, Rellet dans les stations de l'Himalaya, H. Weber, Mac-Call, Anderson, Th. Williams, etc. Ruedi a noté cet élargissement sur 105 phtisiques ayant séjourné à Davos pendant l'hiver 1880-1881. Cette expansion thoracique serait définitive et persisterait après le retour dans les plaines. Il convient d'ajouter que l'action physiologique de l'air raréfié est évidemment d'autant plus accusée que l'altitude est plus considérable.

Discussion des effets thérapeutiques. Je ne crois pas que l'on soit autorisé à attribuer à l'altitude seule des phénomènes d'une autre nature que ceux que je viens de rapporter. Il est regrettable, en effet, que, jusqu'à présent du moins, on n'ait cherché dans l'analyse des résultats, observés à la suite du séjour aux montagnes, à en dissocier les éléments et à faire la part de ce qui revient à l'altitude de ce qui n'est produit que par les autres facteurs climatériques. Cette différenciation mériterait, cependant, d'être établie, car s'il était démontré, ce que je crois fermement, que l'air raréfié borne son action aux phénomènes cités plus haut, et demeure, par conséquent, complètement étranger aux modifications de l'état général que l'on rapporte à tort, selon moi, à l'altitude, il conviendrait d'admettre que le rôle de cette dernière doit être singulièrement réduit et que l'on pourrait sans grand dommage se passer de ce facteur, à la condition de trouver réunies ailleurs les autres propriétés météoriques des climats de montagne. Ce n'est point là une question d'ordre purement scientifique ; son intérêt pratique est manifeste. J'estime, et j'espère démontrer, en effet, que la diminution de la pression atmosphérique est non seulement inutile, mais nuisible à la plupart des tuberculeux, et que si l'on peut retrouver dans certaines régions les éléments du climat de montagne à l'exception de l'altitude, par exemple à un niveau où la raréfaction atmosphérique est, pour ainsi dire, inappréciable, on se place, de ce fait, dans les meilleures conditions possibles, et l'on profite de tous les bénéfices du climat de montagnes, sans en avoir les inconvénients.

L'air vif, la pureté de l'atmosphère, l'intensité de la radiation solaire sont, à mon sens, l'origine du relèvement de l'état général que l'on observe dans la cure d'altitude. Ce n'est pas parce qu'il est raréfié que l'air des montagnes augmente l'appétit, facilite les digestions, stimule le système nerveux, mais bien parce qu'il est frais, vif et excitant. Ce n'est pas l'air raréfié qui développe le système musculaire et détermine une augmentation de poids, mais bien les conditions diverses du séjour, l'exercice et une hygiène plus scrupuleuse qu'à la ville. C'est donc à tort que tous ces phénomènes sont rapportés par la plupart des auteurs en particulier par Th. Williams (1), à l'action des hautes altitudes. A maintes reprises j'ai été en mesure d'observer ces modifications physiologiques à la suite d'un simple changement de climat, alors qu'il ne pouvait être question de la raréfaction atmosphérique ; et je ne crois pas que les hautes montagnes aient le privilège exclusif de la pureté de l'air (2) et de l'intensité lumineuse.

Indications. L'action exercée par la raréfaction atmosphérique sur la circulation et sur la respiration détermine une stimulation générale qui peut être mise à profit toutes les fois que l'économie réclame une médication tonique et excitante. C'est ainsi qu'un séjour aux altitudes élevées rendra des services dans les cas de déchéance organique et dans la phase d'affaiblissement prémonitoire de la tuberculose pulmonaire. L'amplitude des mouvements respiratoires augmentée par les conditions atmosphériques entraîne le fonctionnement des parties les plus reculées et les plus paresseuses du poumon, celles qui sont, d'ordinaire, les plus promptes à se tuberculiser. Il en résulte, par conséquent, un accroissement notable du champ de l'hématose, et la participation à l'acte respiratoire, de zones primitivement frappées d'inertie, quelquefois déjà malades,

(1) Th. WILLIAMS. — *Loc. cit.*

(2) L. Benoist, aide de Miquel à Montsouris, a démontré qu'il ne fallait pas s'élever très haut pour rencontrer un air pur. En effet, tandis que l'air d'une chambre, à Paris, renferme de 1 à 2 millions de bactéries par mètre cube, on ne rencontre plus, en moyenne, que 200 micro-organismes par mètre cube dans l'air recueilli au sommet du Panthéon. (Voir : ARNOULD. *Nouv., Élém. d'Hygiène*, 2e Édit., p. 328.)

zones qui constituent, dès lors, ce que Peter a appelé, avec raison, des « lobes de renfort ».

D'autre part, si l'on admet la théorie suivant laquelle la tuberculose pulmonaire résulterait d'une anémie des sommets, due à un développement imparfait du cœur et du système artériel, on conçoit que l'accélération du pouls, la tonicité du muscle cardiaque et l'hypertension provoquées par la raréfaction atmosphérique soient des phénomènes utiles à rechercher en vue de la prophylaxie antituberculeuse.

L'augmentation du nombre des globules rouges, due, également, à la diminution de la pression barométrique, a été invoquée pour expliquer les résultats favorables observés aux altitudes dans les différentes formes de l'anémie ; il faut se rappeler, toutefois, que l'hyperglobulie disparaît rapidement après la cure.

C'est dans la zone des hautes montagnes, c'est-à-dire au-dessus de 1800 mètres, que l'on obtiendra, cela va sans dire, les effets les plus puissants de l'altitude. Ces contrées paraissent, d'ailleurs, particulièrement favorisées au point de vue du climat : l'air y est sec et vif, la durée de l'insolation quotidienne plus prolongée ; les nuages et les brouillards, si communs aux altitudes moyennes, sont, à ce niveau, à peu près inconnus.

Dans les zones moyennes, l'effet de la raréfaction atmosphérique est déjà beaucoup moins marqué ; et ce facteur s'efface même complètement dans la zone des basses montagnes, de sorte que les régions situées à un niveau inférieur à 1000 ou 1200 mètres relèvent plutôt du climat des plaines que du véritable climat d'altitude.

Somme toute, les indications du climat d'altitude peuvent être résumées de la manière suivante :

1° Anémie avec tuberculisation latente ou douteuse ;

2° Tuberculoses confirmées à évolution lente, à lésions compensées, sans retentissement marqué sur l'état général, et sans altération des fonctions voisines.

Difficultés possibles de l'acclimatement. Encore convient-il, dans ces formes, de montrer souvent une sage réserve et de compter avec les difficultés possibles de l'acclimatement. Lorsque l'état d'anémie est trop prononcé, il n'est pas sans danger de demander à l'organisme la suractivité des combustions qu'exige le séjour aux altitudes, et l'on doit redouter que l'action stimulante et tonique que l'on recherche ne se transforme en une cause nouvelle d'affaiblissement. Dans de telles conditions, l'impressionnabilité s'exagère, et la rigueur de la température n'est peut-être pas toujours inoffensive. D'autre part, la fréquence des journées de neige et de pluie, la monotonie du paysage portent à la tristesse et à la nostalgie, nouvelle cause déprimante que l'on aurait tort de négliger.

Que reste-t-il donc de ces indications déjà si peu nombreuses ? A peine quelques cas particuliers, surtout si l'on considère les multiples circonstances où l'altitude est formellement contre-indiquée :

Contre-indications. 1° L'augmentation d'amplitude des mouvements respiratoires ne peut accroître le champ de l'hématose quand les lésions ne sont plus limitées à une zone très circonscrite ; elle occasionne, en pure perte, un surcroît de travail fonctionnel. Forçant le poumon à une gymnastique respiratoire dangereuse, quand les troubles anatomiques sont étendus, et souvent définitifs, elle favorise l'extension des lésions et hâte la période d'insuffisance. En conséquence, toutes les fois que les lésions tuberculeuses des poumons occupent une certaine étendue, l'altitude est contre-indiquée.

2° L'action de l'air raréfié sur le cœur et la circulation

est nuisible lorsque la tuberculose s'accompagne de troubles cardiaques.

3° Tous les effets de l'altitude sont funestes aux lésions emphysémateuses.

4° L'excitation due à la raréfaction atmosphérique et la stimulation qui résulte de l'extrême vivacité de l'air des hautes montagnes ne peuvent qu'être un danger pour les cas de tuberculoses à tendance éréthique ou hémoptoïque. J'ai observé, pour ma part, un malade, atteint manifestement de tuberculose commune torpide, qui revint de Leysin (1450 m.) avec tous les caractères d'une phtisie éréthique, s'accompagnant d'hémoptysies fréquentes et abondantes, et qui fut très amélioré par un séjour dans le Midi. Ces faits, d'ailleurs, sont loin d'être rares.

5° La sécheresse de l'air des montagnes fait, de ces régions, un séjour interdit aux phymiques atteints de complications ulcéreuses du larynx.

6° L'abaissement thermique de l'atmosphère et surtout les variations brusques de température dus, souvent, au voisinage des glaciers sont des conditions défavorables dans un grand nombre de circonstances. C'est ainsi que les complications rénales (néphrite tuberculeuse) et intestinales (diarrhée chronique) peuvent être aggravées par l'altitude.

7° La tendance aux poussées bronchopneumoniques recommande d'éviter spécialement les refroidissements et contre-indique, par conséquent, le séjour aux altitudes.

8° Les troubles marqués de l'état général, l'excitabilité du système nerveux et principalement l'état pyrétique du malade sont autant de contre-indications manifestes.

9° La cachexie tuberculeuse, même un simple état d'affaiblissement prononcé doivent faire craindre, de la part du malade, un défaut de réaction et l'impossibilité de compenser, par une nutrition plus active, l'exagération des combustions nécessitée par le séjour dans les hautes montagnes.

10° Il ne saurait être question d'une cure aux altitudes chez les malades présentant une des formes de tuberculisation à marche rapide, et chez lesquels l'excitation la plus insignifiante en apparence ne peut que précipiter l'allure de l'évolution morbide.

11° Enfin, les climats d'altitude seraient dangereux chez les enfants au-dessous de cinq ans (1).

Dans le plus grand nombre des cas, le climat des hautes montagnes ne présente donc que des dangers pour les tuberculeux. On l'a si bien compris, d'ailleurs, quoiqu'on en dise, que l'on s'est gardé d'établir des stations climatériques dans les zones très élevées (Leysin, 1450 mètres, Davos, 1573 mètres, Saint-Moritz, 1800 mètres), et cependant, si l'on recherche dans le climat de montagnes l'influence primordiale de l'altitude, pourquoi ne pas créer des établissements sanitaires à des niveaux plus élevés encore, où les effets de la raréfaction atmosphérique se produisent avec une intensité plus grande? C'est qu'en réalité le faible pouvoir oxydant de l'air des montagnes est une des conditions défavorables du climat d'altitude, et je ne mets pas un seul instant en doute que si les conditions de séjour de Davos ou de Leysin pouvaient être réalisées à une altitude bien inférieure, la plupart de leurs malades s'en trouveraient généralement mieux.

Quels avantages restent-ils alors aux climats de montagnes si l'altitude est une condition défavorable, pour le moins inutile, dans le plus grand nombre des cas de tuberculose confirmée? L'air pur, peut-être aseptique, la

____

(1) THAON. -- *Journ. de thérap.*, 1877.

sécheresse de l'atmosphère, et des conditions climatériques diverses suivant les régions. Mais ces avantages sont-ils tels que l'on ne puisse les rencontrer réunis dans les climats de plaine ? Ne peut-on même trouver dans ces derniers des conditions météoriques plus favorables encore ? C'est ce qu'il est utile de rechercher maintenant.

C. Climats de plaine.

Tandis que l'altitude est le facteur le plus important du climat de montagnes, c'est la température qui règle les différences entre climats de plaine et sert de base à toutes les classifications proposées.

On peut diviser pratiquement les climats en cinq groupes :

1° Climats torrides ou équatoriaux ;
2° Climats chauds ;
3° Climats tempérés ;
4° Climats froids ;
5° Climats polaires ;

Je ne parlerai ni des climats torrides ni des climats polaires ; les uns et les autres réunissent trop de conditions défectueuses pour mériter même d'être discutés.

D'une manière générale, les climats chauds seront déconseillés ; leur action débilitante se fait, en effet, sentir

sur toutes les fonctions ; ils sont une cause manifeste d'anorexie, de troubles dyspeptiques et gastro-intestinaux,
favorisent et exagèrent la production des sueurs profuses
qui n'ont que trop de tendance à se manifester dans la
phtisie, et contribuent à diminuer, dans une large mesure,
le degré de la résistance organique. Jules Rochard (1) a
démontré, d'ailleurs, par de nombreuses observations,
que la tuberculose pulmonaire affecte, dans les pays chauds,
les allures d'une maladie aiguë.

Climats froids. Les climats froids ont une action tonique et stimulante
très appréciable. Malheureusement on ne peut les recommander sans dangers aux tuberculeux, en raison du rôle
joué par l'abaissement de la température dans la production d'affections catarrhales ou inflammatoires qu'il est du
plus haut intérêt d'éviter. De plus, la rigueur de la température s'accompagne, généralement, de troubles météoriques qui ne sont pas sans effet nocif sur l'évolution de la
tuberculose pulmonaire ; et les temps neigeux ou pluvieux,
la présence de brouillards et surtout l'apparition des vents
froids n'ont jamais été considérés comme des éléments
très salutaires à une hygiène rationnelle du tuberculeux.

Climats
tempérés. C'est donc la zone tempérée qui paraît la plus favorable
aux phymiques. Mais il s'en faut que toutes les régions

Régions
défavorables
aux
tuberculeux. comprises dans cette zone soient également recommandables, car on n'y rencontre pas, dans des proportions identiques, les conditions climatériques qui font, d'une localité
ou d'un territoire, une station de choix pour nos malades.
C'est ainsi que l'on doit considérer les régions suivantes
comme contre-indiquées dans tous les cas de tuberculose
pulmonaire :

1° Le climat de l'Angleterre, climat maritime caracté-

(2) J. ROCHARD. — *Mémoires de l'Acad. de Méd.*, t. xx, 1856.

risé par une trop grande fréquence de jours pluvieux (152 jours par an) (1). L'Irlande est trop marécageuse, et l'Ecosse, plus salubre peut-être, mais trop froide.

2° Les climats du Danemark, de la Hollande, de la Belgique, de la Suède et de la Norwège, tous froids, brumeux, pluvieux et variables. Une exception pourrait, peut-être, être formulée en faveur de la côte ouest de la presqu'île Scandinave, où la température est, à la fois, humide et douce.

Il est possible, cependant, de rencontrer, sur chacun de ces territoires, des localités qui se recommandent à l'attention du médecin et qui, grâce à leur situation favorable, jouissent d'un climat plus doux, égal et abrité. Telles sont, en Angleterre, les villes de Hastings, Undercliff, Torquay, Penzance ; en Irlande, l'île de Cove ; en Ecosse, l'île de Bute ; dans la Manche, Jersey.

Quant aux conditions climatériques de la Suisse, de l'Allemagne, de l'Espagne, de l'Italie, de la Grèce, de la France et du littoral méditerranéen de l'Afrique, elles méritent plus d'attention.

Climat de la Suisse. — La Suisse n'a pas un climat égal dans toutes ses régions. Comme dans tous les pays de montagnes les conditions météoriques varient en même temps que l'altitude. Cependant, si les points élevés jouissent d'un air pur, sec et vif, les parties déclives sont très humides. Enfin, les orages s'y déchaînent fréquemment avec une extrême violence. Les principales stations de la Suisse font, d'ailleurs, partie des climats d'altitude ; je n'ai pas à y revenir. Il faut faire une exception, toutefois, en faveur des bords du lac de Genève, où quelques loca-

---

(1) Suivant J. ROCHARD. *Dict. de Jaccoud.*, art. climat.

lités jouissent d'une certaine réputation (Vevey à 382 m. et Montreux à 385 m.).

Climat de l'Allemagne. — Au point de vue climatérique l'Allemagne peut être divisée en trois régions bien distinctes :

1° La région des plaines septentrionales jouit d'un climat à peu près analogue à celui de la Belgique et de la Hollande ; les pluies y sont fréquentes, de même que les brumes et les tempêtes, principalement sur la côte de la Baltique ;

2° La région de l'Allemagne centrale est, de beaucoup, la moins désagréable et la plus salubre. L'éloignement des côtes place cette contrée à l'abri des variations brusques de température. Les jours de pluie, quoique moins fréquents que sur les bords de l'Atlantique, sont encore relativement nombreux : 141 jours en moyenne (1). Mais, le thermomètre s'abaisse souvent au-dessous de O°, et l'uniformité d'un ciel gris, terne ou brumeux, d'où le soleil semble à jamais banni, rend, dans ces contrées, la vie monotone et triste à des malades qui réclament, au contraire, pour guérir, les rayons bienfaisants du soleil et la gaieté d'un ciel radieux. Ce n'est pas, en effet, la vue « ravissante (2) » sur Cronberg et sur la plaine du Mein qui peut faire oublier aux tuberculeux de Falkenstein le ciel lumineux du midi de la France, de même que ce n'est pas la « fraîcheur agréable (3) » de l'hiver qui remplacera avantageusement la tiédeur embaumée de l'atmosphère de notre côte d'Azur, sous laquelle semblent renaître chez

(1) Suivant J. ROCHARD. *Loc. cit.*
(2) Notice du docteur Karl Hess, directeur du Sanatorium de Falkenstein.
(3) *Ibid.*

nos malades, en même temps que les forces physiques, cette force morale si utile pour la cure, et qui s'appelle : l'espérance.

3° La région alpine n'est que la continuation du massif montagneux de la Suisse, dont elle présente tous les caractères climatiques.

Climat de l'Espagne. — L'Espagne attire peu les tuberculeux ; c'est un tort, car la température y est douce l'hiver, quelquefois un peu chaude. L'atmosphère est, d'ordinaire, sèche, comme à Malaga, parfois humide, comme à Valence. Dans certaines localités, cependant, à Cadix par exemple, les changements brusques de la température sont une contre-indication que ne saurait modifier la pureté du ciel.

Climat de l'Italie. — En revanche, l'Italie compte un nombre considérable de localités dont le climat jouit d'une réputation pour ainsi dire universelle. Le ciel pur et transparent du pays latin, sa température douce et égale, l'éclat du soleil et la beauté des sites ont, de tout temps, attiré les hivernants, valides ou malades. Plus qu'ailleurs les saisons s'y succèdent avec une régularité remarquable. Mais, tandis que l'hiver et le printemps semblent particulièrement favorisés, l'été est sec, chaud, insupportable, et la lourdeur de l'atmosphère devient encore plus accablante en automne, à l'approche des grandes pluies et des orages.

Si telle est la caractéristique du climat de l'Italie en général, les conditions météoriques sont, toutefois, assez différentes suivant les diverses localités. Tandis que Pise, Venise, Mantoue, jouissent d'un véritable climat de serre chaude et sont justement renommées pour la douceur et l'uniformité remarquables de la température, d'autres stations présentent, du fait de leur situation, des défectuosités climatériques qui rendent leur séjour moins recommandable. Naples doit au voisinage de la mer et des Apennins ses variations atmosphériques brusques et étendues ; la présence à peu près constante du vent, parfois glacial (lorsqu'il passe sur la cime neigeuse des montagnes), suffit pour déconseiller Naples en dépit de la sérénité de son ciel. De même Rome jouit d'un climat inconstant, et la fréquence des oscillations thermométriques dues aux changements brusques dans la direction du vent est une condition climatique défectueuse pour un tuberculeux. Quant aux stations de la Riviera italienne, Bordighera, San Remo, elles présentent tous les avantages météoriques de nos stations méditerranéennes, mais ne leur sont pas supérieures.

Climat de la Grèce. — Le climat de la Grèce serait à peu près analogue à celui du Nord de l'Afrique ; nul doute que l'on ne puisse rencontrer dans ces régions des localités favorables à la cure climatérique des tuberculeux.

Climat de la France. — La situation topographique de la France explique naturellement les dissemblances si marquées de son climat suivant les différentes régions. Le long de sa frontière orientale, sa climatologie ressemble à celle de l'Allemagne ; les Alpes, les Pyrénées, le Plateau Central font, de ces zones, des régions comparables à celles de la Suisse ; le littoral de la Manche, de l'Atlantique et sa côte méditerranéenne la placent dans des conditions climatériques tout à fait spéciales.

Depuis Martins (1) on distingue en France, cinq climats :

1° Le climat vosgien ou du Nord-Est, que l'on observe dans la zone suivante : la frontière est, la Côte d'Or, les sources de la Saône, la chaîne de collines qui s'étend de Mézières à Auxerre;

2° Le climat séquanien ou du Nord-Ouest : zone comprise entre la frontière nord et la Loire et le Cher, jusqu'à Auxerre;

3° Le climat girondin ou du Sud-Ouest : zone qui s'étend de la Loire et du Cher aux Pyrénées ;

4° Le climat rhodanien ou du Sud-Est, qui comprend les vallées de la Saône et du Rhône;

5° Le climat méditerranéen ou provençal.

J'ai résumé dans le tableau suivant les principales conditions climatologiques de ces diverses zones :

Climat	Température moyenne	Nombre moyen des jours de pluie	Nombre moyen des jours de gelée	Nombre moyen des orages	Vents dominants	Observations
Vosgien...	9°,6	137	70	20 à 25	S.-O. et N.-E.	Hivers plus froids, étés plus chauds que dans l'ouest à la latitude égale
Séquanien	10°,9	140	50	12 à 20	S.-O. pend' 1/3 de l'année	
Girondin..	12°,7	130	»	15 à 20	S.-O.	
Rhodanien	11°	120 à 130	»	25 à 30	N. et S.	
Méditerranéen....	11°,8	53	»	11 à 25	N.-O. (mistr.)	Étés très secs

Il est inutile d'insister plus longuement sur une division aussi schématique qui ne comprend que des moyennes et

(1) MARTINS. — *La France ancienne et moderne, morale et matérielle.* Paris, 1847.

qui, par conséquent, ne peut donner qu'une idée d'ensemble de la climatologie régionale, forcément dénuée de toute précision. Mais, faute de mieux, nous devons l'accepter devant l'impossibilité de faire entrer, dans le cadre de cet ouvrage, la climatologie particulière de chacune de nos principales localités. Cette classification démontre, toutefois, que la France n'a rien à envier aux nations voisines au point de vue de ses avantages climatériques. On y rencontre, comme en Allemagne, des contrées humides et froides; on y voit, comme en Suisse, des stations montagneuses, avec toutes les altitudes thérapeutiquement utilisables; elle possède, comme l'Espagne, la côte humide et tempérée de l'Atlantique, comme l'Italie sa Riviera au ciel lumineux et pur, et si cela ne suffisait pas encore, la région côtière de son Afrique septentrionale et de la Corse offrent à nos tuberculeux les bienfaisantes ressources de leur merveilleux climat.

La France possède donc toutes les conditions climatériques que peuvent exiger les différentes formes de la tuberculose pulmonaire et leurs complications. Ce n'est pas faire preuve d'un outrancier chauvinisme, mais bien d'un sincère sentiment d'équité que d'affirmer qu'il est parfaitement injuste de louer sans mesure les stations étrangères, alors qu'il est possible de trouver dans le climat de la France des conditions équivalentes, sinon meilleures, et Bardet avait cent fois raison lorsqu'il écrivait : « Je suis convaincu que si l'Allemagne possédait dans ses provinces des points analogues à la Riviera, elle y aurait installé, de préférence au Taunus, son bel établissement de Falkenstein (1). »

____

(1) BARDET. — Avantages climatothérapiques des côtes de Bretagne pour l'installation des Sanatoria. *Bullet. de thérap.*, 1890.

Il n'est pas possible d'indiquer pour les climats de plaine des caractères d'ensemble, comme je l'ai fait pour les climats d'altitude, et cela en raison des différences si nettes que l'on observe dans leurs modalités. On ne peut pas davantage leur reconnaître une action physiologique et thérapeutique unique, chacun d'eux ayant sur l'organisme une influence différente et répondant, par suite, à des indications thérapeutiques très diverses.

Toutefois, si l'on ne peut comparer les avantages et les inconvénients si variés des différentes contrées, du moins est-il possible de décrire les qualités que l'on doit trouver dans un climat pour le traitement de la tuberculose pulmonaire en général, de ses formes en particulier, et de rechercher quelles régions paraissent réunir les conditions les plus favorables, étant donné un cas bien déterminé.

Mais pour être aussi complet que possible, quoique concis, il est nécessaire, avant d'entreprendre l'étude des indications climatériques, d'examiner ce que vaut le climat marin.

D. Climat marin.

SOMMAIRE

Définition. — Caractères. — Parallèle entre l'air marin et l'air des altitudes.
Effets physiologiques. — Résultats cliniques.
Conditions de la cure marine.

Il ne faut pas entendre sous le nom d'atmosphère marine l'air respiré sur le littoral des océans. C'est en pleine mer, au large, pour employer l'expression consacrée, que les conditions du milieu exercent une influence réelle sur la composition chimique de l'atmosphère et les facteurs météoriques qui caractérisent le climat marin.

Sans doute le séjour au bord des plages, le long du littoral, permet d'aspirer un air dont les qualités se rapprochent de la véritable atmosphère marine ; mais la proximité des terres n'est pas sans influence sur les caractères du climat et de l'air, de sorte que l'on ne peut apprécier sainement par la météorologie des côtes les conditions météoriques réelles de la pleine mer. De plus, si l'influence marine se fait sentir sur le littoral, si elle s'exerce, notamment, pour apporter au climat des modifications plus ou moins appréciables, il importe de reconnaître que les effets mêmes de l'atmosphère marine ne s'étendent guère au delà de la zone terrestre directement contiguë à la mer. Lorsque le climat marin paraît indiqué, c'est donc vers la haute mer qu'il importe de se diriger.

Caractères. Pietra Santa (1) reconnaît à l'atmosphère maritime trois qualités principales :

1° La température plus modérée et plus uniforme de l'air ambiant ;

2° La pression atmosphérique constamment élevée (760 millimètres) maintenant, toutes choses égales d'ailleurs, un équilibre plus stable dans les fonctions du poumon ;

3° Les oscillations barométrique, thermométrique et hydrométrique insignifiantes.

En outre, l'air est plus pur, plus oxygéné, chargé de chlorure de sodium et de vapeurs d'iode et de brome. Les analyses bactériologiques de l'air marin, recueilli au

(1) PIETRA SANTA. — *Essais de climatologie théorique et pratique.* Paris, 1865.

large, démontrent sa pureté, puisqu'il en a fallu à Miquel 10 mètres cubes pour fournir quatre à six germes cultivables (1).

Ne peut-on se rendre compte, par cette courte description, que l'air marin parait jouir des propriétés absolument inverses de celles de l'air des altitudes, à part la pureté, que l'on rencontre aussi bien dans les deux ?

Dans les altitudes, la pression barométrique est diminuée ; elle s'élève à la mer. L'air des montagnes est raréfié, et son pouvoir oxydant très affaibli ; l'air marin a plutôt les qualités physiologiques de l'air comprimé et sa teneur en oxygène est plus élevée. Les variations météorologiques sont fréquentes aux altitudes : elles sont rares en pleine mer.

Je ne chercherai pas à pousser cette comparaison à l'extrême, ne possédant pas des éléments d'appréciation suffisants. Mais n'est-il pas difficile d'admettre que si l'air marin, c'est-à-dire un air plus oxygéné et sous une forte pression, était démontré favorable à la majorité des tuberculeux, l'atmosphère peu oxydante et raréfiée des altitudes puisse jouir de vertus analogues ? Les résultats heureux que l'on a souvent signalés par la cure d'un air marin n'équivalent-ils pas à la condamnation même des hautes altitudes, à la nécessité de revenir à des conceptions plus rationnelles et de se garder de fournir à un tuberculeux qui réclame, avant tout, une oxygénation intense de ses poumons, un air raréfié dont la puissance oxydante est considérablement réduite ?

La pureté de l'atmosphère, son oxygénation plus considérable, tels sont les caractères principaux de l'air marin, ceux auxquels il convient de rapporter les résul-

Parrallèle entre l'air marin et l'air des altitudes.

Effets physiologiques

____

(1) Cité par ARNOULD. _Nouc. élém. d'hygiène_, 2ᵉ édit., p. 329.

tats favorables que de nombreux observateurs ont publiés. On ne doit pas, toutefois, attacher trop d'importance à la richesse oxydante de l'air marin, quoique les expériences de Quinquaud (1) démontrent que l'on peut suroxygéner faiblement le sang d'un animal par des inspirations d'oxygène avec expiration à l'air libre. La constance d'une élévation de la pression barométrique a, dans l'air marin, une action physiologique plus utile. On sait, en effet, que l'inspiration d'un air soumis à une pression élevée augmente la capacité pulmonaire, permet l'introduction, dans les poumons, d'une quantité d'air plus considérable (Jaccoud), d'où un déplissement plus grand des poumons (Lazarus) et par suite l'augmentation de la ventilation pulmonaire. De plus, la nutrition est activée : l'urée augmente (J. Pravaz), l'acide carbonique exhalé s'accroît (Vivenot). Il en résulte, comme effet immédiat, une diminution du poids du corps (Simonoff et Katschenowsky) mais, par la suite, une augmentation (2).

L'air marin jouit donc, de par ses qualités physiques, d'une action excitante et stimulante sur la nutrition et d'une action locale caractérisée par un accroissement des fonctions respiratoires. Ces influences sont-elles favorables aux tuberculeux ? L'observation clinique, seule, peut nous l'apprendre.

Résultats cliniques. Or, les opinions les plus opposées divisent les auteurs qui se sont occupés de l'influence du climat marin sur la tuberculose pulmonaire. Les uns, tels que J. Rochard (3),

---

(1) QUINQUAUD. — *Etudes de thérap. expérim. et Clin.* Paris, 1892, p. 186.

(2) Voir : MANQUAT. — *Traité élém. de thérap.*, 4ᵉ édit., t. II. p. 266-267.

(3) J. ROCHARD. — *Mémoire de l'Acad. de Méd.*, 1856., t. XX.

Cazalas (1), Leroy de Méricourt (2), accusent le séjour en mer de hâter la marche de la maladie ; les autres, Fonssagrives (3), Th. Williams (4), Maclaren (5), soutiennent que les résultats de la cure à la mer sont des plus satisfaisants. Ces divergences de vue ne sont, pourtant, qu'apparentes. Les adversaires du climat marin, en particulier J. Rochard, ont fondé leurs conclusions sur des statistiques ne comprenant, en réalité, que des sujets (marine et infanterie de marine) appelés, par leur situation, aux fatigues excessives et aux pires conditions d'une vie maritime écoulée sous les latitudes les plus diverses, et chez lesquels, par conséquent, les résultats de la cure d'air étaient évidemment faussés par une foule d'éléments secondaires dont on ne saurait nier l'importance : les fatigues, la nostalgie, l'encombrement, l'influence de la chaleur torride sous les tropiques, peut-être même, la contagion à bord, facilitant la possibilité des infections secondaires.

Cette critique ne peut être adressée aux résultats de Maclaren ni aux chiffres de Th. Williams, qui observaient des malades soumis au repos physique et au calme moral, et qui naviguaient, non par la nécessité de leur profession, mais dans un but thérapeutique.

Or, Maclaren a remarqué sur lui-même et sur plusieurs phtisiques qui s'étaient embarqués pour l'Australie, qu'un voyage sur mer, d'une durée de 92 jours, avait eu sur le

(1) Cazalas. — Influence des climats sur la phtisie pulmon. — *Union Méd.*, 1873., p. 928.

(2) Leroy de Méricourt, — *Arch. génér. de Méd.*, octobre et novembre 1863., p. 557.

(3) Fonssagrives. — *Thérap. de la phtisie pulmonaire.*

(4). Th. Williams. — *Loc. cit.*

(5) Maclaren. — Cité par Duj.-Beaumetz. *Leçons de Clin Thérap.* 5ᵉ Édit., t. ii, p. 639.

plus grand nombre des malades une influence favorable qui s'est traduite par la cessation de la toux et des hémoptysies, ainsi que par l'augmentation des forces et du poids du corps.

Pour Th. Williams, les résultats les plus favorables seraient représentés par les chiffres suivants, à la suite d'un séjour dans les stations renommées du continent :

> Améliorations. . . . . 65 p. 100.
> Etats stationnaires . . . . 25 p. 100.
> Aggravations . . . . 10 p. 100.

Au contraire, après les voyages sur mer on obtiendrait :

> Améliorations. . . . . 89 p. 100.
> Etats stationnaires . . . . 5,5 p. 100.
> Aggravations . . . . 5,5 p. 100.

Enfin, Fonssagrives, dont on ne peut suspecter la bonne foi, ni la compétence toute spéciale sur le sujet, affirme que la modification de la pression de l'air océanique et sa pureté sont des conditions favorables aux tuberculeux, et que la navigation entreprise dans de bonnes conditions peut être recommandable.

C'est là, en effet, le point important de la cure marine. Si l'on ne peut voyager sur mer avec les conditions de confort et de tranquillité désirables, le bénéfice retiré sera médiocre, sinon négatif. Au contraire, si les circonstances permettent que la cure soit l'unique but et le seul souci du voyage, que l'on puisse modifier l'itinéraire et les séjours au gré des saisons et des vicissitudes atmosphériques, que l'on trouve, enfin, à bord, toutes les ressources hygiéniques désirables, la cure à l'air marin pourra démontrer sa réelle efficacité, et je ne trouve pas plus illogique la cure d'air et la chaise longue sur le pont d'un navire que dans les galeries de la plupart des Sanatoria.

L'action stimulante de l'atmosphère maritime sera principalement mise à profit dans les formes torpides de la tuberculose; les hémoptysies peu abondantes ne sont pas une contre-indication. Mais le climat marin sera formellement contre-indiqué dans tous les cas de tuberculose à tendance éréthique, dans les formes non compensées, et dans les cas de tuberculose à évolution rapide.

A l'heure où la navigation de plaisance paraît être fort en honneur, il ne semble pas inutile d'insister sur les avantages que peut présenter une cure marine pratiquée dans les conditions voulues. Je reconnais sans peine que les malades assez fortunés pour s'y soumettre constituent l'infime minorité; c'est pourquoi ce traitement ne saurait constituer encore qu'une médication d'exception. Toutefois, cette question est assez importante pour mériter d'être étudiée de plus près; j'estime que tout n'est pas encore dit sur l'action physiologique et thérapeutique du climat marin, et je me demande si l'on ne verra pas, dans un avenir plus ou moins éloigné, soulever la question des Navires-Sanatoria pour les tuberculeux indigents.

E. Stations pour tuberculeux.

SOMMAIRE

Indications générales de la cure climatérique.
Conditions générales à rechercher. — Nécessité des stations d'hiver
et des stations d'été.
Localités de plaine : Côtes de Normandie. — De Bretagne. — Littoral
du golfe de Gascogne. — Littoral méditerranéen. La Côte d'Azur.
— Littoral de la Corse. — Littoral de l'Afrique septentrionale.
Localités de montagne : Amélie-les-Bains.
Conditions particulières. — Climats toniques. — Climats sédatifs.
Indications du littoral de l'Atlantique. — De la Méditerranée. —
D'Amélie-les-Bains.
Stations d'été : Pyrénées. — Alpes. — Montagnes de la Corse.
Répartition de la cure.
Tableau des indications des différents climats.
Cure climatérique pour les indigents.
Valeur thérapeutique de la cure climatérique.

Il ne suffit pas au médecin de connaître les effets physiologiques des divers climats, leur action thérapeutique
et les indications générales auxquelles ils répondent. Ces
données seraient notoirement insuffisantes dans la pratique.
Elles sont d'ailleurs assez importantes, quoique l'on ait une
certaine tendance à le contester aujourd'hui, pour mériter
quelques développements indispensables à connaître.

Indications
générales
de la cure
climatérique.

Dans la pratique, en effet, le problème qui se pose
est complexe et peut être résumé de la manière suivante :

1° Étant donné un tuberculeux, le changement de localité est-il recommandable ?

2° Si le changement de lieu est indiqué, où doit-on
envoyer le malade ?

3° La cure climatérique doit-elle être simplement une

cure d'hiver ; peut-elle au contraire être continuée pendant l'été ?

Ce sont ces différents points qu'il importe, maintenant, de résoudre.

Tous les tuberculeux ne sont pas justiciables d'un changement de climat. Dans certains cas cette mesure serait inutile ; dans d'autres elle serait dangereuse.

Tant que la tuberculose pulmonaire paraît évoluer sans déterminer dans l'économie des phénomènes graves et continus, tant que l'organisme semble s'accommoder assez bien de ses troubles anatomiques, en un mot aussi longtemps que les lésions paraissent compensées, le malade ne peut que retirer bénéfice d'un séjour prolongé dans un climat salubre, approprié à son état, réputé utile à la forme de son affection. Mais, quand l'étendue des désordres est trop vaste, que l'économie succombe, à bout de résistance, sous le poids de l'infection, lente et progressive, quand les lésions ne sont plus compensées, on n'a plus rien à espérer d'un déplacement fatigant, et pas plus, d'ailleurs, que toute autre médication, la cure climatérique ne peut être l'auxiliaire d'une réaction que l'organisme se refuse, désormais, à tenter.

De même, si la rapidité de l'évolution de la tuberculose pulmonaire décèle, d'emblée, la gravité extrême, l'incurabilité inéluctable de la maladie, le changement de lieu ne peut qu'être proscrit. Non seulement inutile dans ces cas, le déplacement du malade doit faire redouter une aggravation possible de son état, par les fatigues qu'il entraînerait, sans compter que des conditions atmosphériques différentes ne seraient peut-être pas sans action accélérante sur les manifestations provoquées par les infections secondaires auxquelles ces formes doivent, à mon sens, leur terrifiante rapidité. J'ai observé d'assez nombreux exemples de l'aggravation subite ressentie par des malades envoyés dans nos stations *in extremis*, alors que la cure d'air faite sans déplacement aurait pu amener une survie de plusieurs mois.

Les indications générales de la cure climatérique peuvent être résumées de la manière suivante :

a) Dans les formes lentes, à lésions compensées, la cure climatérique est utile.

b) Dans les formes lentes, à lésions non compensées, elle est inutile.

c) Dans les formes à évolution rapide, elle est nuisible.

Cela ne signifie point, toutefois, que la cure d'air ne soit recommandable dans tous les cas de tuberculisation pulmonaire. Mais tandis que cette méthode mérite, d'une manière générale, d'être associée à la cure climatérique, elle doit être pratiquée sans changement de milieu lorsque cette dernière est contre-indiquée.

La cure climatérique est indiquée : sur quelles stations devons-nous diriger nos malades ?

Les stations recommandables aux tuberculeux doivent remplir deux sortes de conditions : les unes, générales, que l'on doit retrouver partout, quelle que soit la forme de la maladie à traiter ; les autres, particulières, s'adressant plus spécialement à chacune des modalités de l'affection phymique.

a) *Conditions générales.* — Il faut aux tuberculeux une localité caractérisée par une température moyenne, sans grandes oscillations, un air pur, une atmosphère lumineuse et calme, la rareté du vent et des brouillards, un sol sec et perméable, une eau de boisson de bonne qualité et les conditions classiques de l'hygiène urbaine et privée.

Une première objection se manifeste aussitôt. Elle résulte de la difficulté où l'on se trouve de rencontrer dans une station quelconque ces multiples conditions, à toutes les périodes de l'année. Des stations, les unes jouissent, pendant l'été, d'une température douce, mais sont trop froides l'hiver ; d'autres, tempérées pendant l'hiver, présenteront, l'été, une élévation thermique trop prononcée. Enfin, il en est d'autres que l'on ne saurait recommander qu'au printemps et en automne.

Nécessité des stations d'hiver et des stations d'été.

En réalité, quelle que soit la clémence de la température des stations ouvertes toute l'année aux tuberculeux, j'incline à penser qu'elles ne sont pas également favorables en toute saison, que la constance absolue du climat est un mythe et que, dans ces conditions, il est préférable de conserver l'ancienne coutume des stations d'hiver et d'été, au grand bénéfice de la logique et surtout des malades. Quant aux inconvénients multiples qui résulteraient de cette méthode, ils peuvent être singulièrement réduits si l'on parvient à trouver, dans les parages des résidences d'hiver par exemple, les conditions voulues pour une cure climatérique d'été ; et nous verrons que cette manière de faire est loin d'être difficile à obtenir pratiquement.

Les conditions générales que l'on recherche pour la cure climatérique des tuberculeux se rencontrent assez fréquemment, à des degrés divers toutefois, pour que le nombre des stations soit relativement élevé. Aussi bien à l'étranger qu'en France, chacune a ses avantages, partant ses indications. Mais nous savons que la variété même du climat de France nous permet de répondre aux exigences nombreuses de la clinique sans le secours de l'étranger, et si j'ai parlé plus haut du climat des nations voisines, c'est uniquement dans le but de montrer que nous n'avons rien à leur envier à cet égard. Il est donc à peine utile d'ajouter qu'il n'y aura pas lieu, dans cette étude, de s'occuper des stations étrangères.

Les localités en renom qui se recommandent aux malades pour la douceur et les bienfaits de leur climat sont des localités de plaine ou des stations de montagne.

Localités de plaine. La plupart des localités de plaine sont situées sur le littoral de la Manche, de l'Atlantique et de la Méditerranée, et doivent au voisinage de la mer la majeure partie de leur réputation et de leurs succès. Indépendamment de l'influence des courants marins, les propriétés intrinsèques des mers, lentes à se réchauffer et à se refroidir, assurent à l'atmosphère du littoral une égalité remarquable de la température.

Côtes de Normandie et de Bretagne. Au Nord-Ouest, les côtes de Normandie (1) et de Bretagne présentent de nombreux points où les conditions climatériques sont des plus favorables à une cure d'air. L'influence de la proximité du grand courant d'eau chaude, le Gulf-Stream, se fait sentir sur le littoral armoricain, en amenant une douceur et une constance de température vraiment remarquables. C'est ainsi que l'on peut recommander avec fruit les localités suivantes (2), situées entre Saint-Malo, Brest et Vannes : Saint-Briac, Saint-Jacut, Erquy, le Val-André, Roscoff (3). Le climat des côtes de Bretagne se fait remarquer par un certain degré d'humidité, une luminosité régulière mais peu intense, une

---

(1) BRUNON (de Rouen). — Congrès de Naples, avril 1900.

(2) KLEIN. — *Thèse* de Paris 1890. — BARDET. *Bull. de thérap.*, 1890 et 15 janvier 1893.

(3) BAGOT. — *Etude de climatologie clinique. — Roscoff au point de vue médical* (une brochure chez Maloine), Paris, 1899.

pression barométrique généralement élevée et stable pendant l'été, et la rareté des vents violents.

Au Sud-Ouest, le littoral du golfe de Gascogne jouit de propriétés climatériques aussi bienfaisantes : Arcachon, et plus au sud : Cambo, Argelès, sont des stations admirablement situées pour la cure d'air. Quoique moins élevée que sur le littoral de la Méditerranée, la température y est douce pendant l'hiver, et la tranquillité remarquable de l'atmosphère permettrait de supporter facilement un abaissement thermique même prononcé. La neige y est rare, les pluies fréquentes, et le degré hygrométrique est toujours très élevé. Enfin, la présence de bois de pins, considérée à tort ou à raison comme une des conditions éminemment favorables à la cure, rend encore cette région plus salutaire.

A quelque distance de l'Océan, la ville de Pau bénéficie, cependant, des mêmes avantages. La douceur de la température, l'absence presque complète du vent, l'humidité relative de l'atmosphère, telle est la caractéristique du climat de Pau.

Dans le bassin de la Méditerranée, le littoral de la France, la Corse et l'Algérie méritent d'attirer notre attention.

La fréquence du vent du Nord-Ouest, le mistral, qui se déchaîne souvent avec une extrême violence dans la vallée du Rhône et le Golfe du Lion, contre-indique absolument, à mon sens, la partie de la côte française comprise entre Port-Vendres et Toulon. La réputation faite à la valeur climatérique de certaines localités de cette région me paraît tout à fait injustifiée, et je doute, d'après expérience personnelle, que la violence du vent et les miasmes des marécages de Lattes, de Palavas, d'Aigues-Mortes et de la Camargue, soient des conditions favorables au séjour d'un tuberculeux sur le littoral du Languedoc en général.

La Côte d'azur. Les côtes de Provence sont plus salubres et seraient éminemment recommandables sans la présence fréquente et insupportable du mistral. Cependant, à mesure que l'on s'avance vers l'Est, la violence du vent s'atténue, peut-être parce que les régions se trouvent situées en dehors du courant normal du vent du Nord-Ouest, mais plutôt parce que les derniers contreforts des Alpes lui opposent une véritable barrière. C'est ainsi que les Alpes de Provence, les monts des Maures et l'Estérel à l'Ouest, d'autre part les Alpes Maritimes s'étendant jusqu'à la mer à l'Est, font, de la région comprise entre Hyères, Saint-Raphaël et Menton, une zone abritée des vents du Nord-Ouest et de l'Est, à l'exclusion de toutes les autres parties du littoral.

C'est dans cette zone privilégiée que l'on rencontre les stations si renommées de la Riviera française, de la Côte d'azur : Saint-Raphaël, Cannes, Nice, Villefranche, Beaulieu, Menton, et une foule de stations secondaires, de création récente, mais partageant les mêmes avantages climatériques : Juan-les-Pins, Théoule, Le Trayas, Agay, etc.

Dans toutes ces localités, il importe de différencier, au point de vue climatérique, les quartiers situés sur le littoral même, qui participent des avantages et des inconvénients de l'atmosphère marine, des quartiers éloignés de la mer, qui échappent à cette influence et présentent, de ce fait, des propriétés météoriques entièrement dissemblables. Si les premiers exercent sur l'organisme l'action énergiquement stimulante et excitante des effluves maritimes, les autres paraissent plus ou moins dénués de cette particularité et suivant leur éloignement de la mer offrent les avantages d'un régime climatérique mixte, à la fois maritime et montagneux.

Cette distinction importante établie, on reconnaît au climat de la Côte d'azur (1) une température douce et constante. Le thermomètre, qui dépasse rarement 28° l'été, ne descend presque jamais au-dessous de 0° pendant l'hiver, avec une moyenne hibernale de +9°. La pression barométrique varie à peine de 4 millimètres dans le courant de l'année (Macario), avec une moyenne de 759 millimètres. Les brouillards et les orages sont pour ainsi dire inconnus. Les jours de pluie sont rares (60 jours par an), et le nombre des jours clairs très élevé. L'intensité de la radiation solaire est l'une des conditions primordiales du climat de la Riviera. Quant à la pureté de l'air, s'il est impossible de la retrouver dans les villes, où l'atmosphère est inévitablement viciée par une foule de conditions, on la retrouve intacte dans la campagne voisine, sur les collines environnantes où de nombreuses villas, suffisamment éloignées, cependant, les unes des autres, offrent, au milieu des pins et des oliviers, non seulement tout le confort désirable, mais encore les conditions climatériques les plus favorables à la cure.

Cependant, le vent vient quelquefois troubler le calme de l'atmosphère, et malgré les obstacles naturels qu'il rencontre sur sa route, son influence se fait sentir à Nice et même à Menton (vent d'Est). Mais il s'en faut qu'il ait la violence ni surtout la durée des tempêtes de la Provence et de la vallée du Rhône, comme on a tenté de le faire

(1) Voir, parmi les nombreux ouvrages traitant de la climatologie du littoral méditerranéen, le rapport lu le 31 octobre 1869, à l'Académie de médecine, par M. Chatin, rapport contenant l'analyse d'un mémoire du docteur Macario, qui fournit les renseignements météorologiques de plus d'un demi-siècle.

admettre. Cet inconvénient n'est pas tel que l'on ne puisse facilement y remédier, soit par une orientation convenable, soit par un aménagement rationnel d'abris d'une improvisation des plus simples.

Littoral de la Corse. La salubrité du littoral de la Corse est reconnue depuis longtemps. Pietra Santa a vanté la pureté remarquable de son atmosphère, l'absence de grandes oscillations thermiques, avec une moyenne hibernale de $+ 14°$, le peu d'étendue des variations barométriques (de 752^{mm} à 763^{mm}). Les pluies sont rares et peu abondantes ; l'hygromètre marque en moyenne $70°$, et les radiations solaires sont intenses. Ajaccio, la station Corse la plus en renom, jouit d'un climat très doux, plus chaud que celui de la Provence, plus tempéré que celui d'Alger. Située au fond d'un golfe magnifique, elle est, de plus, abritée du vent par une longue ceinture de montagnes, et repose sur un sol granitique, par suite exempt de poussières.

Littoral de l'Afrique septentrionale. Le littoral de l'Afrique septentrionale jouit, également, d'un climat des plus favorables aux tuberculeux. Dès 1836 Costallat avait proposé au ministre de la guerre de fonder à Alger un hôpital pour les phtisiques (1). C'est qu'en effet, l'atmosphère de l'Algérie présente une pureté et une intensité lumineuse des plus vives, la température est plus chaude que douce, dans cette région, dont la climatologie rappelle plutôt celle de la zone torride que celle de la zone tempérée. La température moyenne annuelle, à Alger, est de $20°$ environ. La pression barométrique, présentant une moyenne de 762^{mm}, offre peu d'oscillations. L'humidité de l'air est modérée, et les vents dominants (d'Ouest et de Nord-Ouest) sont relativement rares. En somme, comme l'a

____

(1) J. ROCHARD. — *Diction. de Jaccoud. Art. climat.*

dit Pietra Santa (1), le type du climat d'Algérie tient le milieu entre le climat tempéré et celui qui est propre aux régions tropicales.

Les régions montagneuses sont assez répandues en France pour que l'on puisse y rencontrer tous les éléments d'une cure de montagne, depuis les altitudes les plus faibles jusqu'aux niveaux les plus élevés thérapeutiquement utilisables. Le Plateau Central, les Pyrénées et les Alpes comptent de nombreuses localités présentant les garanties de climat nécessaires.

J'ai dit ce que je pensais de la valeur de l'altitude et du nombre très restreint des indications qu'elle comporte. Aussi je n'insisterais pas sur les localités montagneuses affectées au traitement des tuberculeux si les montagnes ne présentaient le grand avantage de posséder, pendant l'été, un climat recommandable autant par la fraîcheur que par la pureté de l'air. C'est ainsi que l'on peut ordonner, pour la saison d'été, les stations alpestres, pyrénéennes ou celles du Plateau Central, à altitude basse ou moyenne; les altitudes élevées (le Mont-Dore par exemple) étant réservées à quelques cas spéciaux. Mais les localités choisies doivent se recommander au médecin par la présence des conditions générales à toutes les stations pour tuberculeux : température constante, pureté de l'atmosphère, etc., sur lesquelles il est inutile de revenir et qu'un grand nombre de stations montagneuses possèdent à des degrés divers.

Il convient toutefois de faire mention d'une localité de montagne qui peut rendre de grands services chez les

Localités de montagne.

Amélie-l-Bains.

(1) Pietra Santa. — *Du climat d'Alger dans les affections chroniques de la poitrine* (chez Baillière), Paris, 1860.

Voir également : Mitchell. — *L'Algérie, son climat et sa valeur curative.* 1857.

tuberculeux : je veux parler d'Amélie-les-Bains. Cette station des Pyrénées-Orientales jouit d'un climat comparable, en certains points, à celui du littoral méditerranéen (1). La température y est élevée, relativement à la région voisine, et d'une constance remarquable. La zone montagneuse des Corbières forme un abri naturel contre l'intensité du vent. La luminosité et la pureté de l'atmosphère rappellent la sérénité du ciel de la Côte d'azur, et les jours de pluie y sont à peu près aussi rares. A part le voisinage de la mer, Amélie est un coin de la Riviera enclavé dans le Roussillon.

Si la plupart de ces stations peuvent être recommandées en raison de la beauté de leur climat, il s'en faut qu'elles conviennent toutes au même degré chez tous les malades indistinctement, et que leur séjour puisse être prescrit indifféremment dans toutes les formes de la tuberculose.

b) *Conditions particulières*. — Chaque modalité de l'infection tuberculeuse crée des indications climatériques spéciales que l'on ne doit pas ignorer. Les différences dans l'état hygrométrique du climat, la situation particulière de la localité, l'étendue des variations barométriques, l'intensité des rayons solaires, sont autant de conditions qui impriment à chaque lieu une caractéristique climatérique déterminée et lui confèrent des qualités thérapeutiques assez dissemblables. Si l'on reconnaît d'ordinaire, à la plupart des stations, une action reconstituante, on admet avec raison que le climat agit, suivant les cas, en excitant ou en déprimant l'organisme. Il importe donc de savoir quels sont les climats qui excitent et quels sont ceux qui

Climats toniques, Climats sédatifs

(1) DE VALCOURT. — *Climatologie des stations hiccrnales du Midi de la France,* 1865.

calment; il faut enfin connaître quelles sont les formes de la tuberculose qui nécessitent une action stimulante marquée, et celles qui, au contraire, se trouvent bien d'une action dépressive.

Il est admis depuis fort longtemps que le climat des côtes de l'Atlantique est plus ou moins sédatif, alors que le littoral de la Méditerranée aurait une action excitante des plus accusées. C'est du moins ce qui résulte des classifications de Williams, de Valcourt et Lombard (1).

Sans doute l'humidité des côtes de l'Atlantique, d'Arcachon, de Pau et des stations similaires possède une

(1) *Classification de Williams* (loc. cit.) :

1. Climats de terre, tempérés humides.	Arcachon, Pau, Bagnères-de-Bigorre.
2. Climats secs du littoral de la Méditerranée.	Hyères, Cannes, Nice, Menton, Alger.
3. Climats très secs de l'Afrique.	Egypte, Cap, Natal.
4. Climats humides et chauds de l'Atlantique.	Madère, Canaries.

Classification de De Valcourt (climatologie des stations hivernales du Midi de la France. Paris 1863, p. 182) :

1. Climats sédatifs.	: Pau.
2. Climats toniques, peu excitants.	Le Cannet.
3. Climats toniques, passablement excitants.	Amélie, Hyères, Cannes.
4. Climats toniques, excitants	: Menton, Cannes.
5. Climats toniques, très excitants.	Nice.

Classification de Lombard (Les stations sanitaires au bord de la mer et dans les montagnes, etc. Paris, 1880) :

Stations hivernales :

1. Toniques.	Littoral méditerranéen, Ajaccio, Malaga, Alger, Madère.
2. Sédatifs.	Amélie, Vernet, Biarritz, Pau, Venise, Pise, Rome.

influence calmante et sédative que l'on peut utilement mettre à profit dans certains cas. Mais il semble que le pouvoir excitant du littoral méditerranéen a été singulièrement exagéré. Que l'action stimulante et tonique de l'air marin se prolonge jusqu'au bord du littoral, rien de plus vraisemblable, et les habitants du rivage respirent, sans nul doute, un air puissamment tonique, et par cela même excitant. Il n'en est pas de même des malades qui occuperont de préférence les points abrités du littoral, sur le flanc des collines voisines qui les protégeront à la fois du vent et de l'action des effluves maritimes. C'est là un fait d'expérience, et non une simple vue de l'esprit. Si donc le climat de Pau est puissamment sédatif, le climat de Nice, de Cannes, de Menton, est à la fois tonique et stimulant ; il n'excite ni ne congestionne pourvu que l'on se place dans les conditions voulues pour échapper à l'action directe de l'air marin. On ne comprendrait pas autrement comment il pourrait se faire que le climat de la Riviera doive être considéré comme excitant, alors que les conditions météoriques très comparables d'Ajaccio et d'Alger permettent de placer ces localités parmi les stations à climat éminemment tonique et sédatif (1). Est-il nécessaire d'ajouter que l'observation quotidienne des malades séjournant sur notre littoral a permis de faire justice d'une critique dépourvue de fondement.

Indications du littoral de l'Atlantique. Les qualités sédatives du climat des côtes de l'Atlantique conviennent tout particulièrement aux malades excitables, nerveux, privés de sommeil, et chez lesquels l'affection tuberculeuse se manifeste avec une tendance éréthique très accentuée. Les formes de la tuberculose

(1) Pietra Santa. — *Loc. cit.* — Verhaeren. Commun. au Congrès de la tuberculose, août 1898

pulmonaire s'accompagnant de complications laryngées se trouveront également bien de l'atmosphère humide de ce climat.

Mais, d'autre part, en raison de cette humidité, les stations d'Arcachon, de Pau et de la Bretagne sont contre-indiquées dans les formes de phymie des rhumatisants et des goutteux. En outre, les scrofuleux et les lymphatiques se trouveront mieux du climat tonique du littoral méditerranéen.

Les formes éréthiques de la tuberculose pulmonaire, la cachexie tuberculeuse et les complications laryngées, les formes à évolution rapide sont, à mon avis, les seules contre-indications du climat de la Riviera, d'Ajaccio et d'Alger. On a prétendu, sans doute, que les hémoptysies abondantes et fréquentes devaient proscrire l'envoi des malades dans ces contrées. C'est là une profonde erreur thérapeutique ; les malades envoyés sur le littoral avec des poussées hémoptoïques fréquentes ont vu, souvent, les accidents se terminer pendant leur séjour sous ce climat. Il en est de même des accidents fébriles, et Malibran (1) (de Menton) a rapporté que des tuberculeux fébriles venus de Falkenstein et de Davos sont devenus apyrétiques quelques jours après leur arrivée dans une station du littoral méditerranéen.

C'est principalement dans les formes torpides des scrofulo-tuberculeux et des arthritiques que le littoral des Alpes maritimes, de la Corse ou de l'Algérie, paraît naturellement indiqué. L'action stimulante du climat ne peut qu'être favorable à un organisme affaibli et déprimé, dont la nonchalance réclame un air sec et fortement tonique.

(1) Voir *Journ. d. Praticiens*, 27 mai 1899, p. 324.

d'Amélie-les-Bains. — Le climat d'Amélie-les-Bains répond aux mêmes indications que celui de la Riviera ; mais l'éloignement de la mer a pour effet de le rendre plus sédatif.

Stations d'été — Les tuberculeux auront donc un choix facile entre le grand nombre de nos stations hivernales. Mais où passeront-ils la saison chaude ? C'est là une question plus importante qu'on ne le croit généralement ; car les fatigues nécessitées par le déplacement estival font quelquefois perdre aux malades les bénéfices d'une cure d'hiver patiemment suivie. On s'est donc préoccupé avec raison de rechercher, dans le voisinage des stations hivernales, des localités où la fraîcheur de la température s'allie à la pureté de l'air, pour offrir aux tuberculeux un séjour d'été à la fois agréable et hygiénique.

La question est à peine résolue aujourd'hui, et si ces nouvelles stations ne jouissent pas encore d'une réputation universelle, c'est qu'elles sont de création trop récente pour avoir été déjà communément appréciées.

Pyrénées. — Le littoral méridional de l'Atlantique sera abandonné, l'été, pour une des stations nombreuses des Pyrénées, dont les conditions de fraîcheur et d'altitude sont variées à l'infini, ce qui permet un choix judicieux, en rapport avec l'état du malade et la forme de la maladie.

Alpes. — La proximité des Alpes fait naturellement préférer les stations alpestres aux tuberculeux qui ont passé l'hiver sur la Côte d'azur. Depuis longtemps des stations estivales sont établies à des altitudes différentes dans les montagnes voisines de Cannes, de Nice et de Menton. Cette succession ininterrompue de collines qui procèdent par étages du littoral aux Alpes élevées, offre les ressources les plus variées du climat d'été et de l'altitude. De la côte aux stations déjà renommées de Saint-Martin-Vésubie, La Bollénie, etc., de nombreuses et pittoresques localités se recommandent pour une villégiature estivale. J'approuve moins, pour les tuberculeux, le choix de la station si riante et si fraîche de Thorenc. Située dans une vallée que l'on a pu, sans exagération, rapprocher des vallées les plus pittoresques de la Suisse, la station de Thorenc convient aux malades qui cherchent dans l'altitude et la pureté de l'air une des conditions essentielles à leur guérison. Or, j'estime que le niveau de 1200 mètres est déjà trop élevé pour la majorité des tuberculeux, et que l'on peut rencontrer dans les Alpes, à des altitudes bien inférieures, et à proximité de nos villes du littoral, des localités jouissant d'un air pur et frais, et possédant tous les agréments et les avantages du pays de montagne, sans en avoir les inconvénients. A Berthemont (Alpes Maritimes) par exemple, les tuberculeux pourraient trouver, en même temps que les ressources de la station d'été, la cure d'eau sulfureuse, utilisable dans quelques cas.

La Corse est également favorisée. A côté des stations d'hiver, on rencontre, à quatre heures de la mer, dans la montagne, des stations forestières (Vizzavona, 906 m., Bocognano, la Foce), stations d'été favorables aux malades qui ont bénéficié, pendant l'hiver, du climat égal et doux d'Ajaccio.

A quelle époque doit-on quitter la station d'hiver pour rejoindre le séjour d'été ?

Dès la fin de mai, le séjour sur le littoral devient pénible aux malades ; c'est l'époque la plus favorable aux changements de résidence ; c'est le moment de gagner la montagne. A la fin de septembre, les malades rejoindront la station d'hiver. Mais, si le littoral des Alpes Maritimes est surtout recommandable en automne et au commencement de l'hiver, il faut reconnaître, pour être juste, que la fin de l'hiver et le printemps sont parfois marqués, dans cette région, par des perturbations atmosphériques fâcheuses pour les tuberculeux, tandis que cette partie de l'année est la plus propice à la cure climatérique de l'Algérie. On peut donc comprendre de la façon suivante la meilleure conduite à tenir pour les malades qui peuvent supporter sans inconvénient trois déplacements par an :

D'octobre à février : Séjour à Nice, Cannes, Menton, Ajaccio, etc.

De mars à mai : Séjour à Alger.

} ou séjour à Pau.

De juin à septembre : Séjour à la station d'été.

J'ai montré, chemin faisant, les indications et les contre-indications auxquelles répondent les différents climats.

Le tableau suivant, dans lequel j'ai résumé cette importante question, a l'avantage d'en donner une idée d'ensemble.

Indications et contre-indications des différents climats.

CLIMATS	INDICATIONS	CONTRE-INDICATIONS
1. Climat d'altitude.	1. Anémie (si elle n'est pas trop prononcée) avec tuberculisation latente ou douteuse. 2. Tuberculoses confirmées, à évolution lente, à lésions compensées, sans retentissement sur l'état général et sans altération des fonctions voisines.	1. Difficultés de l'acclimatement. 2. Anémie trop prononcée. 3. Lésions trop étendues. 4. Troubles cardiaques. 5. Troubles emphysémateux. 6. Phtisie éréthique et hémoptoïque. 7. Complications ulcéreuses du larynx. 8. Complications rénales et intestinales. 9. Poussées broncho-pneumoniques. 10. Excitabilité nerveuse. 11. Cachexie tuberculeuse. 12. Tuberculoses à évolution rapide. 13. Au-dessous de cinq ans.
2. Climat marin (quand il est possible dans les conditions voulues).	1. Formes torpides de la tuberculose. 2. Phtisie scrofuleuse.	1. Formes éréthiques. 2. Formes non compensées. 3. Formes à évolution rapide.
3. Climat de plaine ou de basse altitude. — Littoral atlantique : Bretagne, Arcachon, Pau, etc.	1. Malades excitables. 2. Formes éréthiques. 3. Complications laryngées.	1. Formes à lésions non compensées. 2. Formes à évolution rapide. 3. Formes torpides. 4. Scrofulo-tuberculose. 5. Tuberculose des arthritiques.
Littoral méditerranéen : Riviera, Corse, Algérie.	1. Formes torpides. 2. Scrofulo-tuberculose. 3. Tuberculose des arthritiques. 4. En général, toutes les formes de tuberculose à évolution lente et à lésions compensées.	1. Formes à lésions non compensées. 2. Formes à évolution rapide. 3. Formes éréthiques. 4. Complications laryngées.
Amélie-les-Bains.	Mêmes indications que le climat de Pau, principalement lorsque la tuberculose s'accompagne de troubles cardiaques.	

Cure
climatérique
pour
les indigents.

Outre les indications et contre-indications d'ordre purement médical, il est certaines contre-indications d'ordre social qui obligent le malade et le médecin à renoncer au bénéfice de la cure climatérique. Tant que la création des Sanatoria pour les indigents n'aura pas reçu, dans notre pays, l'impulsion qu'on doit lui souhaiter, il faut reconnaître que la cure climatérique n'est possible qu'à l'infime minorité des tuberculeux. La situation pécuniaire ou sociale des malades ne doit pas, cependant, primer pour eux les nécessités de la cure, et si les stations hivernales ne peuvent offrir leurs ressources à ceux qui ne sont point en mesure d'en profiter, du moins doit-on rechercher pour ces malheureux, dans les localités voisines de leur résidence habituelle, les conditions météoriques se rapprochant le plus du desideratum proposé.

Déjà, dans quelques régions, la sollicitude médicale ou administrative a découvert des lieux particulièrement favorisés au point de vue climatérique. Il serait à désirer, en attendant mieux, que ces louables efforts soient continués dans cette voie, et qu'à côté de chaque grande cité s'établisse, à défaut du sanatorium pour les pauvres, du moins une certaine zone dont l'exposition abritée et ensoleillée donnerait aux indigents la possibilité d'une cure quotidienne à l'air libre, sans déplacements onéreux, et sous la surveillance possible d'un des médecins de l'assistance publique. Certes, il ne convient pas de fonder trop d'espérances sur cette mesure. Sans valoir les Sanatoria pour indigents, elle est préférable, cependant, à l'inertie complète dans laquelle on s'endort, avec l'intention très généreuse de toujours faire mieux.

Valeur
thérapeutique
de la cure
climatérique.

C'est intentionnellement que j'ai très longuement insisté sur la valeur respective des différents climats offerts aux tuberculeux et sur le choix rationnel qu'il convient de faire suivant les indications résultant de l'état du malade et de la modalité de l'infection tuberculeuse.

On assiste, en effet, actuellement, à un étrange illogisme thérapeutique : il consiste à négliger absolument les conditions climatériques dans le traitement de la tuberculose pulmonaire, pour ne considérer que la cure fermée, dans laquelle la rigueur de la discipline semble remplacer les bienfaits d'un climat doux et tempéré. Je discuterai, plus loin, la valeur des chiffres que nous oppose l'étranger comme un argument sans réplique. Aux yeux des Brehmer, des Dettweiler et de leurs disciples, les climats froids, brumeux, de la Silésie ou du Taunus, valent, pour les phtisiques, nos plages hospitalières, baignées d'air pur et de soleil, du Midi de la France, de la Corse et de l'Algérie ; et malheureusement pour les malades, la simple assertion des maîtres actuels de la phtisiothérapie en Allemagne, est tenue, par la généralité des médecins et des malades, comme parole sacrée qui ne doit même pas être discutée. Les congrès de Moscou et de Berlin nous ont permis de voir jusqu'à quel point étaient oubliées, chez nos voisins, les ressources que l'on peut retirer d'une cure climatérique bien comprise, et il a fallu l'énergique et savante communication de Landouzy (1) pour démontrer l'erreur que l'on commettait en continuant à suivre la voie où les médecins Allemands nous avaient imprudemment engagés, et pour mettre en lumière l'influence favorable du climat chez les tuberculeux.

Certes, les conditions climatériques ne diminuent en rien les avantages réels d'un Sanatorium ; mais elles sont plus qu'une adjuvance thérapeutique, comme on a voulu

(1) Congrès de Berlin, mai 1899.

le faire admettre ; elles ont une action curative que l'on ne peut négliger sans faire table rase de la physiologie et de l'expérience clinique. Niera-t-on, par exemple, l'action bactéricide de la radiation solaire, démontrée, cependant, d'une manière si précise par les nombreuses expériences de Malibran (1) (de Menton) ; niera-t-on, de même, les conclusions que le docteur Vacher a formulées dans le *Bulletin de Statistique municipale* de Paris, et qu'il n'est pas inutile de rappeler :

Le XVIIIe arrondissement comprend quatre quartiers groupés autour de la Butte-Montmartre et contenant exactement la même classe de population. Or, tandis que la mortalité par phtisie s'élève à 61 pour 10,000 aux Grandes Carrières et à La Chapelle, qui, par leur exposition au nord sont humides et privés de soleil, le nombre des décès n'est que de 38 pour 10,000 dans les quartiers de Clignancourt et de la Butte d'Or, qui sont franchement exposés au midi. L'écart de ces chiffres est trop considérable pour qu'il puisse être attribué à des conditions secondaires.

Les conditions de logement privé de lumière et de soleil, que M. Tison (2) a caractérisées sous la dénomination suggestive de troglodytisme, n'ont-elles pas été, récemment encore, considérées par Brouardel (3) comme des plus favorables à l'évolution de la tuberculose ? Les tisserands de Laval, habitant dans des caves humides, mal éclairées, mal aérées, ont une mortalité de 80 pour 10,000, par tuberculose.

L'observation clinique n'est pas moins favorable au

---

(1) MALIBRAN. — Examen bactériologique de l'air de Menton par la méthode de Hess.

(2) TISON. — IVe Congrès de la tuberculose, 1898.

(3) BROUARDEL. — *Ibid.*

rôle évident du climat chez les tuberculeux. Datant de plusieurs siècles, elle a, pour elle, l'épreuve du temps, et ses résultats ne se sont jamais démentis. Est-il nécessaire de rapporter, à cet égard, le sentiment de H. Bennett, L. H. Petit, Daremberg, dont le témoignage vaut bien, ce me semble, celui des médecins allemands ? « Pendant deux ans, dit H. Bennett (1), je restai entièrement en dehors de la vie active, passant les étés à pêcher en bateau sur les lacs sauvages et isolés de l'Ecosse, les hivers à Menton. », et c'est ainsi que disparut sa tuberculisation pulmonaire. N'est-ce pas de la même façon que Daremberg recouvra la santé, ce qui lui fait proclamer hautement que l'association de la cure hiverno-marine à la trilogie de Dettweiler constitue la méthode de choix ?

« Devenu doublement le confrère de Bennett en médecine et en maladie, je pris le chemin de Menton. Comme lui, je m'étendis tout le jour au soleil ; la nuit je laissai ma fenêtre entr'ouverte ; je mangeai bien, je bus beaucoup d'huile de foie de morue ; l'espérance devint de la gaité. Je ne trouvais plus que le soleil de ma vie se couchait, je le voyais se lever chaque matin avec bonheur, et, chaque jour, luire trop peu de temps pour me permettre de jouir à loisir de l'air pur, de la vive lumière, de la mer bleue, du ciel, de la terre, de tout... C'est si bon de se sentir renaître ; il semble que l'on n'a jamais vécu (Daremberg) (2). »

Rien n'est donc plus injuste que d'accuser les stations hivernales du Midi, d'être de « vastes cimetières » pour les malades, comme on l'a prétendu au Congrès de Moscou.

(1) H. BENNETT. — *La Méditerranée, la Rivière de Gênes et Menton, comme climat d'hiver et de printemps.* Paris, 1880.

(2) DAREMBERG. — *Trait. hyg. de la tub. pulm.* — Voir : *Journ. des Praticiens,* 15 avril 1899.

Soutenir que les ressources d'un climat égal et doux ne sont que quantité négligeable dans le traitement de la tuberculose, constitue donc l'indice d'une inconscience thérapeutique complète, ou de la plus parfaite mauvaise foi.

Ce n'est pas sans un sentiment de sincère satisfaction que j'ai vu la question de climatothérapie entrer dans la voie d'une expérimentation précise. La communication récente de MM. Lannelongue, Achard et Gaillard (1), démontre, en effet, que si à l'étranger on affecte de négliger l'influence de l'élément climatérique sur l'évolution de la tuberculose pulmonaire, si l'on va même jusqu'à déclarer sans en faire la preuve que « le tuberculeux a plus de chances de guérison dans un climat relativement défavorable avec un Sanatorium que dans un climat idéal, sans les avantages de l'établissement fermé » (2), en France, au contraire, on montre un esprit plus scientifique et plus pondéré. Sans sacrifier aveuglément à la vogue, on attache, du moins, plus de prix à l'observation rigoureuse des malades qu'à des déductions théoriques qui n'ont guère pour elles que le mérite de la nouveauté.

Les expériences de MM. Lannelongue, Achard et Gaillard ne sont pas encore terminées. Leurs auteurs, même, ne veulent encore en tirer aucune indication thérapeutique ; c'est pourquoi il ne convient pas de les discuter, pour l'instant. Je ne me permettrai donc qu'une seule remarque : c'est que les résultats de ces expériences ne pourront s'appliquer qu'aux cas de tuberculose imminente ou commençante, et qu'elles ne sauraient préjuger en

(1) LANNELONGUE, ACHARD et GAILLARD. — Congrès de Naples, avril 1900.

(2) KNOPF. — Les Sanatoria. *Traitement et prophylaxie de la tub. pulm.*, 2ᵉ Édit., 1900.

rien de la valeur thérapeutique des climats sur une phtisie en pleine évolution, ni sur les différentes formes de cette affection. Or, c'est là le point important de la climatothérapie, car, seul, il nous donne la clef des indications multiples et différentes des divers climats.

CHAPITRE III

CURE D'AIR ET DE REPOS

Le choix du climat étant fait, il importe de connaitre de
quelle façon doit y être pratiquée la cure d'air. Le but
vers lequel on doit tendre est celui-ci : Placer le malade
dans des conditions telles, qu'il respire l'air extérieur
pendant le plus d'heures possible de la journée et de la
nuit, sans l'exposer au refroidissement.

Ce principe, simple en apparence, est cependant délicat
à résoudre dans la pratique, et nécessite de nombreuses
précautions. Dans certaines circonstances, la cure à l'air
libre n'exclut pas un exercice modéré. La marche bien
réglée en plaine et en terrain accidenté peut, notamment,
être prescrite. Mais, d'une manière générale, il convient
d'en être très sobre pour plusieurs raisons, dont la principale est la fatigue, même inconsciente, qu'elle occasionne
aux malades, et qui vient à l'encontre du traitement.

Si les lésions sont peu accentuées, l'état général satisfaisant, la fièvre nulle, et les hémoptysies rares, peu abondantes, on pourra, je ne dis pas ordonner, mais permettre
des promenades à pied, de très courte durée, qui seront
prolongées un peu dans la suite s'il ne survient aucun
accident. Il est prudent, toutefois, de couper la promenade
par des intervalles de repos sur la chaise longue. Même
dans les cas les plus bénins en apparence, les ascensions
et les excursions seront formellement interdites : car le
malade doit toujours être à proximité de sa chambre et de
sa chaise longue, au cas où une fatigue subite viendrait le
surprendre.

A la suite de chaque promenade, on notera soigneusement, dans l'état du malade, l'élévation de la température,
l'apparition des sueurs, les modifications des crachats,
souvent plus rutilants après les efforts, et ces symptômes
serviront de guide pour autoriser la promenade du lendemain, ou la proscrire d'une manière absolue. Ces précautions sont indispensables, car les tuberculeux vivent, tant
que leurs lésions sont compensées, dans l'assurance la
plus parfaite en la vigueur de leur état physique, et sont
très disposés, sans le vouloir, à abuser de leurs forces.

Il ne sera, évidemment, plus question d'exercices,
même modérés, dès que les symptômes d'insuffisance ont
fait leur apparition. C'est alors que l'on pratiquera dans
toute sa sévérité la cure de repos, que je considère comme
inséparable, pratiquement, de la cure d'air.

De même que l'on dit, d'une manière générale, aux
tuberculeux : « Mangez le plus et le mieux possible », de
même on leur répète, sans souci des indications : « Respi-
rez l'air extérieur le plus possible, la nuit aussi bien que
le jour ; laissez ouvertes les fenêtres de votre chambre
pendant votre sommeil ; que votre existence s'écoule tout

entière au dehors. » Or, rien n'est plus dangereux qu'une semblable manière d'agir ; l'intensité de la cure ne saurait, impunément, être obtenue d'emblée, et, de même que le régime alimentaire, le régime de l'air doit être progressivement gradué, approprié à la tolérance des tuberculeux.

L'accoutumance et l'endurcissement des malades sont des conditions indispensables, aux yeux même des plus fervents partisans de la cure d'air (Dettweiler) (1), et ne s'obtiennent souvent qu'au prix de réelles difficultés, selon les conditions qui président au début du traitement rationnel. Comment penser, en effet, qu'un malade confiné depuis des mois dans une chambre soigneusement close, sur la foi d'une théorie surannée, aux prises tous les soirs avec une fièvre plus ou moins vive, une transpiration abondante, ou sujet à des poussées broncho-pneumoniques, comment penser, dis-je, que ce malade puisse, du jour au lendemain, et sans le moindre risque, séjourner pendant plusieurs heures à l'air froid du dehors, alors même qu'il serait chaudement couvert ? Peut-on croire, enfin, qu'un pareil malade s'acclimatera aisément à la cure ? Malgré les précautions, il est à craindre qu'une exposition un peu plus prolongée que de coutume à l'air libre, n'amène une recrudescence thermique ou une poussée congestive nouvelle, alors que l'endurcissement paraît déjà en partie réalisé.

Nécessité
de
l'accoutumance.

L'état général et local d'un tuberculeux, le mode de traitement antérieurement suivi dicteront au médecin les ménagements à apporter dans les débuts de la cure d'air,

____

(1) DETTWEILER. — *Revue de Médec.*, 1888, p. 752. Traduction Reblaud.

et lui donneront la mesure des tâtonnements inévitables auxquels il se trouvera exposé.

On tâtera la susceptibilité du malade en ouvrant les fenêtres de sa chambre, alors qu'il est couché, chaudement couvert, et des boules d'eau chaude aux pieds, si cela est nécessaire. Si une ou deux heures de repos allongé au grand air n'amènent aucune réaction locale ou générale, la durée de l'aération sera progressivement augmentée de manière à être complète en deux ou trois semaines, et se prolonger du lever au coucher du malade, sans préjudice de la cure nocturne, sauf aux heures des principaux repas.

On arrive, de la sorte, à un acclimatement remarquable du tuberculeux, si l'on a soin de prendre certaines précautions qui seront indiquées plus loin. La surface cutanée devient insensible à l'impression du froid extérieur, et l'action de l'air est poussée « jusqu'au moment où l'action réflexe va se produire, mais sans permettre qu'elle se produise » (Dettweiler).

L'exposition à l'air doit se faire par tous les temps, quand l'acclimatement est obtenu, et dans les Sanatoria allemands on n'hésite pas à l'ordonner « malgré la pluie, les brouillards, les vents et la neige, malgré un froid dépassant parfois — 12°, très souvent sans soleil (1). » La cure d'air pratiquée en France, notamment sur le littoral de la Méditerranée, n'a pas, cela va sans dire, à être envisagée à ce point de vue.

Dès qu'ils ont quitté leur chambre où ils viennent de passer la nuit, les tuberculeux seront soumis à la cure :

Une chaise longue rembourrée et garnie de coussins est placée au dehors, autant que possible vers le midi,

---

(1) DETTWEILER. — *Loc. cit.*

et de telle façon que la tête et le haut de la poitrine du
malade restent dans l'ombre, tandis que les membres
inférieurs seront au soleil. Un abri mobile, qui peut être
une tente, un grand panneau de bois, ou mieux, comme
l'a indiqué Daremberg, une vaste guérite de bains de mer,
capitonnée et dépourvue de sièges, suffit, le plus souvent,
à protéger le malade contre le vent et les intempéries de
la journée.

Le tuberculeux doit passer la plus grande partie du
jour, étendu sur sa chaise longue, le haut du corps légèrement surélevé par des coussins. C'est, en effet, la position qui entrave le moins les fonctions du cœur et de la
circulation. Mais rien ne s'oppose à permettre, pendant
un certain temps de la journée, la position assise, sans,
toutefois, quitter la chaise longue. Une ombrelle, une
tente, un écran quelconque permettront d'éviter que les
rayons solaires ne frappent directement la tête et le haut
du corps. Suivant Daremberg, un thermomètre placé au
niveau de la tête ne doit pas dépasser 20°.

Quelle que soit la saison, les malades seront convenablement couverts ; les jambes, en particulier, seront toujours
garanties du froid par des couvertures, au besoin par une
bouillotte.

Le repos étendu ne contre-indique pas, cependant, une
occupation quelconque, sans laquelle la cure deviendrait
rapidement fastidieuse à la plupart des malades et entraînerait le découragement et l'ennui, dont le retentissement
sur l'état moral serait des plus fâcheux. Mais il faut que
cette tolérance ne s'applique qu'à une distraction, et non
pas à un travail réel ; en tous cas, elle sera fréquemment
interrompue par des périodes d'immobilité complète. C'est
ainsi que l'on peut autoriser quelques lectures, le dessin,
la peinture, quelques travaux de dames, toujours, bien

entendu, sans quitter la chaise longue et à la condition expresse de ne pas prolonger trop longtemps ces exercices.

Galeries de cure. Dans certains Sanatoria, on abuse un peu de cette latitude, et les galeries de cure sont trop souvent un véritable club où l'on cause, où l'on joue à des jeux de société, où l'on fait même de la musique. Ce n'est point là mettre en pratique le fameux aphorisme de Brehmer : « un malade n'a rien de mieux à faire que de travailler à se guérir. » Il se peut que cette manière de comprendre le repos soit nécessaire pour tromper la monotonie du climat triste et froid ; elle est loin d'être indispensable sous le ciel ensoleillé du Midi de la France ; elle est, dans tous les cas, le plus grand inconvénient des galeries communes.

Dans les galeries communes, en effet, les malades doivent garder une certaine tenue et ne peuvent jouir du laisser aller nécessaire à la cure morale. Dérangés, parfois, dans leur douce et bienfaisante somnolence, par les causeries ou les jeux des voisins, ils ne sauraient profiter intégralement d'un repos absolu, moral et physique, indispensable, cependant, au succès du traitement.

Le repos, en effet, comme l'a dit S. Bernheim (1), est « l'hygiène rationnelle du tuberculeux. Il diminue les chances d'auto-intoxication, diminue les déchets organiques, régularise la fonction du poumon et du cœur, ménage l'organe malade, calme la fièvre, est le complément indispensable de la cure d'air et de la cure alimentaire. »

Cas particuliers. La cure peut durer, dans la journée, de sept à onze heures. Les malades qui, du fait d'une complication quelconque (hémoptysie abondante, par exemple), ne peuvent quitter leur lit, ceux qui, trop affaiblis ou fébricitants, ne

____

(1) S. BERNHEIM. — XIIIe Congrès de Médec. Paris, 1900.

peuvent quitter leur chambre, resteront allongés soit dans leur lit, soit sur une chaise longue, qui doit faire partie du mobilier de toute chambre de tuberculeux. Les fenêtres seront, malgré tout, ouvertes en partie ou complétement, de manière que les malades ne se trouvent jamais, quel que soit leur état, dans une atmosphère prérespirée.

La nuit, la cure à l'air libre est continuée, le malade étant couché dans son lit, mais avec des précautions plus minutieuses encore. Si la température extérieure n'est pas une contre-indication à l'ouverture des fenêtres, il faut, du moins, que l'air de la chambre n'arrive pas trop refroidi au malade. Bouchard admet que la température intérieure ne doit pas descendre au-dessous de 8 degrés. S'il était nécessaire, on chaufferait la pièce, et, à ce point de vue, le feu d'une cheminée est, de tous les modes de chauffage, le plus recommandable.

L'aération nocturne sera continue, régulière et sagement graduée. Au début, on se contente d'entr'ouvrir la fenêtre d'une chambre voisine ; puis, on l'ouvre complétement. Plus tard, on entr'ouvre celle de la chambre même du malade en maintenant fermés les persiennes et les rideaux, et l'on arrive progressivement à augmenter l'aération, soit en maintenant plus ou moins grande l'ouverture de la fenêtre, soit en utilisant un système de vasistas employé dans la plupart des Sanatoria, et qui permet de régler à volonté l'arrivée de l'air. Un paravent doit, toujours, être placé entre l'ouverture et le lit du malade. Sauf dans quelques cas spéciaux, les fenêtres d'une chambre de tuberculeux ne seront fermées qu'aux heures du lever et du coucher (Pouzet) (1).

S'il convient d'éviter au malade tout danger de refroi-

____

(1) Pouzet. — *Bullet. Méd.*, 1888., p. 1398.

dissement, on aura garde, cependant, de le surcharger de couvertures, sous peine de l'affaiblir en provoquant une transpiration inutile et nuisible : « Un bon édredon et une couverture au niveau des pieds sont préférables (1). » En revanche, le corps sera convenablement couvert (chemise de flanelle, gilet de laine, tricot, camisole, etc.); la poitrine et le cou, particulièrement, seront protégés (Pouzet), pour que le tuberculeux puisse sans danger dormir, les bras étant hors du lit. Enfin, il est bon de recommander au malade de respirer par le nez.

Indications.   Telle est la pratique de la cure d'air et de repos. Si cette méthode exige une étroite surveillance de la part du médecin, il faut avouer qu'elle ne reconnaît aucune contre-indication. La cachexie tuberculeuse, les formes rapides elles-mêmes, qui réclament les plus grands ménagements, et pour lesquelles le choix d'un climat demeure indifférent, dans quelques cas, nuisible, se trouvent souvent améliorées par le repos étendu à l'air libre. Il en est de même des principales complications qui peuvent se manifester. Mais il ne faut pas, dans ces cas, exiger la cure d'air et de repos avec la même rigueur ; car ce n'est plus la guérison que l'on recherche, c'est seulement une amélioration, si légère soit-elle, capable de prolonger de quelques semaines, parfois de quelques mois, l'existence d'un tuberculeux qu'ont d'avance condamné l'étendue des lésions et la gravité des signes physiques et fonctionnels.

Dans les formes compensées, au contraire, l'espoir de la guérison autorise la sévérité d'un traitement aussi monotone que désolant. La docilité du malade qui, confiant en son médecin, se prête sans impatience à une médication aussi désespérante, est, certes, d'un bon

(1) Manquat. — *Traité élém. de thérap.*, 4ᵉ Edit., t. ii, p. 261.

augure pour le résultat final : il faut, en effet, que les tuberculeux soient « convaincus que pour eux chaque minute est un travail, un effort lent, mais raisonné vers la guérison (1). »

N'est-ce pas, en effet, à l'obéissance aveugle des malades qui se soumettent sans murmure à la cure diététo-hygiénique dans toute sa rigueur que l'on doit, en majeure partie, les résultats si heureux que publient les Sanatoria? Car, on ne saurait dire quelle part revient, dans ces chiffres, à chaque élément de la cure, ni, par conséquent, y puiser quelque enseignement sur la valeur thérapeutique réelle de la cure d'air isolée. Il est indéniable, cependant, que sous l'influence de la cure d'air et de repos pratiquée sous un climat favorable à la forme de l'affection, l'état général s'améliore, les forces se relèvent, l'anorexie et les sueurs disparaissent, les accès fébriles s'atténuent, cessent même, tandis que la toux devient plus rare et les hémoptysies moins fréquentes.

Les qualités physiologiques de l'air d'un climat reconnu, par expérience, favorable aux tuberculeux, l'action bactéricide des rayons solaires démontrée par Malibran (2), ne suffisent pas à rendre compte, d'une manière complète, des résultats si remarquables obtenus par l'aération continue et le repos allongé. D'ailleurs, la question ne paraît pas encore nettement élucidée. Il est vraisemblable que l'air libre possède des propriétés toniques que n'a pas l'air confiné, et dont l'action nous échappe : « tout comme nous ne savons pas exactement pourquoi telle plante qui

_____

(1) RADOVICI. — Cité par De la Harpe. *Bull. Méd.*, 30 décembre 1896.

(2) MALIBRAN. — *Loc. cit.*

prospère au grand air s'étiole dans un appartement (1). »

Evidemment l'air ruminé a une composition qui ne peut qu'être nuisible à l'hématose : l'abondance de l'acide carbonique et des déchets gazeux rend l'air des appartements fermés, non seulement fétide, impropre à la respiration, mais peut-être toxique (Brown-Séquard, d'Arsonval). Il résulte, d'autre part, des expériences de Voit et Pettenkofer que l'absorption d'oxygène augmente pendant la nuit plus que pendant le jour, par rapport à l'élimination de l'acide carbonique. L'organisme aurait donc principalement besoin, pendant le sommeil, d'un air plus oxygénant, et c'est précisément ce moment que l'on choisit pour confiner le malade dans une chambre soigneusement close (Onimus).

Ce raisonnement n'aurait cependant, selon Manquat (2), qu'une valeur relative : « Quelle que soit la quantité d'oxygène pendant la nuit, la différence entre la quantité qui se trouve à ce moment dans une chambre ventilée et la chambre ouverte n'est pas suffisante pour modifier sensiblement l'absorption de l'oxygène. »

Je crois, pour ma part, que l'une des causes les plus importantes de la valeur thérapeutique de l'air libre, c'est sa pureté même, son état aseptique. Que l'absence des germes dans l'atmosphère résulte du défaut d'agglomération des habitants (cure d'air à la campagne, cure d'air marin), qu'elle tienne à l'élévation du terrain (cure d'altitude), ou qu'elle provienne de la puissance bactéricide des radiations solaires (cure aux climats lumineux), elle a l'heureux effet de placer les tuberculeux à l'abri des con-

_____

(1) MANQUAT. — *Traité élément. de thérapeut.*, 4ᵉ édit., t. II, p. 265.

(2) MANQUAT. — *Ibid.*, p. 261.

taminations secondaires, si redoutables pour ces malades, et par qui, si souvent, s'assombrit le pronostic.

Si donc l'on parvient, par la cure d'air, à s'opposer dans une certaine mesure à l'association active que le bacille de Koch contracte si fréquemment avec de puissants auxi-liaires qui se nomment les staphylocoques, le streptocoque, le pneumocoque, etc., on réduit singulièrement la violence et la gravité de l'assaut subi par l'économie, du fait de l'infection. On peut espérer, dès lors, que la lutte demeurera plus égale, que le bacille de Koch, privé de l'aide de ses alliés naturels, sera plus facilement réduit au silence par la seule résistance de l'organisme, dont le relèvement sera facilité, d'autre part, grâce aux mesures hygiéniques nombreuses que l'on connait si bien aujourd'hui.

Cette hypothèse, qui me parait très plausible, possède en outre l'avantage d'expliquer pour quelles raisons la période d'insuffisance fonctionnelle est longuement retardée par l'aération permanente, tandis que la cure d'air n'a plus aucune influence sur la tuberculisation pulmonaire dont les symptômes sont l'indice d'infections secondaires déjà surajoutées. Et s'il en est ainsi, ne voit-on pas là une nouvelle preuve de l'indication de choisir, pour le séjour des tuberculeux, un climat salubre, dans lequel la pureté de l'air s'unit heureusement à l'intensité des rayons solaires : de la nécessité, en un mot, d'allier à la cure d'aé-ration et de repos, une cure climatérique bien comprise?

Nous sommes déjà loin de l'époque où Peter pouvait écrire : « Je ne sais rien de plus hideusement fétide que la chambre à coucher d'un phtisique riche; c'est un endroit soigneusement clos où il est interdit à l'air d'entrer, comme à l'espérance; bourrelets aux portes, bourrelets aux fenê-tres, épais rideaux enveloppant le lit, où mijote, à l'étuvée, dans sa moiteur et dans son air vingt fois prérespiré, vingt fois souillé déjà par le contact de ses poumons ulcérés, le malheureux phtisique. Et ce n'est pas seulement lui qui le souille, cet air, mais l'épouse ou la garde qui le veille; mais la veilleuse de la table de nuit, mais les lampes et le feu du foyer, mais plus encore les odeurs vireuses de l'opium ou affadissantes des tisanes attiédies, et les émanations fétides des sueurs, des crachats, des déjections alvines. L'ensemble est odieusement repoussant. »

Et si tout cela est changé aujourd'hui, si l'air pur et libre est respiré à pleins poumons, si l'espérance renaît, de même que la vie, au cœur du tuberculeux, n'est-ce pas là, en attendant la guérison prochaine par la sérothérapie, le plus grand titre de gloire des phtisiographes de notre temps ?

CHAPITRE IX

HYGIÈNE GÉNÉRALE DU TUBERCULEUX

SOMMAIRE

Précautions à prendre contre les refroidissements. — Hygiène sexuelle.
— Hygiène de la toux. — De l'expectoration. — De la respiration.
— Gymnastique respiratoire. — Antisepsie des voies aériennes.
Hygiène cutanée : rôle de la peau. — Frictions sèches. — Lotions. —
Enveloppement. — Bains. — Douches. — Méthode suédoise. —
Indications.

Le traitement hygiénique serait incomplet s'il ne comprenait encore l'ensemble des prescriptions d'hygiène générale applicables à la plupart des malades, particulièrement à ceux qui sont atteints d'affections respiratoires. Ces mesures n'ayant chez les tuberculeux aucun caractère particulier, je serai très bref en ce qui les concerne, et ne ferai, pour ainsi dire, que les énumérer.

Toutes les précautions seront prises en vue de préserver les tuberculeux des refroidissements. Les vêtements chauds, les couvertures, les boules d'eau chaude, sont souvent indispensables à des malades soumis au repos absolu et qui n'ont pas, par conséquent, la ressource de l'exercice pour lutter contre la rigueur de la température. On se gardera, cependant, d'exagérer dans ce sens, et de surcharger le malade, sous peine de provoquer la transpi-

Précautions
à prendre
contre les
refroidissements

ration habituelle et la faiblesse consécutive. Peter (1) recommande le port d'un gilet en flanelle légère, à demi-manches l'été, à manches longues l'hiver. Le froid aux pieds est surtout à craindre ; mais on l'évitera aisément.

Hygiène sexuelle. L'hygiène sexuelle mérite, également, l'attention du médecin. Elle tient toute, d'ailleurs, dans cette formule typique de Peter : « Dans le monde des tuberculeux, il faut, aux filles pas de mariage, aux femmes pas d'enfants, aux mères pas d'allaitement. »

Parmi les règles d'hygiène particulière, il est bon de citer celles qui ont rapport à la toux, à l'expectoration, à la respiration, à la désinfection des premières voies aériennes.

Hygiène de la toux La suppression de la toux inutile du phtisique est un phénomène que l'on doit s'efforcer d'obtenir. Dettweiler a prétendu qu'au Sanatorium on arrive sans grande difficulté, par la simple persuasion, à modérer et même à faire disparaître la toux sèche, quinteuse, pénible, du tuberculeux. Je crois qu'il est prudent de se garder d'un tel optimisme. C'est ainsi qu'au Sanatorium de Dettweiler lui-même, les médicaments les plus employés sont précisément ceux qui ont pour but de calmer le besoin de tousser, tels que la codéine, la dionine et la morphine (2). Cela prouve bien que l'éducation de la toux ne peut agir seule, et qu'elle réclame l'adjuvance des médicaments.

de l'expectoration. On attirera l'attention des tuberculeux sur la nécessité d'expectorer leurs crachats et de ne jamais les déglutir. L'expectoration se fera dans le crachoir de poche ou les crachoirs d'appartement.

de la respiration La gymnastique respiratoire, ordonnée surtout à l'étran-

_____

(1) PETER. — *Bull. de thérap.*, 1877.
(2) Renseignements personnels.

ger, tend à forcer le poumon à se dilater en toutes ses parties et à rendre perméables les régions déjà frappées d'inertie. Cette pratique est loin d'être toujours inoffensive. Si elle se borne à ordonner aux malades de faire quelques inspirations profondes deux ou trois fois par jour, elle n'est pas dangereuse; mais je la considère comme plus nuisible qu'utile lorsqu'on abuse des respirations forcées et que l'on associe à ces exercices la gymnastique générale des bras et des jambes.

Comme dans toutes les affections respiratoires, on recommandera l'antisepsie des premières voies aériennes: inhalations, lavages, injections nasales ou gargarismes d'eau boriquée, prises d'acide borique, etc.

Il est inutile d'insister plus longtemps sur ces mesures générales, communes à une foule d'états.

L'hygiène cutanée, en revanche, exige quelques développements plus étendus.

La surface cutanée n'est pas seulement l'un des principaux émonctoires de l'organisme; elle est aussi le point de départ de réflexes qui retentissent sur la nutrition générale. A ce titre, elle mérite toute l'attention de l'hygiéniste.

Diverses pratiques sont mises en œuvre pour assurer son parfait fonctionnement: les frictions sèches, les lotions, l'enveloppement mouillé, les bains et les douches.

Les frictions sèches faites aux tuberculeux tous les matins, à l'aide d'un gant de crin ou d'une pièce de flanelle, produisent une stimulation marquée de l'organisme, mais sont inférieures aux lotions ou aux frictions humides.

Les lotions sont pratiquées avec de l'eau froide, pure ou additionnée d'un liquide alcoolique ou aromatique: eau-de-vie camphrée, vinaigre, alcoolat de lavande, de romarin, etc. On a soin, après la lotion, de frictionner vigoureusement la région lotionnée.

Enveloppements — L'enveloppement dans le drap mouillé est souvent utilisé à l'étranger. A mon avis, il a le grand inconvénient d'être fort désagréable aux malades, d'être moins facilement suivi de réaction que les frictions humides et de ne pas offrir, sur ces dernières, un avantage bien considérable. Je ne vois pas la nécessité de cette pratique dans la tuberculose pulmonaire.

Bains. — Les bains tièdes auraient une action thérapeutique manifeste en diminuant la toux et l'expectoration. Mais ils présentent, surtout, une grande utilité au point de vue de l'hygiène cutanée. Ils permettent, en effet, de désobstruer les pores de la peau, de la débarrasser de ses détritus épithéliaux et sudoraux, et facilitent ainsi son rôle d'émonctoire. Il n'est pas indispensable de prescrire un bain tous les jours ; ce serait, au contraire, imposer une fatigue plus ou moins grande aux tuberculeux, dont les forces doivent être ménagées. Un bain tiède toutes les semaines suffit dans la plupart des cas.

Douches. — Les douches froides exigent de grandes précautions ; employées volontiers en Allemagne, elles paraissent devoir être réservées à un très petit nombre de cas.

Méthode suédoise. — On a encore coutume de prescrire, à l'étranger, les frictions énergiques suivies d'une ablution froide (méthode suédoise), ou les affusions froides à la suite d'un bain chaud. Je n'ai aucune expérience de ces pratiques que je crois, cependant, dangereuses ou d'un maniement bien délicat.

Quel que soit le procédé hydrothérapique utilisé, le malade devra, pendant les deux heures qui suivent la séance, demeurer dans une chambre à température moyenne, et même, s'il est nécessaire, garder le lit. Sans cette précaution, le refroidissement est pour ainsi dire inévitable.

Les frictions sèches ou humides constituent le procédé le plus usuel. Comme les bains tièdes, elles peuvent être ordonnées à peu près indifféremment à tous les malades non fébricitants, sauf dans les périodes ultimes de la cachexie bacillaire, où cette pratique ne serait qu'une nouvelle cause de fatigue et d'affaiblissement. *Indications.*

En revanche, les douches froides seront réservées aux sujets encore vigoureux, capables de réaction (prétuberculose, à la rigueur formes communes torpides, sans retentissement marqué sur l'état général, tuberculose guérie). Elles sont absolument contre-indiquées dans les formes rapides ou non compensées de la tuberculose pulmonaire.

DEUXIÈME PARTIE

DEUXIÈME PARTIE

I. LES SANATORIA

CHAPITRE Iᵉʳ

LA CURE AU SANATORIUM

Soumettre les tuberculeux aux mesures les plus ration-

Principe
des Sanatoria

Soumettre les tuberculeux aux mesures les plus rationnelles de l'hygiène, exiger d'eux les multiples sacrifices
que doit s'imposer le phtisique qui veut guérir, placer
sous une autorité médicale constante et tenace l'existence
quotidienne de malades volontiers portés à la mollesse,
peu soucieux de s'astreindre à toute la rigueur d'un
traitement de longue durée, régler heure par heure, minute par minute l'emploi du temps de chacun d'eux pour
l'utiliser tout entier en vue de la guérison, encourager
les défaillants, faire obéir les téméraires, tel est le principe qui guida Brehmer lorsqu'il établit à Gorbersdorf, en

1859, le premier Sanatorium pour tuberculeux. Son exemple n'a pas tardé à être suivi, et à l'heure actuelle, de nombreux Sanatoria sont élevés aussi bien à l'étranger qu'en France, démonstration éclatante des résultats remarquables que l'on est en droit d'attendre d'une cure hygiéno-diététique rationnellement instituée et suivie.

Sous l'œil vigilant du médecin, aucune faiblesse n'est permise, pas plus qu'une tentative de révolte contre les principes admis aujourd'hui par tous, et si les Sanatoria, tels qu'ils fonctionnent actuellement, ne sont pas toujours à l'abri de critiques justifiées, il n'est pas douteux qu'ils ont rendu et qu'ils sont encore appelés à rendre les plus grands services, non seulement en assurant la guérison de nombreux malades, mais surtout en rendant plus effective la prophylaxie anti-tuberculeuse. A ce titre, l'œuvre de Brehmer reste immortelle, et sa mémoire a justement droit aux nombreux hommages qu'on lui a rendus.

Tous les Sanatoria ne sont pas également favorables aux tuberculeux, bien que le traitement institué soit à peu près identique chez tous. Les plus recommandables sont ceux qui réunissent les meilleures conditions d'installation, d'organisation et de fonctionnement.

Un Sanatorium doit être bâti sur un « terrain sans humidité et sans brouillards, suffisamment élevé et adossé de préférence aux flancs d'une montagne, voisin d'un bois de sapins, bien exposé et abrité des grands vents, offrant une pente suffisante, une vue découverte, pourvu d'eau vive et d'un parc d'isolement (Netter) (1). » Aucun bruit, aucune odeur désagréable ne doivent troubler la tranquil-

Conditions d'installation.

(1) NETTER. — Rapport au Comité d'hygiène de France. Voir : *Journ. des Pratic.*, 15 avril 1899,

lité des malades ; le Sanatorium sera donc loin des villes et distant de fabriques ou d'usines. La cure climatérique doit pouvoir être intimement associée à la cure d'air et de repos ; elle constitue, en effet, l'un des points les plus importants du traitement. « Le Sanatorium doit, pour remplir complètement son but, être installé dans une région favorable, et, suivant les cas, le climat tempéré ou chaud, sec ou humide, en altitude ou en vallée, sur le littoral ou en plaine, aura son indication (Bardet) (1). »

Or, à l'étranger on se soucie assez peu de cette condition importante ; il n'en est heureusement pas ainsi en France.

Le Sanatorium doit être, sinon luxueux, du moins confortable, de telle sorte que le malade puisse s'y trouver à l'aise et bénéficier des adjuvants nombreux de la cure. Les chambres seront assez vastes pour que chaque malade puisse disposer d'un cube d'air suffisant ; elles seront bien exposées, faciles à ventiler, pourvues d'un appareil de chauffage au cas où il serait utile d'y élever la température. Le mobilier, réduit au minimum, doit être d'une désinfection facile, de même que le parquet et les murs.

L'établissement doit posséder des galeries de cure convenablement aménagées, un service hydrothérapique, et, d'une manière générale, les dépendances nécessaires à son bon fonctionnement.

« Un Sanatorium pour tuberculeux, ont dit Brouardel et Grancher (2), doit être fermé, discipliné, aseptique. » Il appartient au médecin-directeur de veiller à ces conditions, et il le pourra d'autant mieux qu'il sera le maître absolu chez lui. Il faut que le médecin ait toute liberté

----

(1) Bardet. — *Soc. de Thérap.*. 10 mai 1899.
(2) Brouardel et Grancher. — *Congrès de Berlin*. mai 1899.

d'action sur ses malades, et qu'il associe à un zèle infatigable, le secours d'une grande connaissance des malades et de la maladie. Sabourin n'écrit pas sans raison ; tant vaut le médecin, tant vaut le Sanatorium. « Il faut, en vérité, beaucoup de patience, de fermeté et de douceur en même temps, et j'ajoute beaucoup de science délicate et de cette fine observation qui ne se trouve pas dans les livres, pour être un bon médecin de Sanatorium (1). »

Le rôle du médecin dans les Sanatoria est celui du chien de berger (Dettweiler). Comme lui, en effet, il passe son existence au milieu du troupeau confié à sa garde ; il excite les uns, ralentit les autres, s'oppose à tout écart tenté hors de la voie directe qu'il faut suivre pour atteindre le but. Son attention n'est pas un seul instant détournée de l'office qui lui est dévolu, et tous ses efforts n'ont d'autre fin que d'arriver, sans à-coups, au bout de sa tâche.

Ce n'est pas seulement l'état physique de ses malades que le médecin-directeur doit envisager. Il lui faut, plus encore, s'attacher à conquérir leur confiance et leur obéissance absolue. Il agira donc sur leur moral et appréciera les circonstances où il importe d'encourager les timides et les déprimés, et les cas, au contraire, où il faut avant tout réduire les espérances qu'un bien-être rapide a déterminées, et sous l'influence desquelles le malade n'a souvent que trop de tendances à négliger les rigoureuses prescriptions hygiéniques auxquelles il doit, cependant, l'amélioration qu'il ressent.

Plus que tout autre malade, le tuberculeux est difficile à conduire ; la tâche du médecin n'en est que plus délicate. Pour arriver à ses fins, il doit tout tenter : la douceur, la

(1) Brouardel et Grancher. — Congrès de Berlin, mai 1899.

prière, le raisonnement, les menaces, la violence même.
Il est bien rare qu'en faisant preuve de tact, de patience
et d'énergie, il ne triomphe de la résistance qu'on lui
oppose.

Expérimenté, dévoué, patient, énergique, plein de
tact, fin psychologue, tel doit être le médecin de Sanatorium : et si, d'autre part, les conditions d'organisation et
d'installation de son établissement sont réalisées, on peut
être plein de confiance dans le succès de la cure. En
revanche, si ces qualités manquent au médecin, le tuberculeux n'a que faire d'une installation des plus confortables, et d'une organisation en apparence parfaite. Dans
le traitement au Sanatorium, l'établissement lui-même est
peu de chose ; le médecin est à peu près tout. Il suffit,
pour s'en rendre compte, d'avoir suivi les malades à la
cure, et l'on s'aperçoit aisément qu'il n'est pas jusqu'aux
détails les plus insignifiants qui ne nécessitent, je ne dis
pas la présence, mais l'action directrice du médecin.

Dès l'arrivée du malade, le traitement commence, et la
cure se prolonge, ininterrompue, jusqu'à sa sortie. Parfois,
en entrant, il ignore la nature et la gravité de son mal.
On lui a dit, sans doute, que son état était sérieux, que
tout traitement à domicile n'était qu'illusoire, et pour
obtenir son déplacement, on lui a vanté l'influence bienfaisante du changement d'air et de milieu. Mais on a
redouté pour lui la révélation de la triste vérité ; car,
malgré les conseils si judicieux de Grancher, la plupart
des médecins hésitent encore à prononcer le mot « tuberculose » devant des malades qui doivent, cependant,
connaître leur mal pour en guérir. Mais, dès l'arrivée au
Sanatorium, les illusions cessent, si tant est qu'elles aient
persisté jusque là. Ce n'est, certes, pas sans émotion ni
sans troubles que le tuberculeux accepte le diagnostic

Renseignements
à donner
au malade
dès son arrivée.

qu'on lui révèle, et tout l'art du médecin se manifeste dans les ménagements qu'il apportera dans sa délicate mission, avec la nécessité, cependant, de s'en acquitter au plus tôt.

D'ailleurs, s'il est indispensable que le tuberculeux soit éclairé sur la nature de son mal, il est aussi urgent de pallier l'intensité du trouble qu'on lui cause, en lui montrant que la guérison dépend uniquement de son obéissance et de son énergie, en lui donnant, enfin, comme exemple, le cas de tuberculeux, parfois plus malades que lui, et qui, sous l'influence du traitement institué, ont vu leurs forces reparaître, leurs lésions s'atténuer et la guérison définitive se maintenir. Aidé des bienveillants conseils du médecin, encouragé par le calme et la résignation soumise de ses voisins à la cure, le nouveau venu au Sanatorium ne tarde pas à s'accommoder des conditions nouvelles d'existence qui lui sont faites, à chasser les préoccupations qu'avait fait naître, en lui, la connaissance précise de son état, à faire preuve, en un mot, de patience, de courage et d'énergie, pour se soumettre entièrement aux exigences multiples de la cure.

Que cette tâche incombe au médecin du Sanatorium ou que le malade ait été suffisamment renseigné sur son état avant son entrée, il n'en est pas moins vrai que les tuberculeux récemment admis réclament, plus que les malades en traitement, l'assiduité, les conseils, les encouragements et la surveillance du médecin-directeur. Le nouveau venu à la cure doit être l'enfant gâté du Sanatorium, non qu'il soit indiqué de contenter ses caprices, mais parce qu'il a particulièrement besoin de bonnes paroles et de sages recommandations. Que de malades indisciplinés sont renvoyés de certains Sanatoria pour n'avoir pas été compris du médecin et pour avoir manqué, dès le début, de ce soutien moral sans lequel il est parfois si difficile d'accepter toute la rigueur du traitement !

L'action morale exercée par le médecin-directeur sur son nouveau malade ne va pas sans la nécessité de donner, dès le principe, à ce dernier, tous les renseignements qui constituent l'éducation du tuberculeux. Le malade apprendra qu'il lui faut, avant tout, une alimentation intensive, la respiration d'un air pur, sans cesse renouvelé et très souvent le repos sur la chaise longue ; il saura, aussi, que les produits de son expectoration ne sont pas sans danger pour ceux qui l'approchent ; enfin, il sera mis en éveil contre les complications ou les accidents inattendus qui peuvent surgir naturellement, ou du fait de la moindre imprudence, et qui, sans entraver la possibilité de la guérison, ne font qu'en éloigner la date. Ainsi *travaillé* par le médecin, le tuberculeux se montrera docile, discipliné, attentif à son état, de sorte que toute heure, toute minute sera « un effort lent, mais raisonné vers la guérison ».

Tandis que se poursuit ainsi le traitement moral, la cure hygiéno-diététique est instituée avec tous les ménagements que peut nécessiter l'état du nouvel arrivant.

Tantôt c'est l'état fébrile ou l'inaccoutumance à la vie à l'air libre qui s'oppose, pendant les premiers temps, à l'aération continue de jour et de nuit. Sabourin, qui a su parfaitement décrire la fièvre de surmenage, véritable pyrexie surajoutée à la fièvre d'inflammation ou de résorption, reconnaît que la prudence la plus élémentaire recommande certaines précautions dans l'application de la cure d'air.

D'autres fois, c'est l'anorexie, l'état dyspeptique, ou les complications gastro-intestinales qui exigent certaines modifications dans le régime généralement adopté.

Mais, d'habitude, cette première période de tâtonnements est assez courte, et le malade peut être mis rapidement à la cure intégrale du Sanatorium.

Détails
de la cure
au Sanatorium. D'ordinaire, le premier déjeuner est apporté aux malades dans les chambres. D'autres fois, les pensionnaires, levés vers les huit heures du matin, descendent, pour ce premier repas, à la salle à manger commune. La cure d'air commence ensuite : aux malades apyrétiques, porteurs de lésions peu étendues, ne présentant aucun trouble marqué de l'état général, une promenade plus ou moins courte peut être permise, pourvu qu'on en constate l'innocuité au retour (1). Les autres se rendent directement aux galeries de cure, où, installés sur leur chaise longue, ils s'occupent à converser, lire, écrire, dessiner, jouer, etc., tandis qu'à heures fixes on leur apporte du lait, des œufs, de la viande crue. J'ai insisté, déjà, sur les inconvénients qui résultent parfois de cette cure en commun, et sur l'avantage qu'il y aurait à doter la plupart des Sanatoria de galeries particulières annexées à chaque chambre. Ce desideratum est réalisé au Sanatorium d'Alger-Birmandreis, et à celui de Gorbio.

Pendant le séjour des malades aux galeries, les fenêtres des chambres sont largement ouvertes, de façon à assurer la pureté de l'air pour la nuit.

Le séjour à l'air libre n'est coupé que par des exercices prudents de gymnastique respiratoire, applicables seulement à quelques malades, les visites médicales, les soins hydrothérapiques, ou les principaux repas. Le soir venu, tous les malades regagnent leur chambre, où l'aération continue est encore pratiquée avec toutes les précautions nécessaires (2).

(1) Voir page 256.
(2) Voir pour les détails de la cure, page 261.

Tel est le type suivant lequel s'écoule l'existence du tuberculeux au Sanatorium. Sans doute, la monotonie de la cure, ainsi réglementée heure par heure, subie loin des parents et du chez-soi familial, constitue la plus grande difficulté du traitement. Les malades ne peuvent s'y soumettre et la tolérer qu'en ayant au cœur le ferme espoir de la guérison ; car, semble-t-il, ce n'est pas payer trop cher son rétablissement que de souffrir pendant quelques mois l'exil et l'uniformité lassante de la cure.

A l'école du Sanatorium s'acquièrent insensiblement les principes d'une hygiène rigoureuse et rationnelle, et ce n'est pas l'un des moindres avantages de ces sortes d'établissements que de permettre au malade, parti guéri ou amélioré, de conformer, désormais, son existence nouvelle aux règles hygiéniques les plus sages, et de le placer, de la sorte, dans les conditions les meilleures pour éviter les récidives ou prévenir la contagion. L'enseignement reçu au Sanatorium est l'une des garanties les plus puissantes de la prophylaxie anti-tuberculeuse.

L'utilité des Sanatoria est universellement admise aujourd'hui. Mais si l'on connait assez bien l'organisation des Sanatoria étrangers (1), on ignore presque généralement qu'il existe en France des établissements qui ne le cèdent en rien à ceux-là, et pour lesquels, du moins, on n'a pas négligé de rechercher, comme une des conditions indispensables à la cure, les avantages du climat. C'est pourquoi je n'ai pas jugé inutile de montrer de quelle façon on a compris, en France, l'installation, l'organisation et le fonctionnement de nos principaux Sanatoria, et de les mettre en parallèle avec les types les plus parfaits des Sanatoria étrangers.

(1) Voir : KNOPF. *Les Sanatoria*. 2e édit. 1900. — LÉON PETIT. *Le phtisique, et son traitement hygiénique*, 1895. — R. WALTERS. *Sanatoria for consumption*. Londres, 1899.

CHAPITRE II.

LES PRINCIPAUX SANATORIA ; EN PARTICULIER LES SANATORIA FRANÇAIS

A. Sanatoria étrangers

SOMMAIRE

Falkenstein. — Gorbersdorf. — Hohenhonnef. — Davos-Platz. — Leysin.

1. — *Sanatorium de Falkenstein* (1).

Après avoir été, pendant un certain temps, l'aide de Brehmer à Gorbersdorf, Dettweiler contribua à fonder le Sanatorium de Falkenstein, monté par souscriptions recueillies parmi les habitants de Francfort, et en devint le médecin-directeur.

Depuis l'inauguration de cet établissement (1876), des améliorations successives ont été apportées à son installation, de sorte qu'actuellement Falkenstein est le modèle le plus luxueux, le plus grandiose, je dirai même le plus classique des Sanatoria fondés aussi bien à l'étranger qu'en France, et c'est à juste titre que Knopf l'a surnommé : La Mecque des phtisiologues.

(1) D'après les renseignements dus à l'obligeance de M. le Dʳ Karl Hess, médecin-chef du Sanatorium de Falkenstein.

Largement ouvert au sud-est, où se déroule le panorama étendu de la plaine du Mein jusqu'à Cronberg, le Sanatorium de Falkenstein est situé à 410 mètres au-dessus du niveau de la mer, sur le versant méridional du Taunus.

Devant la façade principale s'étend un parc immense, environné de bois et de forêts sillonnés de chemins bien entretenus où de nombreux bancs permettent au malade, fatigué dans sa promenade, de se reposer quelques instants. Les malades auxquels les excursions sont permises peuvent visiter les environs de Falkenstein, très pittoresques, d'ailleurs.

Le climat de Falkenstein est celui de l'Allemagne centrale. L'atmosphère est pure, exempte de poussières, plutôt sèche, bien que les pluies ne fassent pas défaut. Les oscillations thermométriques sont rarement brusques, et les écarts peu considérables. Le baromètre accuse une pression moyenne de 725 millimètres. Les vents d'ouest, du sud et du sud-ouest sont les plus fréquents. Or, les montagnes n'abritent guère le Sanatorium que contre les vents du nord, de l'est et de l'ouest.

Si l'atmosphère est calme et la température égale, l'intensité lumineuse est, en revanche, des plus faibles, et les rayons solaires sont fort pâles. Il est inutile, d'ailleurs, de revenir sur les caractères du climat de cette région (1).

L'eau d'alimentation provient uniquement d'une source qui appartient au Sanatorium, et qui jaillit au penchant du mont Alkonig.

L'établissement comprend une maison principale, deux ailes latérales et deux annexes qui communiquent avec le

(1) Voir page 218.

corps principal par des galeries couvertes. La façade principale est exposée au sud-est. Le rez-de-chaussée est utilisé pour les salles communes ; les autres étages sont réservés aux malades.

Le chauffage est obtenu par la vapeur à basse pression ; l'éclairage est électrique.

100 chambres sont réservées aux malades et contiennent 114 lits. Le cube d'air moyen dont dispose chaque tuberculeux, dans les chambres, est de 40 à 50 mètres cubes. Les fenêtres sont munies d'appareils permettant de graduer l'accès de l'air ; elles sont garnies de rideaux.

Les planchers sont recouverts de linoleum ; les murs sont tapissés. Tout le mobilier peut être facilement désinfecté au moyen du formol. Chaque chambre possède un paravent et une chaise longue.

Les latrines sont à chasse d'eau. Le service hydrothérapique, établi dans la dépendance de l'ouest, est parfaitement installé ; il permet de donner des bains chauds et des douches, en jets ou en pluie.

Une pharmacie permet d'avoir sur place les médicaments usuels ; on fait également appel aux ressources des pharmacies de Cronberg.

Dans les bâtiments accessoires se trouvent les écuries et remises, l'installation nécessaire pour la désinfection à la vapeur surchauffée (système Bacon), et la vacherie qui contient 17 vaches, régulièrement soumises à l'épreuve de la tuberculine.

Devant la maison principale, entre les deux ailes, est une terrasse parfaitement abritée. Sur cette terrasse, et adossées aux ailes sont construites des vérandahs couvertes où les tuberculeux font leur cure d'air ; elles sont munies de rideaux qui protègent les malades contre le soleil, la pluie ou la neige. De plus, quelques pavillons isolés sont disséminés dans le jardin et peuvent être orientés de façon à éviter l'action du vent.

La principale occupation des malades étendus sur leur chaise longue est la conversation ou la lecture de livres empruntés à la bibliothèque du Sanatorium, laquelle contient plus de 2,500 ouvrages, allemands, français et anglais.

Fonctionnement L'importance du Sanatorium de Falkenstein exige un personnel nombreux. En dehors de Dettweiler, qui reste médecin consultant, et du médecin-chef, le docteur Karl Hess, trois autres médecins sont adjoints ou assistants. Mais ils exercent sur le personnel subalterne et sur les malades une action uniquement scientifique, la direction réelle étant réservée à un conseil d'administration.

La cure alimentaire est très surveillée à Falkenstein. Si l'on n'admet pas d'une façon systématique la suralimentation, on préconise « une nourriture riche et bien choisie, une nutrition renforcée dans la mesure du possible ». On fait largement appel, entr'autres, au lait dans l'alimentation des malades. Je ne reviendrai pas sur le régime type adopté à Falkenstein, l'ayant déjà analysé ailleurs (1).

Quelques médicaments destinés à combattre certains symptômes ou les complications intercurrentes sont utilisés ; en particulier la codéine, la dionine, la morphine, l'antifébrine, le pyramidon, etc. Mais, en aucun cas on ne s'adresse aux médicaments pour lutter contre la maladie elle-même, et le traitement créosoté, en particulier, n'est jamais appliqué.

Une importance beaucoup plus grande est attribuée au

____

(1) Voir page 181.

traitement hydrothérapique. Les frictions sèches ou humides, à l'alcool ou à l'eau, de même que les douches froides, sont régulièrement employées.

Rien, dans les mesures prophylactiques, n'est particulier au Sanatorium de Falkenstein, sinon que depuis quelques années on utilise d'une manière courante la désinfection au formol.

Les frais de séjour comprennent : le prix de la chambre *Frais du séjour.* qui s'élève de 1 à 7 marks 1/2, et le prix de la pension (8 marks 50). Mais, outre ce tarif, de nombreux suppléments presque tous obligatoires, majorent dans d'assez fortes proportions les dépenses du traitement. C'est ainsi que l'on décompte à part : les boissons, qui doivent exclusivement provenir des caves de l'établissement, les médicaments et les instruments, une lampe électrique transportable dans la chambre, les bains, les douches, le massage, sans compter la taxe fixe de 20 marks que doivent acquitter les malades dès leur entrée au Sanatorium.

Le Sanatorium de Falkenstein est ouvert toute l'année ; *Saison la plus favorable* il semble, en effet, que le traitement se poursuit aussi favorablement pendant la saison froide que pendant l'été. Comme on admet, à l'étranger, que les conditions climaté- *Indications.* riques constituent un facteur négligeable en phtisiothérapie, on est naturellement porté à affirmer que le séjour à Falkenstein convient également à toutes les formes de la tuberculose pulmonaire, pourvu que la maladie ne soit pas trop avancée. Je me suis déjà expliqué sur ce point qui me paraît être une profonde erreur.

Dès 1886, Dettweiler publiait une première statistique *Résultats.* portant sur 1022 cas, répartis de la manière suivante :

> Guérisons complètes : 13 0/0 ;
> —   relatives : 24 0/0.

Karl Hess, à la date du 19 février 1900, donne les résultats suivants (1) :

Guérisons absolues : 15 0/0 ;
—   relatives : 15 0/0 :
Améliorations : 50 0/0.

C'est surtout au Sanatorium de Falkenstein que s'adresse l'une des critiques les plus sérieuses de ce genre d'institutions, celle qui leur reproche le nombre trop considérable des pensionnaires. Comme on l'a dit avec raison, Falkenstein est une véritable caserne, où, somme toute, le malade se sent moins en famille, plus isolé malgré la multitude des voisins, que dans les petits Sanatoria ; où, enfin, la surveillance médicale ne peut s'exercer avec autant de sollicitude ni d'efficacité réelle, quels que soient, d'ailleurs, la valeur scientifique et le nombre des médecins.

2. — *Sanatoria de Gorbersdorf.*

Le premier Sanatorium pour tuberculeux a été créé par Brehmer en 1859, à Gorbersdorf, petit village du sud de la Silésie prussienne, situé au fond de la vallée de la Steine.

Situation. — Le Sanatorium de Brehmer, bâti à 600 mètres d'altitude sur le versant méridional de la Riesengebirge (chaîne des géants) comprend trois corps de bâtiments et quelques annexes. De tous côtés sont des collines boisées ; de plus un vaste parc permet au malade des excursions graduées.

Installation. — On a reproché au Sanatorium de Brehmer son architecture rappelant de trop près le « décor d'opéra » (2). C'est

(1) Lettre qui m'a été adressée directement par le docteur Karl Hess, médecin-chef du Sanatorium de Falkenstein.

(2) LÉON PETIT. — *Le phtisique et son traitement hygiénique,* 1895.

une critique sans importance. Ce qui est plus grave, Fonctionnement
c'est que depuis la mort de Brehmer, la direction n'est pas
restée exclusivement médicale.

Quant aux résultats obtenus, la statistique publiée par   Résultats.
Brehmer en 1888 porte sur 554 malades, et donne les
chiffres suivants :

> Guérisons complètes : 9 0/0.
> Améliorations   : 22 0/0.

Deux nouveaux Sanatoria, celui de Rompler, et celui de
la comtesse Puckler, ont été construits à Gorbersdorf; le
dernier est un petit établissement capable de recevoir,
seulement, 30 malades.

3. — *Sanatorium de Hohenhonnef* (1).

Ce Sanatorium est construit à 236 mètres, au milieu
d'une forêt de sapins, sur la rive droite du Rhin.

D'après la statistique de Meissen, les résultats obtenus
seraient les suivants :

> Guérisons..............   14 %
> Améliorations ....   25 %

4. — *Sanatorium de Davos-Platz* (2).

Le Sanatorium de Davos, dirigé par le docteur Turban
est le type le plus parfait des Sanatoria d'altitude. Situé   Situation.
à 1573 mètres, dans la partie sud-ouest de Davos-Platz
(canton des Grisons), sur la pente de la montagne, il a été

---

(1) Voir: Knopp. — *Thèse* de Paris, 1895.
(2) La plupart de ces renseignements sont dus à l'obligeance du
Dr Turban, médecin-directeur du Sanatorium de Davos-Platz.

construit en 1887, loin des grandes agglomérations de bâtiments. Autour de l'établissement s'étendent de vastes prairies, au-delà desquelles on jouit du panorama remarquable de la vallée de Davos et des hautes montagnes. Dans le jardin du Sanatorium, des sentiers à pente douce permettent des promenades faciles que l'on peut couper par des repos sur des bancs ou dans deux grands pavillons. Aux malades plus vigoureux sont permises des promenades en voiture ou en traîneau dans les belles vallées environnantes.

Le climat est rude : pendant cinq mois (de novembre à avril), le sol reste couvert d'un épais manteau de neige, et la température s'abaisse parfois jusqu'à — 25°. Cependant, en raison de l'extrême sécheresse de l'air, la radiation solaire est intense, de sorte que pendant plusieurs heures, au milieu de la journée, la température au soleil peut être très élevée. Une ceinture de hautes montagnes abrite parfaitement le Sanatorium de Davos contre les vents du nord et du sud, mais elle a l'inconvénient de limiter la durée de l'insolation quotidienne dans des proportions assez notables.

L'eau d'alimentation est d'excellente qualité et provient de sources irréprochables.

Installation. Le Sanatorium se compose d'un corps principal à quatre étages et de deux villas qui communiquent avec le bâtiment central par des galeries fermées. Devant la grande façade, orientée en plein midi, sont des terrasses couvertes, d'une étendue de 80 mètres.

Dans les sous-sols se trouvent les cuisines et les locaux communs ; au rez-de-chaussée sont le salon, la salle de lecture, le laboratoire de pharmacie et de bactériologie, etc.

L'établissement principal est chauffé au moyen de la vapeur à basse pression (système Bechem et Post), et éclairé à la lumière électrique. Les villas sont chauffées par des poêles au bois.

Soixante chambres sont affectées aux malades, au-dessus du rez-de-chaussée, elles sont toutes exposées au sud, et donnent, du côté du nord, sur un grand couloir. La plupart sont pourvues de balcons ou de terrasses, quelques-unes renferment deux lits, de sorte que l'établissement peut recevoir jusqu'à 70 malades.

Les parquets sont recouverts de linoléum ; de même que le mobilier des chambres, ils se prêtent aisément à des lavages antiseptiques.

Au-dessus des fenêtres et des portes de balcon, sont installés des vasistas qui permettent de régler la ventilation.

Le service hydrothérapique est bien compris et permet de donner des douches et des bains.

La cure d'air se pratique sur les terrasses qui longent la façade de l'établissement ; elles sont garnies de forts rideaux et de paravents, et absolument abritées du vent.

La direction du Sanatorium appartient à un « directeur administratif » et à un « médecin-dirigeant », le Dr Turban, secondé d'un médecin-adjoint, le Dr Lips. Fonctionnement

L'alimentation intensive est de règle à Davos-Platz. Les malades font, tous les jours, six repas, composés surtout de beurre et de laitages.

Dans un grand nombre de cas on a associé à la cure hygiéno-diététique, la pratique des injections de tuberculine.

Une importance assez considérable est attribuée au traitement hydrothérapique. Outre les bains et les douches ordinaires, les frictions sèches et humides, on utilise dans quelques cas spéciaux la douche latérale, en éventail, à une pression de une ou deux atmosphères, et à une température progressivement décroissante en quelques secondes : de 25° ou 20° à 10° ou 8°, mais toujours sous la surveillance directe du médecin.

Les mesures de désinfection sont rigoureusement appliquées. Une étuve à désinfection par la vapeur sous pression appartient à l'établissement.

Frais du séjour. Les frais de séjour sont variables suivant la chambre occupée : de 13 à 20 francs par jour.

Saison la plus favorable Le Sanatorium de Davos est ouvert toute l'année ; mais la saison d'été paraît plus favorable aux malades très anémiés.

Indications. Je ne reviendrai pas sur les indications et les contre-indications du climat d'altitude, qui ont été longuement étudiées (1). Qu'il me suffise de dire que les conditions climatériques sous lesquelles est établi le Sanatorium de Davos-Platz, sont loin d'être favorables à tous les tuberculeux. Elles paraissent, au contraire, dangereuses dans la majorité des cas, pour peu que les lésions aient revêtu un caractère assez accusé de gravité ou d'extension.

Résultats. Turban a publié en 1899 les résultats observés à Davos-Platz chez 408 malades traités. Ils se résument ainsi :

Améliorations :　80 %.

Aggravations :　20 %.

Turban divise l'état des lésions observées en trois stades, qui ne correspondent nullement aux trois périodes classiques de la tuberculose, mais qui s'appliquent tous à différents degrés d'une tuberculisation peu prononcée.

(1) Voir page 210.

Toutes ces formes, quel que soit le stade, correspondent aux formes les plus bénignes des tuberculoses douteuses ou lentes, avec lésions compensées, c'est-à-dire à des modalités éminemment curables. On s'explique donc aisément pour quelles raisons les résultats publiés par Turban paraissent si favorables, d'autant plus que ces formes seules sont, à mon avis, justiciables de la cure d'altitude.

5. — *Sanatoria de Leysin.*

Le village de Leysin, situé près de St-Maurice, dans le canton de Vaud, se trouve à 1450 mètres d'altitude. Deux Sanatoria sont construits, avec tout le luxe désirable, au-dessus du village, au milieu de prairies et de forêts de sapins. Le site est très pittoresque et bien abrité du vent. *(Considérations générales.)*

Mais la direction médicale n'est que secondaire, de sorte que ces établissements sont plutôt des hôtels pour tuberculeux, que de véritables Sanatoria.

La statistique des malades du Grand-Hôtel, pour l'année 1897-1898, fournit les résultats suivants (1) : *(Résultats.)*

> Guérisons : 22 %.
> Améliorations : 55 %.

De nombreux Sanatoria sont encore établis à l'étranger, mais leur importance est secondaire (2).

(1) Voir G. Küss. *Bull. Médic.*, 18 avr. 1900.
(2) Voir, pour plus de détails : KNOPF. *Les Sanatoria*, 2e édit. 1900.

B. Sanatoria français

SOMMAIRE

Le Canigou. — Durtol. — Trespoey. — Meung-sur-Loire. — Alger-Birmandreis — Gorbio. — Autres Sanatoria.

1. — *Sanatorium du Canigou* (1).

C'est à proximité du petit village du Vernet (Pyrénées-Orientales) que Sabourin a élevé le premier Sanatorium que l'on ait construit en France. Simplement constitué, au début, par une galerie de cure établie, à grands frais, au-dessus du village, ce Sanatorium présentait, à son origine, le grave inconvénient de ne pouvoir donner asile aux malades pendant la nuit. Ceux-ci, obligés de loger dans les hôtels du Vernet, étaient conduits le matin jusqu'à la cure, et malgré la beauté de la route qui y mène, ce transport n'était pas sans entraîner souvent une fatigue fâcheuse, capable de nuire à l'efficacité du traitement.

Il n'en est plus ainsi aujourd'hui. Grâce au zèle dévoué autant qu'éclairé de Sabourin et de son successeur, le Dr Giresse, la prospérité toujours croissante du Sanatorium du Canigou a permis de compléter l'installation trop sommaire de l'établissement primitif, et de faire disparaître, du même coup, la critique aussi sévère que justifiée que l'on pouvait adresser à ce dernier. Actuellement, le Sanatorium du Canigou n'a rien à envier aux Sanatoria récemment créés aussi bien en France qu'à l'étranger, et pré-

(1) La plupart des renseignements qui suivent sont dus à l'obligeance du Dr Giresse, médecin-directeur du Sanatorium du Canigou.

sente toutes les garanties d'installation et d'hygiène désirables.

L'établissement du Canigou est bâti à flanc de colline, au-dessus du vallon de Cady, à 650 mètres d'altitude, à 500 mètres de distance du petit village agricole de Vernet-les-Bains. Nulle fabrique, ou usine, ne vient troubler la tranquillité du lieu.

Autour de lui s'étendent des forêts de pins et de châtaigniers, dominant un vaste cirque de montagnes formant un site très pittoresque. Les malades autorisés à marcher n'ont que le choix des excursions ; la vallée du Cady, de St-Vincent, Olette, Moligt, les ruines du monastère de St-Martin du Canigou, sont autant de buts de promenades agréables.

Le Vernet est réputé pour la beauté de son climat. La température moyenne annuelle est de 11°,8, l'oscillation thermique quotidienne variant entre 5° et 10°. La pression barométrique moyenne est de 705 millimètres. Les pluies sont assez rares : 67 jours par an, donnant environ 615 millimètres d'eau. Le vent du nord-ouest et celui du sud sont les vents dominants de la région ; mais, en général, ils soufflent faiblement au Vernet. D'ailleurs, des abris nombreux arrêtent sa violence : à l'est, le Canigou (2785^m) ; au sud, la Pena ; au nord-ouest, les monts de Villefranche. Malheureusement, l'insolation quotidienne a une durée assez courte (cinq heures en moyenne), en raison même des hautes montagnes qui enserrent le Sanatorium. En revanche, les brouillards sont peu fréquents, et la luminosité très intense.

On a prétendu que le sol de cette région est humide ; c'est là une erreur. Ce sol, granitique et sablonneux, est, en réalité, très sec et très perméable. En hiver, la neige le recouvre deux ou trois fois chaque année, mais ne persiste que deux ou trois jours chaque fois.

L'eau de boisson provient de sources de la vallée de St-Vincent ; elle est captée à une certaine hauteur, et sa canalisation est assez surveillée pour que l'on puisse en garantir la pureté.

Installation. L'hôtel du Sanatorium est une construction moderne présentant différentes orientations. Plusieurs châlets lui sont annexés. Il renferme 70 chambres confortables, chauffées par des cheminées, et éclairées au gaz ou à l'électricité. Cinq de ces chambres sont à deux lits, mais ne sont jamais données qu'à un malade et à la personne qui l'accompagne.

Les malades disposent, en moyenne, dans les chambres, de 50 mètres cubes d'air. Les fenêtres sont toutes munies d'un appareil permettant de les ouvrir au degré voulu.

Les parquets sont recouverts de promenoirs en linoleum. Quelques murs sont peints à l'huile ; la plupart sont tapissés, mais peu à peu les tapisseries seront remplacées par la peinture.

Les meubles sont simples, mais confortables : la plupart des lits sont en bois de chêne ou de noyer, garnis de sommiers d'une désinfection facile. Le reste du mobilier ne présente aucun caractère particulier. Dans chaque chambre se trouve un canapé ou un fauteuil, mais il n'y a pas de chaise longue.

Les latrines fonctionnent avec système de chasse à flotteur ; le tuyau d'évacuation est toujours muni d'un siphon.

Le service hydrothérapique est très bien compris : bains, douches, massage, etc.

Une vacherie, établie dans la propriété, est surveillée par le médecin du Sanatorium.

Au Sanatorium, sont annexées trois galeries de cure, exposées au sud-ouest. La plus importante peut recevoir 40 malades ; elle offre les dimensions suivantes :

> Longueur : 50 mètres ;
> Hauteur : 4 mètres ;
> Profondeur : 3ᵐ50

Toutes ces galeries sont vitrées et peuvent être ouvertes ou fermées à volonté. Les malades s'y occupent à jouer, à peindre, à dessiner, à lire, etc.

Un personnel de 10 gardes-malades est affecté aux soins à donner, sous la surveillance constante du médecin. Fonctionnement

Au Sanatorium du Vernet, la suralimentation n'est pas admise. Les malades sont soumis à un régime ordinaire de table-d'hôte, et, rarement, à un régime spécial, dans quelques cas particuliers. Outre le déjeuner du matin, les malades ont, ainsi, deux grands repas par jour.

Les médications adjuvantes ne sont pas utilisées généralement. Cependant, on s'efforce de relever, parfois, la nutrition languissante avec l'aide des médicaments. De même, la créosote est quelquefois, quoique rarement, prescrite.

Tous les matins, les malades sont frictionnés au gant de crin ; dans certains cas, on pratique des enveloppements froids ou des lotions froides.

Les mesures prophylactiques suivantes sont adoptées au Sanatorium du Canigou :

Il existe deux types de crachoirs pour les malades : les uns en porcelaine, pour la cure, les autres sont des crachoirs de poche, du modèle de Dettweiler. Les produits expectorés sont détruits par incinération, et le récipient qui les contient est soumis à une ébullition prolongée.

Les chambres sont désinfectées au formol ; les objets de literie et le linge sont passés à l'étuve à vapeur sous pression ; les objets courants sont stérilisés par l'eau chaude ou la chaleur sèche.

A la sortie des malades, on procède à une désinfection méthodique de leur chambre, de leur mobilier, et de tout ce qui leur a servi.

Frais du séjour.   La dépense journalière à effectuer pour la chambre et la pension est de 13 à 15 francs, selon la chambre.

Saison la plus favorable   Le Sanatorium du Canigou reçoit des malades toute l'année. Son directeur m'a affirmé que la régularité du climat rend le traitement également efficace en toute saison. Je crois, cependant, que l'été est trop chaud au Vernet, et qu'il convient d'y adresser surtout les malades pendant l'hiver.

Indications.   On a prétendu (1) que les tuberculeux excitables se trouvent généralement assez mal de leur séjour au Vernet. Il est évident que le climat de Pau paraît plus indiqué chez eux. Toutefois, si le climat du Vernet est sec et tonique, l'éloignement de la mer suffit à lui enlever un pouvoir excitant trop prononcé. Pour ma part, j'estime que le séjour au Vernet convient à peu près à toutes les catégories de malades, aussi bien en raison de la faible altitude du Sanatorium que de la pureté de l'air des montagnes et des conditions climatériques qui, à mon avis, placent cette station entre Pau et les localités du littoral Méditerranéen.

ULAVON. — *Thèse,* Paris, 1898.

Les résultats obtenus au Sanatorium du Canigou Résultats.
peuvent être résumés ainsi :

Guérisons........... 20 à 22 %.
Améliorations...... 55 %.
États stationnaires.. 15 %.
Aggravations........ 10 à 12 %.

Il importe de savoir, toutefois, que Sabourin, le premier
directeur du Sanatorium du Vernet, comprend sous la
dénomination « guérisons » et « améliorations » des
résultats qui ne sont pas tenus pour tels par tout le
monde (1) ; et bien que ces chiffres m'aient été fournis par
son successeur, le docteur Giresse, j'ai quelque peine à
ne pas voir, en la beauté de ces résultats, l'influence
première de Sabourin.

2. — *Sanatorium de Durtol.*

Après avoir créé au pied du Canigou le plus ancien
Sanatorium français, largement récompensé par la prospérité croissante de son œuvre, de sa généreuse initiative
et de son zèle éclairé, Sabourin voulut encore mettre sa
grande expérience, son infatigable activité et son dévouement absolu au service des tuberculeux, en établissant au
cœur de l'Auvergne le Sanatorium de Durtol.

Le village de Durtol, bâti au fond d'une vallée, sur la Situation.
pente d'un des premiers contreforts du Puy-de-Dôme, à
une altitude de 520 mètres, n'est qu'à trois kilomètres au
sud-ouest de Clermont-Ferrand. C'est également au sud-
ouest du village que se trouve l'ancien château que Sa-

(1) Voir : G. Kuss. *Bullet. médic.*, 18 avril 1900, p. 359.

bourin a transformé en Sanatorium et ouvert aux malades depuis le mois de juin 1897.

A l'ouest du château est une colline boisée qui fait partie de la propriété. Devant lui se trouve un magnifique parc de cinq hectares, sillonné de routes avec toutes les pentes désirables. Une belle allée, plantée de vieux arbres, mène à une terrasse d'où le regard embrasse le panorama de la Limagne, des montagnes du Forez, tandis qu'on aperçoit, au loin, la ville de Clermont.

« Le climat de Durtol, écrit Beaulavon (1), ne semble présenter aucun caractère spécial qui lui donne, de prime abord, une valeur médicale quelconque. » En fait, c'est l'analogue du climat de toute l'Auvergne : assez rigoureux pendant l'hiver, tempéré pendant l'été, avec une pureté remarquable de l'air et une hygrométricité assez élevée. Tandis que la vallée de Clermont est souvent hantée par les brouillards, ceux-ci montent rarement jusqu'à Durtol. Les vents dominants sont ceux du nord et de l'ouest, contre lesquels le Sanatorium est abrité. La protection contre le vent de l'est est moins sûre.

Installation. Outre le château, une série de bâtiments, construits sur l'initiative de Sabourin, servent de dépendances, et forment, avec sa façade, un angle obtus largement ouvert.

L'établissement peut donner asile à vingt-quatre malades. Toutes les chambres possèdent l'orientation sud et s'ouvrent sur un couloir qui donne du côté nord. Elles sont simples, mais bien tenues, et possèdent une cheminée dont on ne se sert que rarement. Chacune a une grande fenêtre garnie de rideaux de coton et munie d'un appareil à crémaillère permettant de régler à volonté le passage de l'air extérieur.

(1) BEAULAVON. — *Journ. d. pratic.*, 21 mai 1898.

Le parquet est lavé tous les matins et passé à l'huile de lin. Les murs sont tapissés et la tapisserie est renouvelée après chaque malade.

Le lit est en fer ; les autres meubles ne présentent aucun caractère particulier, et sont réduits au strict nécessaire. Un paravent se trouve dans chaque chambre.

Il n'existe pas de pharmacie dans l'établissement.

Parmi les dépendances se trouve une vacherie qui, seule, fournit le lait aux malades. Les animaux qui la composent sont surveillés par le médecin et soumis à l'épreuve de la tuberculine.

Le rez-de-chaussée du château a été transformé en galerie de cure. Il existe à Durtol deux galeries, profondes de 4 mètres, et parfaitement protégées par une maçonnerie épaisse, qui assure aux malades une température égale. Elles ne possèdent ni fenêtres, ni volets, et sont ouvertes au midi.

Sabourin n'admet pas le repos absolu pour tous les malades. Il recommande, même, les promenades à ceux qui ont la force de s'y livrer (1). *Fonctionnement*

La suralimentation n'est pas admise ; on utilise plutôt une alimentation progressive en rapport avec le réveil de l'appétit. Les malades prennent deux repas et deux collations par jour ; ces dernières sont surtout composées de lait.

Les médicaments sont absolument laissés de côté ; le perchlorure de fer et l'ergotine sont à peu près les seuls agents médicamenteux auxquels ont ait parfois recours.

Les mesures prophylactiques sont suffisantes, mais

(1) Voir : L. Roché. — *Journ. des pratic.*, 29 octobre 1898.

non exagérées (1). Le crachoir classique en porcelaine est seul utilisé et on ne le trouve qu'aux galeries de cure. On ne connaît à Durtol ni le crachoir individuel, ni le crachoir d'appartement. Sabourin prétend, en effet, que ces objets sont inutiles et que l'on accoutume assez vite les malades à retenir leur expectoration pendant long-temps, et à ne pas cracher. En admettant que cela soit possible, ce qui me paraît douteux en raison des quintes de toux souvent irrésistibles, il n'est pas, je crois, sans inconvénient de mettre obstacle à l'expectoration immédiate des tuberculeux, et l'encombrement bronchique qui en résulte ne me paraît pas très utile à rechercher.

Toutes les fois qu'un malade quitte le Sanatorium, on change la tapisserie de sa chambre, on brûle les rideaux des fenêtres, on gratte le parquet, on le passe à l'essence et à l'encaustique, on étuve la literie.

Saison la plus favorable Le Sanatorium de Durtol est ouvert toute l'année. Cependant je ne crois pas que la rigueur assez vive de l'hiver soit une condition éminemment favorable à la cure à Durtol pendant la saison froide. C'est donc, surtout, pendant l'été que le séjour à ce Sanatorium peut être efficacement recommandé.

Indications. Toutes les formes de la tuberculose pulmonaire sont justiciables du climat de Durtol qui tient le milieu entre les climats secs, toniques, et les climats sédatifs.

(1) Cette proposition, émise par L. Roché (*loc. cit.*), me paraît assez étrange. Je n'admets pas, en effet, surtout en matière de tuberculose, que les mesures de désinfection puissent être jamais poussées trop loin.

3. — *Sanatorium de Trespoëy* (1).

Les qualités remarquables du climat de Pau ne pouvaient manquer de tenter un médecin désireux de trouver une région favorable à la création d'un Sanatorium. Aussi le docteur Crouzet a-t-il été heureusement inspiré en fondant, à trois kilomètres de Pau, sur le flanc d'une colline, son Sanatorium de Trespoëy.

Le Sanatorium de Trespoëy se compose de deux villas et d'un parc avec une forêt de sapins de cinq hectares. Son altitude est de 230 mètres. Suffisamment éloignés des usines de la ville voisine et du chemin de fer pour ne pas en être incommodés, les tuberculeux assez valides pour se promener disposent de chemins en plaine et en pente, dont certains conduisent à une petite rivière coulant au bas du parc.

Le climat de Trespoëy est l'équivalent du climat de Pau, dont j'ai déjà donné les caractères (2). L'oscillation thermométrique journalière est faible ; pendant la saison (du 15 octobre au 15 mai), la température moyenne s'élève à 9°,5 et la pression barométrique à 741 millimètres. Les pluies sont assez abondantes (moyenne hygrométrique : 79). Les vents, peu fréquents, viennent uniquement de l'ouest ; les grands arbres du parc leur opposent une barrière suffisante.

L'eau de boisson est de l'eau de source, de qualité excellente.

Deux villas sont réservées aux malades, avec orienta-

Situation.

Installation.

(1) Je dois la plus grande partie de ces renseignements à l'obligeance du Dr Crouzet, médecin-directeur du Sanatorium de Trespoëy.
(2) Voir page 235.

tion principale au midi. Les chambres, au nombre de 20, sont éclairées au pétrole et chauffées par des cheminées ; elles ont un cubage minimum de 65 mètres cubes d'air. Chaque chambre possède une ou deux fenêtres, dépourvues de rideaux. Mais il est regrettable qu'un système quelconque ne permette pas de régler à volonté l'ouverture de ces fenêtres.

Les parquets sont vernissés ou recouverts de · linoleum ; quant aux murs, ils sont ripolinés.

Le mobilier des chambres de malades comprend : un lit en fer creux, démontable, avec sommier ordinaire, une armoire, une commode, une toilette, un fauteuil, des chaises, tous faciles à désinfecter. Chaque chambre possède un paravent et une chaise longue.

Les latrines sont à fosses fixes. Le service hydrothérapique se résume en une salle de bains.

Il serait utile d'installer, dans un coin du parc de Trespoëy, une vacherie soumise à la surveillance médicale et à l'épreuve de la tuberculine, comme cela se passe dans la plupart des Sanatoria étrangers et dans quelques établissements similaires en France.

Le Sanatorium de Trespoëy possède trois galeries de cure qui peuvent contenir, respectivement, 2, 6 ou 12 malades. Elles sont exposées au sud et ont les dimensions suivantes :

$$3 \text{ m.} \times 3 \text{ m.} \times 3 \text{ m.}$$
$$10 \text{ m.} \times 4 \text{ m.} \times 4 \text{ m. } 25$$
$$13 \text{ m.} \times 4 \text{ m.} \times 4 \text{ m. } 25.$$

Ces galeries sont de simples hangards en bois, tapissés intérieurement de gravures et d'affiches coloriées de toutes dimensions ; elles sont munies de stores qui protègent les malades contre les intempéries ou les rayons trop ardents du soleil. Les arbres du parc et la villa les mettent à l'abri du vent.

Dans les galeries de cure, les malades ont liberté complète pour se livrer à toutes sortes d'occupations.

La surveillance médicale est constante. Elle s'exerce aussi bien sur les malades que sur les soins donnés par les 10 domestiques de l'établissement. *Fonctionnement*

Une alimentation intensive, mais surveillée, est de règle à Trespoëy, et les malades y font trois repas par jour. A part la viande crue, aucune médication n'est admise; le traitement créosoté, en particulier, n'est jamais mis en pratique.

Le traitement hydrothérapique se résume dans le tub, applicable, selon le Dr Crouzet, à la plupart des cas.

Au point de vue prophylactique, il est d'usage de détruire les crachats par l'incinération. Les crachoirs, du modèle de Leysin et de Hohenhonnef pour la cure et les appartements, du modèle de Dettweiler, pour chaque malade, sont désinfectés par l'ébullition.

Le linge de corps, les draps, les objets de literie sont, chaque semaine, étuvés. On lave les parquets à l'eau de Javel, et les murs reçoivent des pulvérisations bichlorurées. Toutes ces précautions sont, en outre, prises au départ de chaque malade.

Le prix de la journée de traitement est de 16, 18 et 20 francs. *Frais du séjour.*

Le Sanatorium de Trespoëy est ouvert du 15 octobre au 15 mai. Il convient particulièrement aux malades qui se trouvent bien du climat de Pau, c'est-à-dire aux tuberculeux éréthiques, et surtout aux malades facilement excitables. *Saison la plus favorable Indications.*

Le docteur Crouzet n'a pas, jusqu'à présent, établi de *Résultats.*

statistique. Il n'est donc pas possible d'indiquer encore quels résultats a pu produire, chez les tuberculeux traités, le séjour au Sanatorium de Trespoëy. Toutefois, les conditions d'installation, de direction médicale et de climat permettent de penser que les résultats de ce Sanatorium ne peuvent qu'être très favorables.

4. — *Sanatorium de Meung-sur-Loire* (1)

A 17 kilomètres d'Orléans, sur la grande ligne de Paris à Bordeaux et à Nantes, se trouve le village de Meung-sur-Loire (Loiret), chef-lieu de canton de 3.500 habitants. C'est à un kilomètre de Meung ques'élève le château du Petit-Gouffault, que le docteur Leriche a, depuis 1899, transformé en Sanatorium.

Situé à 136 mètres d'altitude, faisant face à la Loire qui coule à 600 ou 700 mètres à vol d'oiseau et à plus de 20 mètres en contrebas, l'établissement du docteur Leriche est placé au milieu de vastes plaines composées de grandes propriétés, de parcs plantés d'arbres et de champs qui s'étendent à perte de vue. A l'est, on aperçoit au loin Orléans, au delà d'une plaine très fertile. Bien que la minoterie et la tannerie soient les industries principales de cette région, il n'existe aux alentours aucune usine qui puisse apporter un trouble quelconque à la tranquillité des malades ou à la pureté de l'air. Des promenades très pit-

Situation.

(1) Les détails qui suivent, relatifs au Sanatorium de Meung-sur-Loire, proviennent de différentes sources (*Gazette des eaux*, 14 septembre 1899, et *Gazette Médicale du centre*, décembre 1899), ou de renseignements inédits dus à l'obligeance du docteur Leriche, directeur du Sanatorium de Meung.

toresques, dominant la Loire, sont un but d'excursions peu fatigantes pour les malades en état d'en profiter.

Meung confine à la Touraine réputée depuis longtemps pour la douceur du climat, la beauté du ciel, la fertilité du sol. Au Sanatorium, la température moyenne est pendant l'hiver, + 4; pendant l'été, + 18; les oscillations thermométriques sont [peu marquées, et le baromètre accuse une pression moyenne de 755 millimètres. Le nombre des belles journées est relativement élevé; les pluies sont rares. Pendant l'hiver, le vent dominant est celui d'ouest; en été, c'est le vent de l'est qui souffle avec le plus de violence, très atténuée, d'ailleurs, par les bois voisins et le plateau de la Beauce. L'atmosphère est très lumineuse, à peu près exempte de brouillards, et les rayons solaires n'ont d'autre écran que les arbres de la propriété.

Le sol, sablonneux et calcaire, est très perméable; de plus, sa légère déclivité assure le parfait écoulement des eaux de pluie. Sa nature permet déjà d'assurer l'excellence de l'eau de boisson, qui provient de sources très abondantes. Mais, par mesure de prudence, l'eau passe dans des filtres en grès avant d'être consommée.

Les malades sont logés dans un vaste corps de bâtiment avec façade principale au sud-est, placé au centre d'un grand parc boisé, et percé de nombreuses et hautes fenêtres permettant d'éclairer et d'aérer largement des chambres aux plafonds élevés, desservies par de grands vestibules. Les hommes et les dames occupent des locaux distincts.

De vastes caves voûtées renferment un calorifère à air chaud, destiné à chauffer tout l'établissement, qui, d'autre part, est éclairé au pétrole.

Dix-sept chambres à un lit permettent de réserver aux malades 80 mètres cubes d'air en moyenne. Chacune a une grande fenêtre (sans rideaux), de 2 m. 50 de hauteur sur 1 m. 60 de large, garnie d'un imposte mobile avec crochets de réglage pour l'accès de l'air.

Les parquets sont carrelés en briques hexagonales et vernis au siccatif. Les murs, peints à l'asphaltine, ou tapissés de papiers vernissés, peuvent supporter les lavages ou les pulvérisations de liquides antiseptiques.

Le mobilier est confortable, mais sommaire. Le lit, en fer plein, est facilement démontable ; son sommier, entièrement métallique, est aisément désinfecté. Les autres meubles, toilette, table de nuit, bureau, armoire, chaises, sont en pitchpin ou ripolinés. Tout, en somme, peut être lavé. En outre, chaque chambre possède un paravent ; mais il n'y a pas une chaise longue dans chacune d'elles ; c'est une lacune qu'il serait, à mon avis, nécessaire de combler.

Les latrines sont à fosses fixes.

Le service hydrothérapique est peut-être un peu insuffisant.

Enfin, dans le voisinage et dans la propriété se trouvent des vacheries où se pratique régulièrement l'examen à la tuberculine.

Dans le parc, quatre grandes galeries de cure permettent d'abriter les malades pendant leur séjour à l'air libre. Orientées à l'ouest, à l'est et au sud-est, elles sont constituées par des baraques en bois recouvert de papier bitumé ; des vantaux mobiles laissant toujours à l'air une ouverture d'au moins 0^{m}60 sont utilisés en cas de trop mauvais temps. De plus, des stores préservent les malades de l'action directe des rayons solaires.

Fonctionnement   Le docteur Leriche, pendant l'hiver, le docteur Sarrot pendant l'été, dirigent seuls le Sanatorium de Meung-sur-Loire, sans ingérence administrative quelconque. Sous leurs ordres directs, un personnel comprenant 10 domestiques, hommes ou femmes, au courant des notions d'hygiène générale indispensables, est chargé des détails du service.

L'existence des pensionnaires est calquée sur celle que mènent les tuberculeux dans les Sanatoria de la Suisse ou de l'Allemagne : lever vers huit heures ou huit heures et demie du matin ; après le petit déjeuner, repos à la cure, directement ou après une courte promenade, quand il y a lieu. Repas à midi, 4 heures 1/2, et 7 heures, auxquels prend part le médecin-directeur. Lorsque le temps le permet, cure d'air jusqu'à 9 heures 1/2, heure du coucher.

J'ai déjà indiqué (1) de quelle façon le Dr Leriche comprend le régime alimentaire des tuberculeux. Partisan convaincu de la suralimentation, il reconnaît, toutefois, que c'est la partie du traitement la plus difficile à mener à bien.

Les remèdes, sauf les cas de complications, sont absolument bannis de la cure. Il y a lieu, cependant, de prescrire aux malades des bains de propreté, des frictions à l'alcool et à l'essence de térébenthine, dans quelques cas le tub, ou des pédiluves sinapisés.

Comme mesures prophylactiques, on fait usage, au Sanatorium de Meung, pour les chambres ou les galeries de cure, de crachoirs émaillés ; pour les malades, du crachoir de poche du modèle de Dettweiler. Le contenu de ces crachoirs est brûlé ou vidé dans les fosses d'aisance. Les couverts affectés à chaque malade sont lessivés à la soude, puis ébouillantés et rincés ; chaque

(1) Voir page 181.

serviette de table a une enveloppe spéciale, et tout le linge est désinfecté par le formol.

Les parquets et les murs sont nettoyés à l'aide de lavages au bichlorure de mercure, et au départ de chaque malade, on procède à une désinfection générale à l'aide d'un formolateur Hélios.

Frais de séjour.   Le prix de la journée de traitement est, pendant l'hiver, de 16, 18 et 20 francs ; pendant l'été, de 12, 14 et 16 francs, suivant la chambre occupée.

Saison la plus favorable   Le Sanatorium de Meung-sur-Loire est ouvert toute l'année ; mais il est plutôt destiné à la cure d'hiver. Les *Indications.* conditions climatériques qu'il offre conviennent, en particulier, aux malades débilités ; elles paraissent, en effet, tenir le milieu entre le climat de Pau et celui du littoral méditerranéen. L'observation du Dr Leriche paraît confirmer ce fait.

Résultats.   Les résultats obtenus au Sanatorium de Meung sont très encourageants.

Une première statistique a été publiée le 14 septembre 1899 (1) ; elle comprend les 18 malades traités depuis l'ouverture du Sanatorium, c'est-à-dire depuis le 1er janvier jusqu'au 31 août 1899, et accuse les résultats suivants :

Guérisons anatomiques : 1

Guérisons relatives   : 4

Améliorations   : 9

Aggravations   : 4

(Ces quatre derniers malades ont succombé après leur sortie.)

Le Dr Leriche a bien voulu me communiquer les résultats qu'il a obtenus depuis cette époque :

(1) LERICHE. — *Gazette des Eaux*, 14 septembre 1899.

Du 1er septembre 1899 au 15 février 1900, 21 nouveaux malades ont séjourné à Meung :

Guérisons...................... 1
Améliorations.................. 18
Aggravations 2

Quelques malades ont subi une véritable résurrection. L'un, entr'autres, était arrivé avec un poumon complètement hépatisé et ramolli ; depuis un an et demi, 33 hémoptysies s'étaient produites, la dernière, huit jours avant l'entrée au Sanatorium. Admis à la cure, ce malade n'a plus présenté une seule complication de ce genre ; son poumon est devenu perméable dans presque toute son étendue, et en deux mois et demi, on a pu observer une augmentation de poids de 12 kilogs et demi.

Trois autres malades sont également arrivés moribonds; deux d'entre eux étaient porteurs de cavernes étendues ; l'autre présentait les signes d'un ramollissement généralisé ; en février 1900, ces trois tuberculeux sont transformés, et absolument méconnaissables.

En résumé, depuis le 1er janvier 1899 jusqu'au mois de février 1900, 39 malades ont été soignés au Sanatorium de Meung-sur-Loire avec les résultats suivants :

Guérisons anatomiques....   1. =   2,5 %.
Guérisons relatives........   5. =   12,3 %.
Améliorations .... 27. =   69,2 %.
Aggravations ....   6. =   15,3 %.
                          ____
        Total........   39 malades.

5. — *Sanatorium d'Alger-Birmandreis* (1).

Situation.

Il existe, au sud-est d'Alger, une région très favorisée au point de vue climatérique. Elle commence aux côteaux dominant Mustapha-Supérieur, et finit à ceux qui séparent Birmandreis de Birkadem. Cette bande de terrain, très accidentée, dont l'altitude varie entre 110 et 230 mètres, dont les ondulations sont couvertes de plantations d'arbres, possède un sol exclusivement calcaire, et cette condition lui confère une immunité absolue contre la malaria. Il n'est pas inutile, en effet, de se préoccuper de l'influence palustre quand on recherche, avant tout, pour les malades, l'absolue sécurité de l'air et du climat.

C'est ce qu'a parfaitement compris le Dr Verhaeren en établissant dans cette zone son Sanatorium d'Alger.

Situé à 165 mètres d'altitude, à la colonne Voirol, point culminant de Mustapha-Supérieur, le Sanatorium d'Alger est bâti à flanc de colline, loin de toute agglomération, au milieu de bois de pins et d'eucalyptus, dans un pays montagneux et très pittoresque, où les promenades sont nombreuses et faciles.

Le climat d'Alger est réputé depuis longtemps pour sa douceur et sa stabilité. Les observations météorologiques relevées au Sanatorium ont donné les résultats suivants :

Le thermomètre accuse un écart quotidien moyen de 8°4. La moyenne des températures minima est : 9°3 ; celle

(1) Les renseignements relatifs au Sanatorium d'Alger-Birmandreis sont dus à l'obligeance du Dr Verhaeren, médecin-directeur. La plupart ont fait l'objet d'une communication du Dr Verhaeren au IVe Congrès de la Tuberculose, août 1898 et au XIIIe Congrès de Médecine, Paris 1900.

des températures maxima : 17°5. La hauteur barométrique moyenne est égale à 760 millimètres. Les pluies, fréquentes en décembre et janvier, sont rares dans le courant de l'année : 84 jours par an, avec une moyenne hygrométrique de 68 %.

Dans cette région, c'est le vent du nord-ouest qui domine ; mais les crêtes de Mustapha lui opposent un obstacle sérieux, tandis que les montagnes plus accidentées qui forment le centre du Sahel la garantissent contre les vents du sud et de l'est.

Le ciel est le plus souvent d'une pureté remarquable et d'une luminosité intense. Au Sanatorium, l'insolation quotidienne s'étend depuis le lever du soleil jusqu'à 1/2 heure environ avant son coucher réel.

Le sol, calcaire, est d'une perméabilité absolue.

L'eau de boisson est filtrée avant sa consommation ; moyennement calcaire, elle ne contient ni spores, ni matières organiques.

Commencé en 1893, le Sanatorium d'Alger comprend, aujourd'hui, trois pavillons entièrement neufs, disposés en polygone, avec insolation externe. Cet arrangement, que figure le schéma ci-contre, présente un certain nombre d'avantages. Il permet, en effet, par la diversité des orientations (depuis le S.-S.-E. jusqu'au S.-S.-O.), de satisfaire les indications et les goûts différents des malades, de pallier aux inconvénients de la forme demi-circulaire, où l'air inspiré est plus ou moins ruminé, d'assurer le maximum de ventilation avec le maximum de protection contre les vents dominants (ce que ne réalisent pas les façades droites). La façade nord est occupée par les couloirs, les salles de bains les chambres de service, etc. Il existe, en outre, des locaux d'isolement pour les contagieux.

L'établissement est éclairé à l'acétylène, et chaque

chambre est pourvue d'une cheminée ouverte où l'on pratique, s'il est nécessaire, le chauffage au bois.

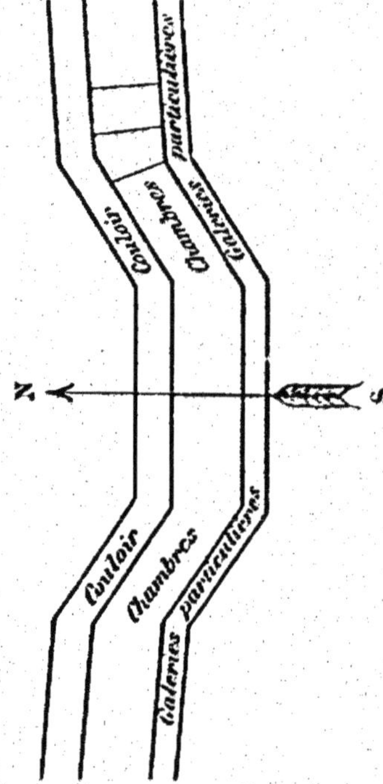

Schéma
de la disposition
en polygone
du Sanatorium
d'Alger-Birmandreis.

Actuellement, le Sanatorium d'Alger possède 28 chambres : 18 à un lit, 10 à deux lits ; plus tard, le nombre des lits sera porté à 110.

Si l'on ne tient pas compte de la galerie particulière annexée à chaque chambre, on constate que chaque malade y dispose de 50 mètres cubes d'air, en moyenne.

Le nombre des fenêtres est égal à celui des lits ; chacune à 1 m. 40 de largeur et se trouve munie de 4 vantaux destinés au réglage de l'aération ; de plus, elle est garnie de rideaux en toile blanche.

Les parquets, en bois verni, sont revernis après chaque malade ; les murs sont ripolinés.

Le mobilier est composé de la manière suivante : un lit, une table de nuit, une toilette à vidange, trois chaises, un fauteuil, une chaise longue en osier, un paravent. Tous ces meubles sont d'une désinfection facile.

Le lit est en fer creux, démontable ; son sommier, entièrement métallique, peut être flambé.

Les latrines fonctionnent avec chasse d'eau. A chaque étage se trouve une chambre de bains et d'hydrothérapie. Fait rare dans les Sanatoria, il existe, à l'établissement du docteur Verhaeren, une pharmacie complète.

Enfin, une vacherie très surveillée fait partie de la propriété.

Le Dr Verhaeren a parfaitement compris les inconvé- nients résultant de la cure en commun. Aussi ne peut-on que le louer d'avoir songé à annexer à chaque chambre une galerie couverte, particulière, où le malade peut faire sa cure d'air avec tout le confort et tout le laisser-aller désirables. Ces galeries particulières ont toutes 4 m. 40 sur 1 m. 50, c'est-à-dire qu'elles offrent suffisamment d'espace pour permettre le séjour sur une chaise longue ou même dans le lit, car il est facile de faire rouler le lit jusqu'à elles. Il ne faudrait pas en induire, cependant, que les « voisinages » sont interdits et que les malades mènent, dans ce Sanatorium, une existence de reclus. Une galerie commune, orientée au S.-S.-E., et protégée par des toiles, est offerte aux malades qui veulent ou peuvent s'y rendre.

La présence constante du médecin, qui est absolument maître chez lui, est une garantie de la surveillance qui s'exerce au Sanatorium d'Alger, sur les malades et sur le personnel subalterne, qui comprend un infirmier ou une infirmière par sept chambres.

Rien n'est systématique dans l'alimentation prescrite. Partisan d'un régime solide et substantiel, le médecin-directeur ordonne, généralement, trois repas principaux et deux collations intermédiaires. S'il est ennemi, par principe, des statistiques, du moins il ne refuse pas, comme on le fait trop souvent, de rechercher dans les médicaments une adjuvance parfois utile. C'est ainsi que le traitement créosoté, en particulier, est prescrit toutes les fois qu'il paraît indiqué. En revanche, le traitement hydrothérapique est rarement ordonné.

L'antisepsie la plus large s'oppose aux dangers de contagion.

Les crachoirs sont de trois modèles : les uns sont en porcelaine et placés à hauteur d'appui, les crachoirs de chambre sont en émail ; chaque malade possède, enfin, un crachoir de poche du modèle Dettweiler. Les crachats sont détruits par la solution de Miquel.

Les objets courants à l'usage des malades, tels que verres, fourchettes, cuillers, sont désinfectés par une solution bouillante de carbonate de soude.

Le linge, la laine des matelas et leurs toiles, les draps, les tapis, etc., sont trempés dans une solution de sublimé à 2 pour 1000.

Le pétrole au sublimé sert à désinfecter les parquets. Les murs sont, de même, lavés à l'aide d'une solution bichlorurée.

Enfin, toutes les fois qu'un malade quitte l'établissement, on procède à des lavages complets au bichlorure de mercure, et on revernit les parquets.

Frais du séjour.   Le prix du séjour est fixé de 10 à 16 francs par per-

sonne et par jour. Le Sanatorium d'Alger est ouvert du
15 septembre au 30 juin ; mais la meilleure époque pour Saison
la plus favorable
le traitement est comprise entre février et juin.

Le Sanatorium d'Alger convient admirablement aux tu- Indications.
berculeux à forme torpide, ou à ceux qui présentent des
complications du côté du larynx, des intestins ou des
reins, et qui, de ce fait, se cachectisent rapidement dans
les pays à hivers rigoureux. Je crois, en revanche, que
les tuberculeux éréthiques ou très excitables ne devront
pas être envoyés à Alger, mais, plutôt à Trespoëy ou à
Pau.

Le Dr Verhaeren, par principe, ne veut pas de statisti- Résultats.
ques. Il n'est pas douteux, cependant, qu'il n'obtienne des
succès remarquables, étant données les conditions si favorables du Sanatorium d'Alger-Birmandreis. En réalité,
c'est un Sanatorium modèle, où tout est parfaitement
compris dans l'intérêt des malades, et dans lequel certaines modifications des plus heureuses (telles que la création des galeries de cure particulières), s'écartent un peu
de la tendance que nous montrons d'ordinaire à copier
trop exactement les Sanatoria étrangers.

6. — *Sanatorium de Gorbio.*

Sur l'initiative du Docteur Malibran, vient de s'ouvrir
récemment (1), dans les Alpes-Maritimes, à proximité de
Menton, un nouveau Sanatorium pour tuberculeux (2).

Gorbio est un modeste village des Alpes-Maritimes,
situé à 4 kilomètres environ au nord-ouest de Menton.

(1) Le Sanatorium de Gorbio a été ouvert le 1er novembre 1900.
(2) Je dois ces renseignements à l'obligeance du docteur Malibran,
médecin-directeur du Sanatorium de Gorbio.

Près du village se trouve le Sanatorium, établi à une altitude de 250 mètres.

La situation est remarquable. Bâti à mi-côte d'un mamelon boisé de pins, l'établissement possède une élévation suffisante pour avoir une vue superbe sur tout le val de Gorbio. A un niveau un peu supérieur, un panorama magnifique s'étend sur les montagnes septentrionales de la région, sur la mer, de Bordighera au cap Martin, et latéralement sur toute la campagne, depuis le Berceau jusqu'au Mont-Agel. Des routes en plaine sillonnent la propriété, et, sur la crête de la colline, les malades ont à leur disposition le chemin de Sainte-Agnès.

L'emplacement choisi offre toutes les garanties de calme et de tranquillité indispensables à la cure, et le repos des malades ne peut être en aucune façon troublé par le voisinage de fabriques ou d'usines (la moins éloignée étant l'usine à gaz de Menton, établie au Cap Martin, c'est-à-dire dans une direction toute différente).

Les éléments d'observation climatérique, en ce qui touche le Sanatorium lui-même, manquent encore. On peut dire cependant, d'une manière générale, que le climat de Gorbio est analogue à celui de Menton, avec cette différence que la situation abritée du Sanatorium y rend imperceptible le vent de l'est, qui souffle, quoique rarement, avec une certaine intensité sur le littoral ; et c'est à peine si une légère brise de mer arrive jusqu'à l'emplacement choisi. En effet, outre le mamelon auquel est adossé l'établissement, la ceinture rocheuse de 800 à 1000 mètres qui entoure Menton, forme un abri naturel contre les vents.

Le ciel est, comme sur toute la Riviera, d'une pureté remarquable et d'une luminosité intense. La durée minima de l'insolation quotidienne (le 21 décembre) est de sept heures; elle n'est nullement abrégée par la présence de montagnes-écrans.

Le sol, sablonneux, possède la porosité d'un filtre. L'eau de boisson provient de quatre sources dont l'origine, dans un terrain sablonneux, le captage élevé et l'absence d'habitations au-dessus d'elles, garantissent l'absolue pureté. Leurs qualités sont démontrées, en outre, par les analyses chimique et bactériologique.

Ces sources fournissent un débit de 168 mètres cubes par jour. De plus, d'immenses citernes assurent un approvisionnement considérable d'eau potable.

Le bâtiment réservé aux malades a trois étages, et possède une seule façade, orientée au midi. Des maisons voisines appartenant au Sanatorium, permettraient, le cas échéant, l'isolement des tuberculeux atteints d'affections contagieuses intercurrentes.

Le chauffage est pratiqué au moyen de la vapeur à basse pression, et l'établissement a l'éclairage électrique.

53 chambres à un lit, desservies par un ascenseur hydraulique, sont réservées aux malades ; elles disposent chacune de 73 mètres cubes d'air environ. Comme ouvertures, elles possèdent une porte donnant sur un large couloir chauffé, et une fenêtre sans rideaux, s'ouvrant au midi, et munie d'impostes avec crans d'arrêt, pour régler l'entrée de l'air.

Les planchers, construits en bois du Nord, sont rendus imperméables au moyen d'un encaustique antiseptique encore inusité dans les Sanatoria actuels.

Les murs sont en partie peints à l'huile, en partie tapissés de toiles (1), qui imitent de riches tentures et que l'on peut facilement laver à l'aide d'un antiseptique.

(1) Toiles « Salubra », résistant à tous les lavages, et fabriquées

Le mobilier comprend : un lit en fer, mobile, garni d'un sommier facile à désinfecter, une armoire à glace, une commode-toilette, un bureau, une table de milieu, une table de nuit. La plupart de ces meubles sont en bois laqué, de sorte qu'on peut les laver aisément ; les autres sont en pitchpin de Norvége.

A chaque étage se trouve une salle de bains.

Enfin, les latrines sont à chasse d'eau intermittente.

Deux galeries de cure générales, orientées à l'ouest-sud-ouest, permettent le traitement à l'air libre ; l'une a 30 mètres, l'autre 60 mètres de longueur, et toutes deux six mètres de profondeur. En outre, 10 galeries particulières, véritables « loggias », sont annexées aux chambres de malades.

Un médecin-directeur (le docteur Malibran), secondé par un assistant (le docteur Kaaber, ancien médecin adjoint du Sanatorium de Hohenhonnef), exerce la surveillance rigoureuse et la discipline sévère indispensables au bon fonctionnement du sanatorium. Ils ont une autorité complète sur le personnel de gardes-malades de l'établissement, ainsi que sur les conditions mêmes du service.

Il entre dans les vues du D\u1d63 Malibran de repousser une suralimentation souvent périlleuse, et de s'attacher à ne rien ordonner de systématique dans le régime des malades. L'alimentation comprend : un premier déjeuner, au choix (café, thé, chocolat, cacao, lait, pain, beurre, miel) ; le déjeuner (3 à 4 plats et dessert) ; le goûter au choix (thé, chocolat, lait, pain, beurre) ; le dîner (4 à 5 plats).

On ne recherche en aucune façon l'adjuvance des médi-

à Bâle par la Société pour la fabrication des toiles peintes « Salubra ».

caments ; le traitement créosoté, cependant, serait tenté dans les cas d'expectoration rebelle à la cure hygiénique seule, en tenant compte, bien entendu, des contre-indications.

Enfin, on associe à la cure d'air et de repos, les mesures ordinaires d'hygiène générale et d'hydrothérapie, en particulier les lotions froides et les frictions sèches.

En ce qui regarde la prophylaxie, toutes les mesures nécessaires sont prises. Les crachoirs adoptés sont du modèle *'* Dettweiler ; les crachats sont détruits par l'ébullition ; tous les objets à l'usage des malades sont bouillis ou lessivés. Le linge, les draps, les couvertures sont passés à l'étuve Geneste-Herscher.

Les parquets, les murs, sont aseptisés par lavages. En outre, au départ de chaque malade, une désinfection générale est pratiquée à l'aide du glyco-formol.

Le Sanatorium de Gorbio est ouvert toute l'année ; mais la meilleure époque pour le traitement s'étend du 1er octobre au 1er juillet.

Les frais du séjour, qui varient entre 18 et 28 francs par jour, sont un peu plus élevés que le prix moyen du traitement dans les autres Sanatoria français. Mais ce fait s'explique naturellement par les conditions particulières de confort et d'installation que l'on rencontre à Gorbio. Sans compter que les détails les plus minutieux du luxe et de l'hygiène moderne n'ont pas été ménagés dans ce nouveau Sanatorium, il importe, en effet, de savoir que tout y a été construit à neuf, et que l'établissement n'a été ouvert aux malades qu'après de nombreux travaux de terrassement, de captation, et d'adduction de sources plus ou moins éloignées, travaux qui ont nécessité des mises de fonds considérables.

Il semble que le Sanatorium de Gorbio réponde aux

conditions multiples des établissements de ce genre. Situé dans une région des plus salubres, jouissant d'un climat des plus favorables, il ne peut que donner des résultats encourageants. M. Malibran a parfaitement compris les avantages incontestables de l'association de la cure climatérique à la cure de Sanatorium.

7. — *Autres Sanatoria.*

Subissant l'impulsion nouvelle, donnée à l'étranger, à la création des Sanatoria, par l'importance, tous les jours croissante, reconnue à l'hygiène en phtisiothérapie, nous nous sommes également engagés, en France, dans cette voie, et depuis peu, un certain nombre d'établissements, dont quelques-uns sont déjà en plein fonctionnement, nous permettent dès aujourd'hui, de traiter nos tuberculeux sous un climat plus favorisé et dans des conditions équivalentes, sinon meilleures qu'à l'étranger.

Aux Sanatoria qui viennent d'être mentionnés, il importe d'ajouter les noms suivants (1) :

Sanatorium d'Argelès (Hautes-Pyrénées).
    —   d'Aas (Basses-Pyrénées).
    —   de Banyuls (Pyrénées-Orientales).
    —   d'Arcachon (Gironde).
    —   de Lagny (près de Paris).
    —   de Tixerain (Algérie).

(1) Voir Huchard. *Journ. d. Pratic.*, 27 mai 1899.

CHAPITRE III

SANATORIA POUR INDIGENTS

SOMMAIRE

Nécessité des Sanatoria pour indigents. — Mesures prises à l'étranger. — Sanatoria allemands : Ruppertshein. — Grawbowsée. — Autres Sanatoria. — Mesures prises en France. — Sanatorium d'Hauteville.

Me plaçant ici, au point de vue purement thérapeutique, je n'ai pas à envisager les avantages considérables de la création des Sanatoria pour les pauvres, en ce qui touche à la prophylaxie de la tuberculose pulmonaire. Cette question, si importante pour l'hygiène sociale, mériterait de trop longs développements, sans rapport avec le cadre de cet ouvrage. Elle a, d'ailleurs, été consciencieusement examinée et discutée dans la plupart des Congrès ou des sociétés savantes.

Si l'on néglige, donc, le côté prophylactique qui a dicté les mesures à prendre en présence de la tuberculose du pauvre, on ne peut, toutefois, s'empêcher de reconnaître qu'il est profondément injuste de priver l'indigent, des ressources thérapeutiques remarquables de la cure hygiéno-diététique. Aussi doit-on louer la tendance actuelle des médecins et de la charité publique à édifier des

Sanatoria gratuits, où les malades pauvres recevront les soins que réclame leur état. Que l'idée première de ce courant soit le fait d'une mesure de défense sociale, cela est indiscutable; il n'en est pas moins vrai que les malheureux en bénéficieront directement.

Mesures prises
à l'étranger.

En Europe, les Sanatoria pour indigents s'élèvent déjà en grand nombre, parmi les principales puissances. Schrœtter a obtenu, en Autriche, la création du Sanatorium d'Alland, où 108 lits sont réservés aux malades. Reisz, de Copenhague, a formé une « société de Sanatoria pour phtisiques », qui s'occupe des indigents du Danemark. En Suède, en Russie, les souverains eux-mêmes donnent des millions ou des domaines dans un but analogue. En Suisse, la ville de Bâle a fait construire, pour ses pauvres, le Sanatorium de Davosdorf. Cet établissement, fondé en décembre 1896, ne reçoit que des malades qui paraissent, après examen médical, devoir être améliorés par un séjour maximum de trois mois. L'Angleterre, l'Italie, créent des hôpitaux spéciaux ou isolent leurs tuberculeux pauvres. La principauté de Monaco ne reste pas en arrière dans cette voie.

Ce n'est pas, à proprement parler, un Sanatorium, qui doit être construit prochainement à Monaco, mais un simple pavillon spécial, réservé aux phtisiques, annexé au nouvel hôpital projeté. Les conditions de confort, de situation, d'hygiène et d'isolement paraissent appelées à rendre de grands services aux tuberculeux indigents. Ce pavillon comprenant 16 lits, doit être exposé au midi et pourvu de larges baies vitrées permettant l'accès, de plain-pied, sur une terrasse voisine où se fera la cure d'air.

C'est surtout en Allemagne que les établissements de ce genre sont élevés en grand nombre, et sans entrer dans le détail des spéculations dont ils sont souvent l'objet, on ne peut contester l'utilité de ces créations. On s'occupe même de la famille des malades et l'on subvient à ses besoins pendant toute la durée de la cure. Les mesures de protection générale deviennent ainsi des moyens très utiles de protection individuelle.

Parmi les Sanatoria pour ouvriers ou pour indigents, établis actuellement en Allemagne, on peut citer, notamment, le Sanatorium de Ruppertshein, et celui de Grawbowsée.

A Ruppertshein a été fondé, par la Société de convalescence de Francfort, le premier Sanatorium allemand pour les tuberculeux indigents. Il reçoit aussi bien les femmes que les hommes, dans la proportion de 1 pour 2, mais réserve aux premières des locaux absolument distincts. 475 malades y ont été traités en 1896-1897. La statistique de Hohm porte seulement sur 394 cas (1).

Ruppertshein.

Sur 394 malades :

Guéris....................	25	= 6,3 %
Améliorés	276	= 70 %
Aggravés................	92	= 23,3 %
Décès	1	= 0,2 %

Une nouvelle statistique, comprenant 811 malades, donne les chiffres suivants (2) :

Guérisons apparentes..	18 %.
Améliorations........	62 %.
Décès................	0,5 %.

Le Sanatorium de Grawbowsée, construit par le Comité Central de Berlin, avec le concours de la Croix-Rouge,

Grawbowsée.

(1) KONINDIY. — IV° congrès de la tuberculose, août 1898.
(2) G. KUSS. — *Bullet. Méd.*, 18 avril 1900, p. 361.

est destiné aux adultes-hommes. Il peut donner asile à 180 malades en été, ou à 90 en hiver. Situé en pleine forêt, à 3/4 d'heure de chemin de fer de Berlin, près d'Oranienbourg, il comprend trois corps de bâtiment en maçonnerie et 13 baraques de la Croix-Rouge. Les premiers servent de logement ; les baraques sont utilisées pour la cure à l'air libre. Chaque chambre contient deux à six lits ; sa façade sud est presque entièrement vitrée.

Sans grande difficulté on a pu aménager les baraques en vue de la cure. On s'est contenté, en effet, de supprimer la paroi correspondant au midi.

Avant leur entrée au Sanatorium, les malades sont soumis à l'examen du professeur Guérard, dont la clinique est chargée, en outre, de suivre les modifications diverses observées pendant le cours du traitement.

Le traitement hygiénique seul est institué au Sanatorium de Grawbowsée ; mais on insiste particulièrement, plus peut-être que dans les autres Sanatoria allemands, sur la nécessité fréquente du repos absolu sur la chaise longue.

Le prix de revient s'élève seulement à 2 marks 75 par jour et par malade.

Les résultats obtenus sur 455 tuberculeux ayant séjourné à Grawbowsée pendant la période comprise entre 1896 et 1898 sont les suivants (1) :

Guérisons	10 %.
Améliorations	62 %.
Aggravations ou non améliorations	25 %.
Mort	1.3 %.

(1) G. Kuss. — *Bullet. Méd.*, 18 avril 1900, p. 361.

Il existe encore en Allemagne un grand nombre d'établissements similaires dus, pour la plupart, à l'initiative des compagnies d'assurance contre l'invalidité ou les accidents : Sanatoriums populaires de Berlin, de Bad-Rehburg, de Dannenfelds, de Gorbersdorf (Dr Weicker), etc.

Autres Sanatoria

La France est entrée plus tard dans cette voie, et ce n'est guère que depuis quelques années que des mesures ont été tentées dans ce sens. Des difficultés, principalement d'ordre matériel, retardent encore les efforts réunis de la charité publique et du corps médical.

Mesures prises en France.

On a dû se contenter, en commençant, de créer dans certains hôpitaux des services d'isolement pour les tuberculeux. C'est ainsi, notamment, que dans des pavillons séparés de l'hôpital Boucicaut et de Lariboisière s'effectue la cure d'air et d'alimentation, et sont mises en pratique toutes les mesures indispensables d'hygiène et de désinfection. Il n'en est pas moins vrai que dans ces conditions la cure ne présente pas les garanties d'action du Sanatorium établi en pleine campagne. Utiles surtout aux malades qui ne peuvent ou ne veulent se déplacer, ces pavillons d'isolement rendront quelques services en attendant l'ouverture du Sanatorium que la ville de Paris fait bâtir à Angicourt (1).

La ville de Lyon, de son côté, a créé pour ses indigents le Sanatorium d'Hauteville, qui doit être actuellement sur le point de s'ouvrir aux tuberculeux. C'est tout ce qu'on a fait jusqu'ici dans cette voie. Mais, en attendant mieux, il serait profondément humanitaire de donner aux indigents la facilité de la cure d'air, et cela peut être obtenu sans grands frais (2).

(1) Le Sanatorium d'Angicourt est ouvert depuis peu sous la direction du Dr Plieque.

(2) Voir page 218.

Il n'est pas sans intérêt, je crois, en terminant cette question, de donner quelques renseignements sur le nouveau Sanatorium dû à la charité lyonnaise.

Elevé dans les montagnes du Bugey, à 80 kilomètres de Lyon, à proximité du village d'Hauteville, le nouveau Sanatorium, le premier établissement de ce genre construit en France pour les pauvres, jouit d'une situation admirablement choisie. Il est, en effet, bâti sur un plateau ondulé, mais découvert, qu'une belle forêt de sapins suffit à protéger du vent. Orienté au sud-ouest, il est entouré d'un parc ayant une superficie de 14 hectares, et le sol sur lequel il est construit est calcaire et sablonneux, ce qui assure une perméabilité parfaite. En outre, la campagne environnante est très pittoresque.

L'altitude à laquelle a été élevé l'établissement est de 910 mètres. Le climat sec et froid de cette région ne peut qu'être avantageux aux malades destinés à y séjourner. En effet, une sélection rigoureuse préside à l'admission des tuberculeux à Hauteville, et permet d'écarter ceux qui paraîtraient, de par la forme ou l'état avancé des lésions, ne devoir retirer aucun bénéfice de la cure.

L'établissement comprend 3 corps de bâtiment, reliés par des galeries couvertes, et affectant la forme d'un fer à cheval. Devant la façade exposée au sud-ouest, une grande terrasse très abritée se prête à merveille à la cure à l'air libre. L'installation offre tout le confortable que l'on peut souhaiter. Les chambres contenant 1 à 4 lits permettent de loger 110 malades. A chacun d'eux est réservé un cube d'air minimum de 35 mètres cubes. Tous les locaux sont chauffés à l'aide de la vapeur à basse pression, et éclairés à la lumière électrique.

Les planchers sont en chêne sur bitume ; les murs, vernis, sont arrondis aux angles, et d'une désinfection facile.

Outre la terrasse qui longe l'établissement, se trouve surélevée une large galerie de cure possédant des orien-tations variées.

Enfin, le service des désinfections ne laisse rien à désirer.

On voit donc qu'à Hauteville les indigents trouveront d'excellentes conditions pour réaliser la cure hygiéno-diététique, et il n'est pas douteux que la charitable initia-tive des Lyonnais ne soit récompensée par des résultats très favorables. Il est à souhaiter que cet exemple soit rapidement suivi par la plupart de nos grandes villes (1).

(1) Depuis le 15 octobre 1900, une section pour indigents est annexée au Sanatorium d'Alger, grâce à l'initiative de l'Œuvre de la Tuberculose en Algérie.

CHAPITRE IV

RÉSULTATS OBTENUS AUX SANATORIA

SOMMAIRE

Valeur des chiffres publiés. — Statistique des Sanatoria payants. —
Statistique des Sanatoria pour indigents. — Résultats éloignés. —
Résultats cliniques.

Bien que la cure au Sanatorium soit de date relativement récente, les médecins-directeurs se sont empressés
de fournir des statistiques plus ou moins encourageantes
sur les résultats qu'ils ont obtenus. Sans doute, on ne
saurait contester l'éloquence des chiffres ni la bonne foi
de leurs auteurs. Mais, si nous possédons ainsi un procédé
facile d'appréciation, il s'en faut que l'on doive lui accorder
une confiance absolue.

On a écrit, non sans quelque raison, que l'on fait dire
aux chiffres à peu près tout ce que l'on veut. Cela est
surtout vrai lorsqu'il s'agit, comme dans l'appréciation de
résultats dus à une méthode en phtisiothérapie, de déterminer d'une façon exacte et absolue dans quelle catégorie
rentrera tel malade, de tracer des limites précises entre
la guérison définitive, la guérison relative, l'amélioration
ou l'état stationnaire. Les divergences de vues sont, en
effet, nombreuses parmi les médecins des Sanatoria. Tandis

que les uns considèrent comme guéris les tuberculeux dont l'état général est satisfaisant, dont les signes locaux se sont effacés, et qui peuvent reprendre sans danger les fatigues d'une vie active, d'autres admettent que la capacité de travail, seule, suffit pour prononcer le mot de guérison, alors même qu'une récidive se manifesterait, par la suite. D'autres encore se bornent à constater l'état du malade à sa sortie du Sanatorium, sans se préoccuper de ce qu'il devient en reprenant la vie commune.

La manière si différente de comprendre les résultats obtenus a pour conséquence de s'opposer à toute comparaison, non seulement entre la valeur respective des Sanatoria, mais aussi entre celle des différentes méthodes thérapeutiques.

D'autres conditions, d'ailleurs, altèrent les données de ces statistiques. On ne saurait, par exemple, mettre en parallèle les résultats des Sanatoria payants et des établissements réservés aux pauvres. Tandis que dans les premiers on reçoit à peu près tous les tuberculeux qui se présentent, quel que soit leur état général ou la modalité de leur affection, dans les autres on procède, d'ordinaire, avant l'admission, à une sélection rigoureuse qui permet d'écarter tout malade qui ne paraît pas justiciable de la cure. Il est évident que, dans ce dernier cas, le nombre de 50 à 60 % de guérisons ne paraît pas exagéré.

Dans certains Sanatoria, l'espérance très légitime d'obtenir des résultats brillants fait interdire l'admission de malades qui ne paraissent pas devoir faire nombre dans la proportion des améliorés ou des guéris. Certains médecins-directeurs, même, vont plus loin, et n'hésitent pas à renvoyer, sous une raison quelconque, des tuberculeux chez lesquels l'amélioration ne se produit pas, ou des malades

1. Statistique des Sanatoria payants.

Sanatoria	Nombre de malades	Guérisons	Améliorations	États stationnaires	Aggravations	Décès
1° *Allemagne.*						
Falkenstein....	1.022	28 p. 100	45 p. 100		33 p. 100	4,5 p.100
Gœrbersdorf....	554	22 p. 100	»			
Hohenhonnef...	732	14 p. 100	25 p. 100			
Saint-Blaazien.	»	36 p. 100	»			
2° *Suisse.*						
Davos-Platz....	408	20 p. 100	30 p. 100			
Leysin.........	146	22 p. 100	55 p. 100			
3° *France.*						
Canigou.......	»	20 à 22 p. 100	55 p. 100	15 p. 100	10 à 12 p. 100	
Meung-s⁺-Loire.	39	12,3 p. 100	69,2 p. 100		15,3 p. 100	

2. Statistique des Sanatoria pour indigents.

Sanatoria	Nombre de malades	Guérisons	Améliorations	États stationnaires	Aggravations	Décès
Ruppertshein (statist. Hohm, 1896-1897)....	394	6,3 p. 100	70 p. 100		23,3 p. 100	
2ᵉ statistique,...	811	18 p. 100	62 p. 100			
Grawbowsée....	455	10 p. 100	62 p. 100		25 p. 100	
Sanat. popul. de Berlin........	778	30 à 68 p. 100	31 à 69 p. 100			
Sanat. de Bad Rehburg......	716	36 p. 100	45 p. 100	15 p. 100		2,5 p.100
Dannenfelds....	82	25 p. 100	39 p. 100		34 p. 100	
Gœrbersdorf (Dʳ Weicker).....	466	76 p. 100	12 p. 100	6 p. 100		
Cⁱᵉ d'assur. hanséatique.......	1.454	16 p. 100	45 p. 100	31 p. 100	7 p. 100	0,5 p.100
Davosdorf......	130	25 p. 100	42 p. 100	27 p. 100	4 p. 100	
Hôpit. d'Ormesson..........	438	42 p. 100	40 p. 100			

3. Résultats éloignés.

Sanatoria	Nombre de malades revus (ayant été considérés comme guéris ou améliorés à leur sortie)	Nombre d'années écoulées depuis la sortie du sanatorium	Guéris ou en bon état	Aggravés	Morts
Falkenstein........	98	Plus de 3 ans	85 p. 100	3 p. 100	11 p. 100
Davos-Platz.......	266	3 à 7 ans	48 p. 100	»	42 p. 100
Grawbowsée.......	192	18 mois	52 p. 100	»	»
Gœrbersdorf (docteur Weicker)..........	265	1 an	80 p. 100	18 p. 100	2 p. 100
Ibid..........	108	2 ans	56 p. 100	21 p. 100	22 p. 100
Ibid..........	30	3 ans	60 p. 100	13 p. 100	26 p. 100
Ibid..........	5	4 ans	40 p. 100	20 p. 100	40 p. 100
Davosdorf..........	48	»	71 p. 100	15 p. 100	4 p. 100

voués prochainement à la mort, de peur d'assombrir leur statistique.

Il convient, en outre, de tenir compte des erreurs assez fréquentes de diagnostic, et des arrêts spontanés observés souvent dans la marche de la tuberculose pulmonaire.

Je n'insisterai pas sur les conditions multiples capables de fausser les résultats publiés; elles ont, d'ailleurs, été remarquablement analysées récemment (1). Je me conten terai donc de résumer, sous forme de tableaux, les différentes statistiques publiées, sans, toutefois, attacher à ces chiffres plus d'importance qu'ils n'en méritent.

Les deux premiers tableaux comprennent les résultats observés dès la sortie du Sanatorium. Le troisième renferme des chiffres plus intéressants ; ils se rapportent aux malades revus plusieurs années après la cure, ou sur lesquels des renseignements postérieurs au traitement ont pu être recueillis.

La diversité de ces chiffres est, plus que tous les raisonnements, l'indice de la défectuosité des statistiques dans le cas particulier. Il est, en effet, impossible d'admettre des différences aussi marquées dans les résultats d'un traitement appliqué d'une manière à peu près identique chez des malades absolument comparables. Ce qu'il est beaucoup plus utile de connaître, c'est l'action même de la cure au Sanatorium sur les malades et sur les troubles qu'ils présentent.

Résultats cliniques. Sous l'influence du traitement hygiéno-diététique, on a remarqué, dans les Sanatoria, des modifications très rapides de l'état général, portant principalement sur la fièvre, la production des sueurs et les quintes de toux.

En quelques jours (d'ordinaire en moins d'une semaine),

____

(1) G. Kuss. — *Bullet. médic.*, 18 et 21 avril 1900.

la température des tuberculeux fébriles s'abaisse notablement ; grâce au repos à l'air libre, le départ se fait entre
la fièvre essentielle ou de tuberculisation et la fièvre de
surmenage. C'est ainsi que les malades qui présentaient
avant leur admission une fièvre continue, ont une rémis-
sion matinale plus ou moins marquée. Mais si la fièvre de
surmenage disparaît rapidement, il n'en est pas ainsi de
la fièvre essentielle ; elle s'atténue, sans doute, pendant le
premier mois ; mais ensuite elle demeure à peu près stationnaire et ne cède définitivement qu'au bout d'un temps
très long, seulement dans les cas qui peuvent espérer, de
la cure, tout le bénéfice possible.

Les sueurs nocturnes sont quelquefois légèrement aug-
mentées dès le début ; mais cette augmentation ne persiste pas, et le plus souvent la transpiration ne résiste
pas à la cure.

Un peu plus tard, l'expectoration tend à diminuer et les
quintes de toux s'amendent notablement sous l'influence
des conditions hygiéniques, peut-être en raison de
cette fameuse « discipline de la toux » tant vantée par
Dettweiler.

L'action de la cure hygiénique est remarquable sur
l'état des fonctions digestives. L'appétit renaît ; les digestions se font mieux, les troubles dyspeptiques et la diarrhée disparaissent. Il en résulte la possibilité de mettre
en pratique, assez rapidement, les principes de l'alimentation intensive, dont nous connaissons les nombreux
avantages.

Si l'on ajoute à ces bénéfices l'action qu'exerce inévitablement la triple influence de l'air, du repos et d'une
alimentation copieuse, chez certains tuberculeux tenus, de
par leur situation sociale, à travailler pour vivre, à rester
confinés dans les ateliers, à se contenter d'une nourriture

médiocre, on aura la clef des résultats souvent merveilleux observés dans l'état général des malades soumis à la cure.

Les augmentations énormes du poids, la reprise des forces sont des phénomènes fréquemment observés, particulièrement dans les Sanatoria d'indigents. Il ne faut donc pas s'étonner de ces engraissements rapides, et surtout ne pas leur attribuer l'indice d'un pronostic favorable ; ils sont simplement le fait de meilleures conditions hygiéniques et souvent disparaissent aussi vite qu'ils se sont montrés. Grancher, Debove, etc., reconnaissent avec raison qu'il faut se défier de ces améliorations soudaines, et que, pour être réellement utile, l'accroissement du poids et des forces mérite d'être lentement acquis. Que de fois, en effet, des tuberculeux renvoyés trop hâtivement des Sanatoria, où ils avaient étonné les médecins par la rapidité des améliorations survenues, ont dû interrompre, par la suite, le travail repris sur l'assurance d'une guérison factice, et se soumettre à une nouvelle cure !

Les modifications des lésions locales sont beaucoup plus lentes à se manifester. On ne peut nier, évidemment, les cas assez nombreux de guérisons absolues qui ont été signalés. Mais, d'une manière générale, il ne faut point se hâter de conclure à la disparition complète des troubles locaux, et tout malade réputé guéri saura qu'une hygiène rationnelle ne doit cesser d'être mise en pratique pendant encore de longues années, s'il veut se placer à l'abri des rechutes, dues uniquement au réveil de bacilles momentanément réduits au silence. Ce n'est qu'à ce prix que les améliorations obtenues au Sanatorium peuvent aboutir, en fin de compte, à la guérison réelle, et que les « guérisons relatives » ou « absolues » ont quelques chances de devenir définitives.

CHAPITRE V

SANATORIA COLLECTIFS ET SANATORIUM INDIVIDUEL
(OU HOME SANATORIUM)

Si à l'étranger on fait grand éloge des Sanatoria, nous savons, maintenant, que c'est avec raison. Il est indiscutable que les avantages d'un établissement fermé où se pratique, dans toute sa rigueur, la cure hygiénique de la tuberculose sont considérables. Au Sanatorium, rien n'est fait, ou du moins rien ne doit être fait, qui ne soit exactement dirigé vers un but thérapeutique. Tout sera pesé, calculé, rigoureusement déduit, et il n'est pas un acte, dans l'existence monotone des pensionnaires, qui ne doive être soumis à l'approbation médicale. Cette surveillance constante du médecin, à laquelle sont rapportés souvent en grande partie les favorables effets de la cure, est incontestablement une garantie de haute valeur contre la tendance naturelle des malades aux imprudences et aux écarts de régime ou d'hygiène. Elle est aussi un obstacle aux aberrations familiales, compréhensibles sans doute, mais souvent dangereuses pour les malades. La discipline médicale fait donc la force des Sanatoria.

Malheureusement, il semble que l'on ait exagéré son influence et que l'on refuse volontiers aux malades libres la possibilité de subir chez eux, aussi méthodiquement qu'au Sanatorium, le traitement dans toute sa sévérité. Je dirai ce qu'il faut penser de cette manière de voir, à mon avis, très discutable.

On a dit encore qu'il se produit entre les malades une sorte d'émulation qui les pousse à mettre en jeu tous leurs efforts en vue de la guérison. Cela, en réalité, est bien théorique.

On va même plus loin, notamment en Allemagne, où l'on admet facilement qu'en dehors du Sanatorium il n'y a point de salut possible pour le tuberculeux.

Certes, le principe du Sanatorium reste inattaquable. Dans la plupart de ces établissements, la cure est sagement et scientifiquement conduite, surtout si les conditions climatériques sont rationnellement appliquées, et je reconnais volontiers que la cure à l'établissement fermé constitue la méthode de choix dans une foule de circonstances ; en particulier, que la création de Sanatoria pour indigents reste une œuvre à l'abri de toute critique. Mais, d'autre part, il est absolument faux de penser que le traitement des tuberculeux ne puisse, en certains cas, être entrepris, parfois avec plus de bénéfice encore, loin du Sanatorium.

Si je m'associe sans réserve au concert de louanges que l'on ne cesse d'adresser, de toutes parts, aux Sanatoria, qu'il me soit permis, toutefois, de formuler à leur égard quelques critiques que l'on ne saurait taire, dans l'intérêt même des malades.

Certains Sanatoria, surtout à l'étranger, ne sont qu'une vaste entreprise commerciale à laquelle un médecin n'a pas craint de louer son nom, et qui, par suite, ne peut prétendre, malgré son titre de médecin-directeur, à exercer une autorité quelconque sur les malades, ni sur le fonctionnement du Sanatorium qu'il « dirige ». Dans ces établissements, où le médecin est réduit au rôle modeste d'employé, le traitement rationnel du malade est secondaire ; le but à atteindre, c'est la réalisation de gros bénéfices, et l'on se préoccupe moins des guérisons à obtenir que des nombreux suppléments permettant d'allonger la note. On conçoit aisément ce que peut valoir, au point de vue médical, un établissement de ce genre qui n'a du véritable Sanatorium que le nom, et comment on y comprend la surveillance et l'autorité du médecin. Il est donc inutile d'y insister plus longuement.

Les vrais Sanatoria sont ceux qui possèdent à leur tête un médecin, maître chez lui, capable, sans le contrôle d'une administration toute puissante, de diriger sa sollicitude sur l'alimentation, et sur les mille détails du fonctionnement et du service.

Même dans ces conditions, en apparence les meilleures, certaines lacunes sont regrettables. Tantôt c'est le climat qui laisse à désirer ; d'autres fois l'installation est défectueuse ; parfois encore l'eau de boisson est médiocre, et il est très rare que l'on ait pris le soin préalable de la soumettre à une analyse bactériologique. L'alimentation ne peut, malgré les efforts du médecin, être variée suivant le goût de chaque malade ; qui se lasse assez vite de cette nourriture de table d'hôte.

Enfin, il est d'usage, dans la plupart des Sanatoria, de se passer de l'adjuvance des médicaments ; il semble, même, parfois, que l'on se fasse un point d'honneur en

agissant de la sorte et que l'on soit fier de ne pas avoir de
pharmacie à montrer aux visiteurs. Cela serait enfantin
si ce n'était coupable. Du moment que vous ne pouvez
prédire à coup sûr la guérison de vos malades par les
seuls bénéfices de la cure hygiéno-diététique, vous ne
devez pas affecter de vous passer de médicaments actifs
toutes les fois que l'indication se présente, et je reconnais
avec plaisir que, dans quelques-uns de nos Sanatoria
français, notamment à Alger, il existe une pharmacie
complète à laquelle on a recours, le cas échéant.

D'autres critiques, plus sérieuses encore, s'adressent
aux conditions morales dans lesquelles se trouve placé le
tuberculeux soumis à la cure du Sanatorium. Séparé de sa
famille ou de ses amis, privé de ces mille douceurs que
seuls les êtres chers sont aptes à lui procurer, le tuberculeux est dépaysé en arrivant au Sanatorium. A la tristesse causée par l'isolement s'ajoute l'ennui d'une existence monotone écoulée sur une chaise longue, en compagnie de voisins parfois peu sympathiques ; et il est à
craindre que le découragement et la nostalgie ne viennent
compromettre le succès de la cure. A vrai dire, c'est
plutôt là une question, non d'individus, mais de race. Le
caractère français s'accommode, d'ordinaire, assez mal de
la vie du Sanatorium ; il lui manque le calme, la résignation et la volonté nécessaires pour faire abstraction des
souffrances présentes dans l'espérance d'une amélioration
plus ou moins lointaine. Dans les Sanatoria étrangers,
notamment, le Français s'accoutume difficilement à la
cure ; cela tient, pour une part, au trop grand nombre de
malades et à l'insuffisance de soins moraux qui en résulte ;
sans compter qu'il est, du matin jusqu'au soir, en contact
avec des personnes qui ne parlent pas la même langue
que lui, et que, de ce fait, la compagnie de ses voisins

est à peu près illusoire. Lorsqu'il les comprend, il s'aperçoit vite que chacun ne se préoccupe guère que de son état, et que sans cesse la conversation est ramenée sur les constatations du thermomètre et du crachoir. Sans doute il est nécessaire que l'attention du malade soit souvent attirée sur son état; c'est le seul moyen d'éviter toute imprudence qui irait à l'encontre du traitement; mais il n'est pas indispensable que l'idée de la maladie soit une véritable obsession pour le tuberculeux ; et malheureusement il en est ainsi dans beaucoup de Sanatoria.

Enfin, j'ajouterai que dans certains cas le Sanatorium est un danger. Malgré les mesures prophylactiques généralement adoptées, la possibilité de la contagion est toujours menaçante. J'admets que l'on arrive à empêcher les malades de tousser ; mais peut-on leur défendre d'éternuer ou de projeter, en parlant, des particules liquides bacillifères ? Voilà donc l'air vicié autour des malades, et cet inconvénient est d'autant plus sérieux que dans les galeries de cure les tuberculeux sont d'ordinaire beaucoup trop resserrés.

Si les dangers de la contagion tuberculeuse sont donc à craindre, surtout pour les malades douteux ou prédisposés, envoyés préventivement au Sanatorium, les dangers des infections secondaires sont aussi redoutables pour les tuberculeux avérés, quelle que soit la forme ou l'ancienneté de leurs lésions.

Ces critiques me paraissent d'autant plus justifiées que l'on considère des Sanatoria plus vastes, tels que ces véritables « casernes » allemandes pouvant donner asile à 100 ou 120 malades. Elles sont déjà moins applicables aux petits établissements de 10 à 20 tuberculeux, et n'ont plus leur raison d'être quand le sanatorium est individuel, quand il s'agit de ce que Landouzy a appelé : le home-Sanatorium.

La principale objection que l'on a faite à la cure libre, c'est l'impossibilité de soumettre le tuberculeux à la surveillance continue du médecin. Or, cette tutelle médicale est-elle indispensable dans tous les cas ? Certainement non. Les malades qui se montrent dociles aux conseils du médecin de Sanatorium possèdent la bonne volonté voulue pour éviter tout écart préjudiciable à leur guérison. Traités individuellement, ils peuvent parfaitement se passer de la présence constante du médecin. Celui-ci ne négligera pas, dès le début de la cure libre, de tracer au malade les règles les plus précises et les plus minutieuses du traitement à suivre ; il tiendra la main, lors de sa visite quotidienne, à l'exacte application de ses ordonnances et de ses prescriptions : « Le tuberculeux peut avoir toute la direction médicale désirable, sans qu'il soit nécessaire d'abriter un médecin sous son toit (1). »

Quant aux menus soins à donner à ces malades, une garde bien stylée suffit ordinairement. Dans la cure libre, ainsi que l'a dit si justement M. Lalesque (2), le malade ou une personne de son entourage peut prendre l'observation suivant un schéma dans lequel tout est noté : sommeil, température, transpiration, toux, expectoration, alimentation, pesées, courbe thermique, etc.

Si l'on veut, même, regarder de plus près comment s'exerce cette « surveillance constante » dans quelques Sanatoria, on constate qu'elle est plus théorique que réelle, et il est bien difficile d'admettre qu'une visite médicale d'une heure faite quotidiennement au tuberculeux libre dans son home-Sanatorium n'est pas plus féconde en résultats qu'un examen forcément sommaire pratiqué

(1) Guiter. — *Journ. des Pratic.*, 15 avril 1899.
(2) Lalesque. — *La cure marine de la phtisie pulmonaire.*

par un médecin de Sanatorium qui a, dans sa journée, plus de cent pensionnaires à visiter.

D'ailleurs, la tuberculose pulmonaire n'est certes pas la seule affection qui réclame toute l'assiduité du médecin. Pourquoi, dès lors, ne pas exiger la création de Sanatoria pour une foule d'affections où la moindre imprudence alimentaire ou hygiénique peut être suivie d'accidents très redoutables ? Pourquoi, par exemple, ne pas sanatoriser les diabétiques, les brightiques, les goutteux, etc. ? Si vous reconnaissez que ces maladies peuvent être traitées sans qu'il soit nécessaire d'enrégimenter les malades, pourquoi refuser ce privilège à la tuberculose pulmonaire ?

L'observation journalière de malades soumis à toutes les rigueurs de la cure dans un home-Sanatorium, établi en climat favorable, démontre péremptoirement les avantages de la cure individuelle quand elle est possible. Cette méthode exige, en effet, plusieurs conditions : la docilité du malade et son bon vouloir, l'aide intelligente de l'entourage, le choix judicieux du lieu et du logement, une certaine situation de fortune, un médecin expérimenté et dévoué ; toutes conditions qui ne se trouvent pas facilement réunies. C'est pourquoi le Sanatorium collectif est plus souvent indiqué.

Conditions
nécessaires.

Le Sanatorium collectif convient, d'abord, aux indigents, aux malades ne possédant pas les ressources suffisantes pour subvenir aux frais si coûteux du traitement individuel loin de chez soi. Il convient, ensuite, aux malades sans volonté, à tempérament mou, à caractère indécis, pour lesquels la fermeté d'une discipline rigoureuse est indispensable.

Indications.

Il est encore une autre condition, celle-ci d'ordre médical, qui indique l'envoi au Sanatorium (collectif ou individuel) ; c'est l'état éminemment curable des lésions. Toutes les fois que l'étendue des troubles anatomiques parait trop considérable, que la période d'insuffisance organique est acquise, ou que la maladie parait affecter une allure rapidement envahissante, le Sanatorium et même le simple déplacement du malade sont absolument contre-indiqués. Dès lors, toute la thérapeutique se résume, dit Bard, en deux mots : Opium et mentir.

Mesures à prendre à la sortie du Sanatorium. Un dernier point reste à examiner. Le séjour au Sanatorium ne peut se prolonger indéfiniment ; et après quelques semaines ou quelques mois, le malade reprend la vie commune. Je veux bien croire que l'amélioration acquise par un traitement rationnel persiste pendant un certain temps, ou se dessine, même, davantage si les soins hygiéniques enseignés au Sanatorium continuent à être mis en pratique. Malheureusement, c'est là le cas le moins fréquent, et les statistiques qui portent sur des malades traités depuis plusieurs années montrent que les récidives sont nombreuses, tandis que les guérisons définitives sont bien rares.

En effet, que devient le malade sorti « amélioré » du Sanatorium ? Il reprend son existence passée, sur la foi de son exeat, et retourne à son travail ; car les malades assez fortunés pour vivre sans travailler constituent encore l'exception. Peu à peu les principes d'hygiène inculqués au Sanatorium sont abandonnés, quelquefois par négligence ou lassitude, souvent par nécessité. Allez dire, par exemple, à un malheureux ouvrier immobilisé plusieurs mois à la cure, qu'un travail pénible lui est, désormais, interdit, quand c'est là son seul gagne-pain !

Colonies agricoles. On ne peut donc qu'applaudir à l'heureuse initiative du Dr Bourcart (de Cannes) qui a imaginé les Colonies agricoles pour les tuberculeux guéris ou améliorés. Placés chez des agriculteurs du littoral, ces malades peuvent rendre des services en s'employant à des occupations peu fatigantes, telles que l'apiculture, la récolte des fleurs, etc., et seront obligés, de par leur besogne même, de passer la totalité des journées au grand air, dans un climat favorable.

J'ai vu, pour ma part, un jeune jardinier de 18 ans, atteint de tuberculose pulmonaire à forme commune, guérir de son affection après un séjour de quatre mois chez un horticulteur d'Antibes qui l'employait uniquement à des travaux nécessitant peu de fatigues.

Sans doute il faut songer à traiter en France nos tuberculeux, les riches comme les indigents, et l'on ne peut que louer le courant actuel qui nous pousse à la création multiple de petits Sanatoria. Mais il faudra penser aussi aux convalescents et aux améliorés, qui réclament, au même titre que les premiers, toute notre sollicitude.

II. TRAITEMENT DES MODALITÉS CLINIQUES.

CHAPITRE Ier.

DIAGNOSTIC PRÉCOCE DE LA TUBERCULOSE PULMONAIRE.

L'importance du diagnostic précoce de la tuberculose pulmonaire, si bien mise en relief par Grancher, est de tout premier ordre. Si la tuberculose est, comme on l'a dit, la plus curable des maladies chroniques, on ne saurait nier qu'elle guérit d'autant plus facilement qu'elle est traitée plus tôt. Il est donc de toute nécessité de déceler les troubles de la tuberculisation à l'époque la plus rapprochée possible de son début. Mais, tandis que le diagnostic de la phtisie en pleine évolution ne peut présenter, dans la plupart des cas, aucune difficulté sérieuse, il est loin d'en être de même au moment où le germe tuberculeux commence à livrer bataille à l'organisme.

Pendant une période de durée essentiellement variable suivant les sujets et la nature des lésions anatomiques, la tuberculose pulmonaire peut demeurer inaperçue, si l'on n'a recours, pour sa recherche, à une série de modes d'investigation tenus encore un peu en dehors du domaine classique, mais qui y entreront tôt ou tard, en raison même de leur importance.

En pareille circonstance, le médecin, pour faire œuvre utile de thérapeute, a le devoir de connaître et de mettre en pratique les données patiemment acquises par la clinique. C'est pour cela que je crois nécessaire d'indiquer ici les différents procédés permettant d'arriver au but à atteindre, l'indication primordiale en phtisiothérapie : Savoir vite, pour agir vite.

Interrogatoire. L'interrogatoire fournira souvent des éléments d'une certaine valeur, susceptibles d'éveiller l'attention du praticien sur la possibilité d'une tuberculisation pulmonaire : « Une toux qui débute sans cause, qui pendant un ou deux mois est sèche, ou qui, lorsqu'elle est humide, provoque l'expulsion de crachats qui restent longtemps clairs, mousseux et blancs ; une toux qui coexiste avec des douleurs pleurétiques ou névralgiques dans le dos et sur les parties latérales de la poitrine, doit faire craindre l'existence de tubercules pulmonaires (1). » Récemment, M. Murat (2) a donné comme signe de début une sensation particulière que le malade accuse dans le poumon atteint lorsqu'il parle très fort : « Le poumon chante. » Quelques malades chercheraient même à atténuer cette sensation en appuyant le bras contre le thorax, mettant ainsi une véritable sourdine aux vibrations ressenties.

Je n'insisterai pas sur les renseignements d'un grand

(1) GRISOLLE. — *Traité de path. int.,* 9ᵉ édit., 1875, t. II, p. 511.
(2) Voir : *Journ. des pratic.,* 6 janvier 1900.

intérêt qui peuvent être retirés d'un interrogatoire bien
conduit, si l'on n'omet, en particulier, d'élucider l'histoire
clinique personnelle et héréditaire du sujet. Quelle que
soit leur importance, ces renseignements ne constituent
jamais que des signes de présomption, notoirement insuf-
fisants en l'espèce.

Il est utile d'ajouter, cependant, que certains tuberculeux n'accusent, au début de leur maladie, aucun trouble
fonctionnel appréciable du côté de l'appareil respiratoire
(formes dites larvées initiales, ou mieux formes latentes),
et n'appellent l'attention du médecin que sur leur état
dyspeptique, chloro-anémique, etc. La fréquence de la tuberculose pulmonaire est si grande, la nécessité de la découvrir au plus tôt est si indiquée, que l'on ne doit jamais
négliger d'en rechercher les signes, même chez les malades qui, a priori, paraissent indemnes de cette affection.
C'est en me conformant à ce principe qu'il m'est arrivé
assez fréquemment de déclarer tuberculeux, et de traiter
comme tels, des malades dont l'interrogatoire ne pouvait
laisser supposer la véritable nature des lésions.

Les signes classiques fournis par la palpation, la percussion, l'auscultation des parois thoraciques, permettent
sinon de fixer le diagnostic, du moins d'arriver à une
quasi-certitude, lorsque leur degré de précision est suffisant. Malheureusement, la netteté de ces symptômes est
l'indice d'une phtisie déjà plus ou moins avancée. Il faut
arriver à découvrir la tuberculisation pulmonaire sans le
secours des râles, des souffles, et en général de tous les
bruits anormaux que tout le monde connaît, et qui ne se
produisent jamais avant l'état de conglomération des tubercules.

A Grancher revient le mérite d'avoir découvert dans les
modifications du murmure vésiculaire, des symptômes

de premier ordre, car leur apparition est contemporaine de la « période de germination des tubercules ». La rudesse, la gravité de l'inspiration, la prolongation du temps de l'expiration, une respiration saccadée (1), sont autant de signes qui, localisés à un sommet, suffisent, dans certains cas, pour assurer le diagnostic précoce de la phtisie.

M. Fernet (2) a ajouté à cette question certaines remarques intéressantes. L'élévation de la tonalité à la percussion du côté malade constitue, pour cet auteur, un signe de début très important. On ne négligera pas de le rechercher en même temps que l'adénopathie trachéo-bronchique « compagnon habituel du début de la tuberculose », et les signes d'engorgement de la base. « Ces trois phénomènes, induration-du sommet, adénopathie trachéo-bronchique, engorgement de la base, forment une triade symptomatique tout à fait caractéristique du début de la tuberculose pulmonaire. »

Les signes stéthoscopiques, indices de la période de germination, exigent, toutefois, pour être perçus, une oreille délicate, accoutumée à ces sortes d'examens, capable de saisir et d'interpréter de simples nuances de tonalité et de rythme, par lesquelles, simplement, se traduisent les modifications survenues dans le caractère du bruit respiratoire normal. Aussi a-t-on jugé nécessaire de rechercher d'autres symptômes (3) qui, surajoutés aux résultats positifs de l'auscultation et de la percussion pulmonaires, auraient pour effet d'en renforcer la valeur. A

---

(1) Signe indiqué pour la première fois par Raciborski. *Précis pratique et raisonné du diagnostic*, 1837.

(2) FERNET. — Acad. de médec. Séance du 11 octobre 1898.

(3) Le zona serait, parfois, un signe prémonitoire, précédant les symptômes ordinaires de quelques jours à quelques années (ROCHER, *Thèse*, Paris, 1897).

ce titre, on a signalé avec raison certaines modifications apportées à la physiologie cardio-vasculaire par l'infection tuberculeuse.

L'accélération du pouls, la tachycardie résultant d'un abaissement de la tension artérielle sont, en dehors de toute affection organique du cœur ou des vaisseaux, des symptômes de début de la tuberculose pulmonaire (1).

La découverte du bacille tuberculeux parut être la véritable pierre de touche du diagnostic, et l'examen bactériologique des crachats fut placé, à juste titre, au premier rang des signes de certitude. Malheureusement pour les malades, la présence des bacilles dans les crachats est l'indice d'une tuberculisation déjà assez avancée, et, sans prétendre, comme on l'a fait, que le microscope ne parle jamais qu'après la clinique, nous ne devons pas attendre les résultats du laboratoire pour asseoir notre diagnostic.

Je ne décrirai pas ici la technique de la recherche des bacilles dans les crachats, les divers procédés qui s'y rapportent se trouvent exposés dans tous les traités spéciaux. Chez les enfants, cette recherche offre plus de difficulté, car ils déglutissent leurs sécrétions bronchiques. Deux auteurs allemands, Kossel et Kaufman (2), ont proposé, pour remédier à cet inconvénient, l'examen des matières fécales ou des mucosités détachées de l'arrière-gorge. M. H. Meunier (3) a proposé, dans le même but, le lavage de l'estomac, opération plus facile à exécuter, et dont les résultats seraient plus sérieux. Ces procédés doivent être signalés, mais ils sont trop récents pour qu'on en puisse indiquer encore la valeur.

Examen
des crachats

(1) IVe Congrès de la tuberculose, 1898. — Communications de MM. Sirot, Durand et Mongour, Arthaud, Papillon.
(2) *Bull. médic.*, 14 août 1898.
(3) IVe Congrès de la tuberculose, 1898.

Marfan, revenant récemment sur la question du diagnostic (1) affirme que l'examen bactériologique peut être pratiqué avec succès à la période initiale. Bien que l'expectoration soit peu abondante à cette période, « il est rare que dans la totalité de la masse expectorée en vingt-quatre heures, on ne trouve pas une parcelle purulente dans laquelle l'examen bactériologique décélera le bacille de la tuberculose » (2). Admettons cette thèse, bien qu'il soit malaisé de pratiquer de telles recherches en de pareilles conditions. Il n'en demeure pas moins démontré que si la présence des bacilles n'est pas signalée dans les crachats, on ne peut en inférer la non existence de la tuberculose. Excellent signe de certitude, lorsqu'il existe, son absence (fréquente malgré tout dans la période de germination) laisse encore le diagnostic indéterminé (3).

Injections hypodermiques. Il existe certaines substances médicamenteuses qui, employées en injections hypodermiques, révéleraient, chez les tuberculeux, la véritable nature des lésions, en amenant, au bout d'un temps variable, une réaction thermique caractéristique de l'imprégnation bacillaire. Ce phénomène (fait important) s'observerait aussi bien, et même mieux, à la période de début de l'infection qu'au jour où le diagnostic ne saurait faire de doute pour personne. C'est dans ce sens qu'ont été proposées les injections de sérum artificiel et les injections de tuberculine.

Serum artificiel. Le sérum artificiel employé en injections sous-cutanées,

(1) MARFAN. — *Traité de médecine*, t. II, p. 715.
(2) *Ibid.*, p. 612.
(3) MM. Brieger et Neufeld montrent, par plusieurs observations, que le résultat négatif de l'examen des crachats ne saurait être une preuve convaincante de l'absence de tuberculose dans des cas déjà anciens, et à plus forte raison quand la maladie est à ses débuts. (*Deutsch. med. Woch.*, n° 6, 1900.)

à la dose de 20 centimètres cubes, aurait, suivant M. Sirot (1), la propriété de déterminer, chez les tuberculeux seuls, une réaction thermique survenant dans les neuf heures qui suivent l'injection, réaction absolument inoffensive. M. Blache (2) admet l'innocuité, mais conteste la réaction fébrile. Hutinel (3) affirme que les injections hypodermiques de sérum sont loin d'être sans danger; elles détermineraient des poussées fluxionnaires péri-tuberculeuses que l'on doit éviter de produire ; quant à l'ascension thermique qu'elles provoquent, elle se manifeste chez la plupart des malades, avec un caractère un peu plus accusé, toutefois, chez les tuberculeux.

Les injections de sérum artificiel ne donnent donc pas des résultats suffisamment probants. A ce point de vue, elles ne sauraient être placées au même niveau que les injections sous-cutanées de tuberculine.

Utilisées d'une manière courante dans la pratique vétérinaire pour déceler la tuberculose des bovidées, les injections de tuberculine sont encore peu employées chez l'homme dans un but de diagnostic, et c'est certainement grand dommage. En effet, à faibles doses elles sont inoffensives et constituent le meilleur procédé de diagnostic précoce que l'on ait encore trouvé. En France, les injections de tuberculine ont été l'objet d'assez nombreuses expérimentations, parmi lesquelles celles de Nocard, de Straus, de Grasset et Vedel (4), de Landouzy, de Combemale et Raviart. La dose de un milligramme, indiquée par Straus, est trouvée trop élevée par Grasset et Vedel

Tuberculine.

(1) IVe Congrès de la Tuberculose, 1898.
(2) IVe Congrès de la Tuberculose, 1898.
(3) *Ibid.*
(4) GRASSET et VEDEL. — Acad. d. Médec., 25 février 1896.

qui ont obtenu des résultats sérieux avec des doses bien inférieures.

La dilution de la tuberculine est préparée au moment même de l'injection, afin d'éviter son altération (1). Quant à la dose utile, elle paraît être de deux à trois dixièmes de milligramme pour une première injection, de cinq dixièmes pour la seconde.

Deux ou trois jours avant les premières injections, le malade doit garder le lit. Sa température est prise toutes les trois ou quatre heures. L'injection est alors faite à la cuisse, avec toute l'asepsie désirable, l'aiguille pénétrant franchement sous le derme. On continue à prendre la température matin et soir pendant deux ou trois jours. Comme on le voit, la technique est des plus simples.

Sur 11 cas de tuberculose soupçonnée traités par les injections de tuberculine, Grasset et Vedel ont obtenu 8 résultats positifs (2).

Les chiffres obtenus en Allemagne ne sont pas moins

(1) D'après les indications de Nocard, Grasset et Vedel font, d'abord, une dilution au 1/10e dans de l'eau phéniquée à 5 0,0. Un gramme de cette première dilution mis dans 1/2 litre d'eau bouillie leur donnerait une dilution à 1/5000. Chaque centimètre cube de cette solution contient 2/10e de milligramme de tuberculine brute. Plus tard, les mêmes auteurs préparèrent une solution plus forte : un gramme de la solution première, au 1/10e, dans 200 centimètres cubes d'eau bouillie ; chaque centimètre cube contient 5 dixièmes de milligramme de tuberculine.

(2) Au Congrès Français de Médecine de Lille (1899), Grasset et Vedel sont revenus sur cette question, en apportant de nouveaux résultats très probants, et en précisant quelques détails techniques. La réaction commençant 12 à 24 heures après l'injection, il sera bon d'opérer le soir, vers 5 heures, pour suivre le mouvement réactionnel. — L'élévation thermique doit dépasser nettement un degré pour être considérée comme positive. Le maximum atteint ordinairement 1°5 à 2° et même 3°. Enfin, l'innocuité complète est toujours assurée.

probants (1). De 1891 à 1897, 2508 malades traités pour
maladies infectieuses ont subi l'injection de tuberculine
dans un but de diagnostic. Sur ce nombre, 1521 ont réagi.
Si l'on retranche de ce chiffre 371 malades dont la tuberculose était manifeste (295 phtisies, 11 tuberculoses osseuses, 65 lupus), il reste 1154, soit plus de la moitié des
individus examinés, chez lesquels la tuberculose a été
décelée pour la première fois par la tuberculine. Les doses
sont croissantes : de 1 à 10 milligrammes par injection.
Dans aucun cas, ces injections, pratiquées à titre d'examen, n'auraient été suivies de conséquences fâcheuses.

J'estime, toutefois, qu'il est préférable de s'en tenir aux
faibles doses, utilisées par Grasset et Vedel ; on évitera
de la sorte l'aggravation des symptômes pré-existants.

Dans la pratique, le médecin éprouvera souvent de
réelles difficultés pour faire accepter les injections de
tuberculine dans un but de diagnostic, surtout s'il est assez
mal avisé pour prononcer le nom de cette substance. La
crainte de devenir tuberculeux du fait des injections explique facilement l'appréhension légitime des malades. Il
importe, dès lors, de faire comprendre que la substance
injectée n'est pas un virus atténué, mais bien un poison
bactérien, et que, par suite, le malade ne court aucun
risque d'infection tuberculeuse en se soumettant à cette
pratique.

Est-il nécessaire d'ajouter que la recherche clinique de
la phtisie est non seulement inutile à la période d'état de
la maladie, mais que la réaction consécutive aux injections manque absolument dans les cas de tuberculose
avancée. Rappelons aussi que la lèpre tuberculeuse (Babès,
Hallopeau), la lèpre systématisée nerveuse (Straus), la

____

(1) MAX BECK. — *Deutsch. med. Woch.*, n° 9, 1899.

syphilis (Straus et P. Teissier) (1) et l'actinomycose réagissent aux injections de la même manière que la tuberculose pulmonaire.

Agglutination. Enfin, les expériences de laboratoire nous apporteront peut-être bientôt un signe d'une haute importance : la question de l'agglutination du bacille de Koch par le sérum sanguin, actuellement à l'étude (Arloing, et P. Courmont), éclairera d'un nouveau jour le diagnostic précoce de la tuberculose pulmonaire. Déjà les travaux publiés à l'étranger sur la découverte récente d'Arloing et de P. Courmont paraissent lui attribuer une réelle valeur (2).

Tous les procédés d'exploration que je viens de passer en revue, à l'exception toutefois de la recherche des bacilles dans les crachats, ne donnent pas la certitude absolue du diagnostic. Sans doute ils suffisent, dans la majorité des cas, à éclairer le médecin; mais ne serait-on pas plus renseigné, je ne dis pas sur la nature, mais sur le caractère anatomique, le siège et l'étendue des lésions, si ces lésions elles-mêmes pouvaient apparaître à l'œil de l'observateur, ou fixer leurs formes et leur situation sur une plaque photographique ?

Radioscopie.
Radiographie. C'est là ce que se sont demandé les expérimentateurs qui ont songé, les premiers, à mettre au profit du diagnostic de la tuberculose, les merveilleux effets des rayons. Il est démontré aujourd'hui que la radioscopie et la radiographie sont en état de rendre d'utiles services en permettant de déceler, dans l'appareil respiratoire, des modifications anatomiques symptomatiques de l'infection tuberculeuse, même à la période initiale, alors que les signes stéthoscopiques demeurent nuls ou tout au moins d'une perception fort délicate.

(1) Congrès de la Tuberculose, 3ᵉ session, 1893.
(2) E. BENDIX. — *Deutsch med. Woch.*, n° 14, 1900.

Sans doute, on ne peut s'attendre à voir apparaître sur l'écran fluorescent ou sur la plaque radiographique l'image des lésions aussi nette qu'elle se révèle sur la table d'amphithéâtre, à l'autopsie d'un tuberculeux. Tout se résume ici, en des oppositions plus ou moins marquées de zones opaques et lumineuses résultant des différences survenues dans le degré de perméabilité des diverses parties des organes thoraciques.

Examiné à l'aide des rayons X, le poumon normal est représenté par une surface entièrement transparente. Survienne une altération pathologique, au sommet par exemple, l'écran fluorescent la traduira par une zone d'opacité locale, limitée, plus ou moins nettement perceptible selon que le trouble morbide a produit, dans les éléments anatomiques, une modification plus ou moins profonde. Il est donc naturel de penser que plus jeune est la tuberculose et plus faible sera la diminution dé la transparence du sommet atteint. Ce qui reviendrait à dire : la radiographie n'a pas, comme moyen de diagnostic des tuberculisations initiales, une valeur supérieure à celle des autres modes d'investigation.

Mais, l'examen à l'aide des rayons X ne se borne pas à indiquer plus ou moins nettement qu'il existe une lésion à l'un des sommets. Si l'on a soin de rechercher non pas simplement la présence d'une brume légère voilant par places la transparence pulmonaire, mais plutôt la différenciation de volume entre les deux poumons, et surtout les modifications des mouvements diaphragmatiques, on retirera, de la radiographie, des signes d'une réelle importance pour le diagnostic précoce.

En effet, 1° l'opacité du sommet permet de conclure à la présence d'un trouble anatomique dont elle dessine, pour ainsi dire, la forme et les dimensions ;

2° La diminution de l'étendue de l'image pulmonaire du côté correspondant montre la réduction de volume subie par le poumon malade;

3° L'inégalité d'amplitude des mouvements du diaphragme dans les différentes parties de ce muscle est l'indice d'un obstacle s'opposant en partie à son parfait fonctionnement.

Je m'explique, d'ailleurs, sur ce point qui me paraît essentiel et dont l'utilité n'a pas été, me semble-t-il, assez mise en relief. Lorsque le tissu pulmonaire subit une altération quelconque dont le résultat aboutit à une condensation de sa structure intime, le poumon malade perd une partie plus ou moins notable de son élasticité, ce qui se traduira, pendant l'inspiration, par une augmentation de volume plus faible que celle que l'on observe dans le poumon sain; d'où abaissement moins accusé du diaphragme du côté malade à la fin des inspirations, surtout des inspirations volontairement profondes. Or, cette diminution d'amplitude des mouvements du diaphragme, diminution limitée au côté malade, est aisément révélée par la radioscopie; bien plus, elle peut être exactement mesurée (1). Sans doute, ce phénomène ne préjuge rien de la nature même de la lésion; sa seule signification est relative au défaut d'élasticité de l'un des poumons; mais, rapproché des signes précédents, il mérite plus de faveur, car il est d'une constatation très facile. Le seul reproche à lui adresser, c'est qu'en raison de sa mobilité il ne peut être radiographié, et n'est perceptible qu'à l'aide de l'écran radioscopique.

(1) Il suffit de tracer sur la peau du malade des lignes correspondant aux positions extrêmes de l'ombre du muscle, à la fin de l'inspiration et de l'expiration.

(IV° Congrès de la tuberculose, 1898. Rapport de M Béclère).

Quant à dire si les rayons X renseigneront dans tous les cas, avant que la tuberculose ne puisse être décelée d'autre façon, c'est là une question délicate que je ne me crois pas autorisé à résoudre. Ce qui est indéniable, c'est que le radio-diagnostic est indispensable dans les cas douteux, et qu'il a souvent permis de dépister aux poumons des modifications phymiques inappréciables cliniquement.

C'est ainsi que sur 124 sujets atteints d'affections médicales ou chirurgicales diverses, les affections tuberculeuses des poumons reconnaissables par les moyens habituels de diagnostic ayant été écartées, Kelsch (1) a obtenu, par la radioscopie, 51 résultats positifs.

A côté des effets des rayons X qui permettent de voir les lésions, il est bon de noter les résultats que l'on peut demander à la phonendoscopie, qui permet de les entendre ; car la phonendoscopie est pour l'oreille ce que la radioscopie est pour l'œil.

Le phonendoscope de Bianchi n'est pas, en effet, un instrument uniquement destiné à présenter à nos sens, en les exagérant ou en les rendant plus facilement perceptibles, les bruits, les souffles, en un mot, les modifications respiratoires qui constituent l'ensemble des signes stéthoscopiques, caractéristiques de l'évolution tuberculeuse. On recherche, de plus, par son emploi, des différences de tonalité d'une région à l'autre suivant l'état anatomique des organes explorés, véritables antithèses de zones auditivement transparentes et opaques. Il est simple, dès lors, d'établir au fur et à mesure de l'examen, une sorte de décalque des masses pulmonaires avec les indications graphiques des zones tuberculeuses. L'image phonendo-

____

(1) KELSCH. Acad. de Méd., 21 décembre 1897.

scopique est donc l'analogue de la phototypie obtenue par la radiographie.

Malheureusement, il convient d'avouer que si le phonendoscope Bianchi a produit des résultats remarquables entre les mains de son ingénieux inventeur, la phonendoscopie est une méthode délicate qui ne saurait renseigner d'une manière aussi précise, ni surtout aussi impersonnelle, que l'exploration pratiquée à l'aide des rayons X. Toutefois, le phonendoscope peut être considéré comme un utile auxiliaire de ces derniers, car les deux méthodes sont susceptibles de se contrôler réciproquement.

C'est, d'ailleurs, une action de contrôle que l'on doit rechercher lorsque, dans la pratique, ces différents modes d'investigation sont mis en œuvre simultanément en vue d'arriver au diagnostic certain et précoce. Aussi bien est-il parfaitement inutile de discuter leur valeur respective, puisque le devoir du médecin est d'avoir recours, dès le début, à chacun d'eux. Qu'une méthode fasse défaut, que la plupart même des modes d'exploration ne donnent que des résultats incertains, le diagnostic peut, parfois, être établi si l'on emploie successivement toutes les ressources que je viens de passer en revue.

Certes, on peut objecter que quelques-unes sont d'une utilisation difficile dans la pratique et ne peuvent être que des méthodes d'exception. Sans doute, il n'est pas possible de soumettre tous les malades suspects à l'exploration radioscopique ou à la pratique des injections sous-cutanées ; mais il ne faut pas négliger d'y avoir recours lorsqu'on le peut, sous prétexte que ces sortes d'examens constituent des procédés d'exception ; car il importe de se rappeler que de nombreux phtisiques auraient triomphé de leur mal si un diagnostic précoce avait permis d'établir une thérapeutique réellement efficace.

Mais, il ne suffit pas de savoir que le malade est ou n'est pas tuberculeux. Si le diagnostic est affirmatif en ce qui concerne la tuberculose, il demande à être complété par celui de la forme de la maladie. Il est donc de toute nécessité de donner un aperçu des différents aspects cliniques de la phtisie pulmonaire, si l'on ne veut pas s'exposer à semer des formules thérapeutiques invariables au milieu d'affections cliniquement si éloignées les unes des autres.

———

CHAPITRE II

TRAITEMENT DES TUBERCULOSES A ÉVOLUTION LENTE

A. Tuberculose latente.

La tuberculose pulmonaire se dissimule parfois entiè- Aspect clinique.
rement sous les apparences d'une affection totalement
différente, de telle sorte que l'on n'est même pas en droit
de soupçonner sa présence. Tantôt elle produit des troubles
généraux facilement attribués à la croissance : lassitude,
sensation de faiblesse, bouffées de chaleur, palpitations.
D'autres fois, l'attention du médecin n'est attirée que par
des troubles digestifs (anorexie, nausées, vomissements),
des phénomènes nerveux (névralgies), des troubles de la
menstruation (aménorrhée, dysménorrhée), des altérations

de sécrétions (polyurie phosphaturique, symptômes de diabète).

Dans d'autres circonstances, on fait aisément le diagnostic d'infiltrations tuberculeuses du foie, de la rate, du péritoine, des reins, du cerveau, mais l'examen méthodique du poumon fait rejeter l'hypothèse d'une tuberculisation pulmonaire que l'autopsie seule révélera. Enfin, dans certains cas, la lenteur d'une convalescence de grippe ou de pleurésie est l'indice d'une tuberculisation commençante que nos moyens d'investigation sont encore impuissants à déceler.

Traitement — La phtisiothérapie, dans la tuberculose pulmonaire latente, ne peut qu'être expectative. Tous les soins à donner consistent en une surveillance étroite des fonctions respiratoires, de l'état général du malade, de tous les troubles qui permettront d'arriver aussitôt que possible au diagnostic exact des lésions.

Il peut être utile, en pareilles circonstances, de ne négliger aucun des éléments d'appréciation en notre pouvoir, et je ne vois pas jusqu'à quel point le médecin ne serait pas en droit de pratiquer, à titre de renseignement, quelques injections de tuberculine.

Toutefois, en raison même de la fréquence de la tuberculose, des aspects variés qu'elle a coutume de revêtir, de l'innocuité d'action du traitement hygiénique dans le cas où le diagnostic de tuberculose serait erroné, il est rationnel, dans ces états d'anémie ou de troubles morbides mal déterminés, d'instituer à tout hasard la cure hygiéno-diététique. Une alimentation copieuse associée à la vie au grand air, sous un climat tempéré, et à l'hygiène générale, n'est jamais contre-indiquée en présence de phénomènes pathologiques si divers dont on ignore la vraie cause, et rendra de grands services si cette cause est la tuberculose elle-même.

Rien ne s'oppose, d'ailleurs, à joindre au traitement hygiénique les médications symptomatiques appropriées à chaque cas particulier, en s'attachant, cependant, à recourir le moins possible aux médicaments irritants pour le tube digestif. On évitera, de la sorte, les gastropathies médicamenteuses, particulièrement fréquentes dans ces formes de tuberculose latente, et si funestes pour le pronostic.

B. Tuberculose soupçonnée.

Tandis que la tuberculose pulmonaire latente peut passer complètement inaperçue, et donne lieu parfois aux plus étranges erreurs de diagnostic, il est des cas où il est impossible de ne pas penser à la tuberculose pulmonaire, bien que l'on ne puisse observer aucun signe de certitude à cet égard. Ces cas, d'ailleurs, sont particulièrement fréquents et se résument à peu près tous dans l'observation suivante : Aspect clinique.

A la suite d'une grippe ou d'une simple bronchite, un malade a conservé une petite toux sèche, avec expectoration peu abondante ou nulle. L'état général laisse à désirer, l'appétit, sans être perdu, a sensiblement diminué ; les forces et l'aptitude au travail ne sont pas telles qu'auparavant. On n'observe, cependant, aucun autre trouble fonctionnel, et à l'auscultation on constate les signes d'une bronchite disséminée.

Il n'en faut pas davantage évidemment, pour penser à la tuberculose pulmonaire. Des éléments de présomption plus sérieux seront apportés par la recherche des signes de début indiqués par Grancher (exagération de la sonorité et des vibrations, diminution du murmure vésiculaire à l'un des sommets) ; par la présence, au sommet, de râles de bronchite plus marqués et plus fixes que dans le reste du poumon ; par l'absence d'emphysème cutané, commun au contraire dans la bronchite chronique non spécifique.

Cependant, cet ensemble de symptômes ne suffit pas à donner la certitude du diagnostic, surtout en l'absence des bacilles dans les rares crachats expectorés. Le diagnostic de tuberculose pulmonaire, quoique probable, reste donc en suspens, jusqu'au jour où vient à se manifester un signe de certitude, une brusque hémoptysie par exemple.

Chez les tout jeunes enfants, on arrive souvent à soupçonner la tuberculose pulmonaire, quand on constate un amaigrissement rapide avec perte des forces et de la gaîté, la pâleur du visage, de l'anasarque sans albuminurie, l'hypertrophie du foie, de la rate et des ganglions lymphatiques.

Traitement. — Le devoir du médecin est de ne pas attendre la certitude du diagnostic pour mettre en œuvre toutes les ressources du traitement hygiénique : alimentation intensive, cure climatérique, cure d'air. Un climat tempéré, pendant l'hiver, un climat frais, à faible altitude, pendant l'été, conviennent particulièrement à ces formes.

La station du Mont-Dore répond parfaitement à cette dernière indication, et les bronchitiques pré-tuberculeux s'en trouvent généralement très bien. On se rappellera, toutefois, que les enfants au-dessous de cinq ans ne doivent pas être envoyés à une altitude aussi élevée.

A défaut d'une saison au Mont-Dore, le séjour à Davos, Leysin ou dans le Plateau Central, les Pyrénées et les Alpes, à une altitude voisine de 1000 mètres, rendra de grands services, à la condition que l'acclimatement puisse s'y faire.

Quand on soupçonne la tuberculose pulmonaire, on doit, d'une manière générale, éviter d'avoir recours aux médicaments pour traiter l'anémie concomitante. Les préparations de fer, en particulier, sont absolument contre-indiquées. L'acide chlorhydrique, cependant, pourra être prescrit s'il existe en même temps que l'anémie un état hypochlorhydrique plus ou moins marqué. Le rôle eupeptique de ce médicament permet, en effet, de faciliter la cure alimentaire, sans nuire au fonctionnement du tube digestif.

Enfin, si les résultats cliniques dus au cacodylate de soude sont réellement aussi encourageants qu'ils le paraissent dès maintenant, ce sel trouvera, évidemment, son application la plus favorable dans la tuberculose pulmonaire soupçonnée, qui correspond à la phtisie occulte de Bayle, à la période de germination (Grancher), à la pré-tuberculose (Renaut).

C. Bronchite tuberculeuse

L'infiltration tuberculeuse peut rester limitée aux ca-naux bronchiques sans intéresser le parenchyme pulmo-naire. Cette localisation assure à la maladie une symptomatologie particulière et un pronostic éminemment favorable.

La réaction sur l'état général est presque nulle ; l'appétit, de même que les forces et l'embonpoint sont à peu près conservés. Les signes fonctionnels paraissent se résumer en une toux opiniâtre, quelquefois quinteuse, sèche avec expectoration muqueuse et rare, ou grasse avec expectoration muco-purulente, suivant que l'inflammation est limitée à la muqueuse bronchique ou qu'elle s'étend aux parties profondes des bronches.

L'auscultation permet de percevoir l'abondance de gros râles ronflants et sibilants disséminés dans toute l'étendue du thorax, l'affaiblissement du murmure vésiculaire, l'obscurité respiratoire due à un certain degré d'emphysème concomitant. L'inflammation bronchique gagne facilement le larynx et le pharynx, mais ne va pas jusqu'à l'ulcération.

Traitement. Après la cure hygiénique, que l'on doit mettre en œuvre aussitôt que possible, il est indiqué, dans ces formes, d'avoir recours au traitement hydrominéral, et, en particulier, les eaux sulfureuses seront recommandées. Il est évident que l'on s'enquerra, au préalable, de l'état du cœur, parfois dilaté en raison de l'emphysème.

La tendance inflammatoire de l'affection et l'inutilité d'une stimulation active dans ces formes doivent faire prescrire un climat plutôt sédatif et humide que tonique et sec, par exemple le climat de Pau. En admettant que l'on conseille de passer l'hiver dans cette ville, on pourra proposer, pour l'été, une saison aux Eaux-Bonnes.

La bronchite tuberculeuse ne peut qu'être favorablement influencée par le traitement créosoté. Il est de toute nécessité, à mon avis, d'essayer les lavements de créosote dans cette forme : d'abord parce qu'en général la créosote est parfaitement tolérée dans ce cas ; ensuite parce qu'elle agira comme un merveilleux balsamique ; enfin parce que l'expérience a démontré qu'elle agit efficacement sur ces formes.

Dans les intervalles de repos, on aura recours à la terpine, dont l'action balsamique sera également favorable s'il y a de la bronchorrhée.

Lorsqu'au contraire l'expectoration est rare et que la bronchite s'accompagne d'accidents emphysémateux, le traitement ioduré peut avoir ses indications.

L'action révulsive sera utilement recherchée dans ces formes où l'on ne craint pas d'affaiblir le malade et où l'on doit s'efforcer de décongestionner les bronches. Des ventouses sèches deux ou trois fois par semaine, des pointes de feu tous les huit jours donneront d'excellents résultats.

S'il est prudent de redouter les refroidissements, il est aussi indiqué d'endurcir la surface cutanée et de la stimuler au moyen de lotions et de frictions sèches.

Enfin, lorsque les quintes de toux sont trop fatigantes pour les malades, on aura recours aux différents médicaments que j'étudierai plus loin.

D. Lupus du poumon

Bard a décrit sous le nom de « Lupus du poumon » ou Aspect clinique. forme abortive de la tuberculose pulmonaire, une modalité de l'affection tuberculeuse caractérisée par des lésions peu étendues, ne terminant pas leur évolution normale et se cicatrisant d'elles-mêmes. Cette particularité tient sans doute à ce fait que l'infection tuberculeuse, trouvant un terrain réfractaire ou rendu tel, renonce à la lutte, et rétrocède spontanément.

Cette forme est très commune; les autopsies nous l'apprennent. Elle est, cependant, peu connue parce qu'elle passe souvent inaperçue, et que, de ce fait, elle est rarement décrite.

Cliniquement, elle se traduit par des signes sans grands fracas : inspiration rude, granuleuse, au sommet ; expiration soufflante et prolongée ; murmure vésiculaire affaibli ; absence de râles ; retentissement de la toux et de la voix du malade à l'auscultation. L'état général est peu ou nullement atteint ; il n'y a ni fièvre, ni douleur, mais seulement une toux sèche, irritante, parfois quinteuse, qui peut, cependant, passer inaperçue du malade lui-même. D'autres fois, le malade se plaint de palpitations et de dyspnée, que l'on met aisément sur le compte de l'anémie.

Limitée à ces phénomènes, la forme abortive peut durer longtemps latente, quand brusquement survient une hémoptysie qui fait le diagnostic.

L'hémoptysie de cette forme est caractéristique. Elle est soudaine, courte, apyrétique, et constituée par du sang rutilant et aéré. Parfois elle se reproduit à intervalles très rapprochés ; d'autres fois, au contraire, une seconde crise n'intervient que longtemps après, alors que la maladie paraît en voie de guérison. Ces hémoptysies proviennent de la rupture de petits vaisseaux ectasiés et n'ont aucun caractère de gravité.

Traitement. Cette forme fait la fortune des différentes méthodes thérapeutiques utilisées. Les hémoptysies, parfois assez fréquentes, qui la font connaître, impressionnent toujours le malade et la famille non prévenus, et le médecin montre souvent une certaine inquiétude en face d'un accident dont il ne soupçonnait même pas la cause. Grâce à ces sentiments, très légitimes d'ailleurs, on assombrit involontairement le pronostic, et l'on ne peut s'empêcher de rapporter la guérison, toute naturelle de l'affection, au traitement institué.

Toutefois, la crainte de ne pas être utile ne doit pas empêcher le médecin d'aider l'œuvre de la nature et de chercher même à obtenir la guérison par les seuls moyens dont il dispose.

En conséquence, le diagnostic étant fait dès la première hémoptysie, le traitement hygiéno-diététique sera aussitôt mis en œuvre.

On ne rencontrera, généralement, aucune difficulté pour faire admettre la cure alimentaire dans toute sa rigueur, l'appétit étant conservé et les digestions se faisant bien, les hémoptysies seules seront une contre-indication passagère.

La cure climatérique peut être réalisée dans la plupart des régions. Cependant, le climat d'altitude me paraît déjà contre-indiqué dans cette forme, en raison non de l'étendue des lésions, mais de la fréquence des hémoptysies. Ces malades se trouvent mieux du climat de plaine, où, quoiqu'on en ait dit, les hémoptysies sont plus rares : le littoral de l'Atlantique ou de la Méditerranée sera conseillé suivant leurs indications spéciales déjà examinées.

J'associe volontiers le traitement créosoté à la cure hygiéno-diététique. La créosote, indiquée dans ces formes plutôt par son action dynamogénique puissante que par ses propriétés balsamiques, aide notablement à stimuler la résistance organique, et sa tolérance est, d'ordinaire, parfaite.

Les saisons d'eaux minérales sont contre-indiquées, en raison de la fréquence des hémoptysies.

Les hémoptysies, elles-mêmes, réclament un traitement spécial qui sera étudié plus loin. Toutefois, je puis dire, dès à présent, que la poudre d'ipéca paraît être le médicament de choix dans les hémoptysies graves de la forme abortive de la tuberculose pulmonaire.

E. Phtisie scrofuleuse.

Aspect clinique. Quelle que soit l'opinion que l'on ait sur la nature de la « scrofule », quelle que soit l'appellation que l'on tende à substituer à cette dernière, il reste démontré que les manifestations scrofuleuses forment un type clinique nettement précisé, et qu'elles impriment un cachet particulier à l'évolution, à la symptomatologie et au pronostic de la tuberculose pulmonaire.

La phtisie scrofuleuse est donc une modalité bien différenciée, de l'affection tuberculeuse des poumons.

On reconnaît, en général, à la phtisie scrofuleuse, une bénignité relative, une lenteur manifeste dans l'évolution. Les hémoptysies sont l'exception ; la douleur est nulle, la dyspnée peu intense, l'amaigrissement peu prononcé. La fièvre, les sueurs, quand elles existent, sont peu accentuées. Plus que toute autre forme, la phtisie des scrofuleux procède par poussées successives, séparées souvent par une longue période d'accalmie.

Si tel est le tableau de la phtisie scrofuleuse, cette généralisation aux poumons d'une tuberculose locale ou atténuée, il faut savoir que les scrofuleux guéris peuvent être atteints de tuberculose pulmonaire plus ou moins longtemps après la disparition des accidents strumeux. Dans ce cas, ainsi que je l'ai établi (1), cette phtisie tardive n'est plus sous la dépendance des manifestations scrofuleuses ; « elle n'est plus une généralisation aux poumons d'une tuberculose bénigne ; c'est une seconde infection qui n'a reçu aucune espèce d'atténuation, qui évolue indépendante, et pour son propre compte. » La phtisie tardive des scrofuleux rentre alors dans la forme commune ;

(1) Pégurier. — *Thèse*, Lyon, 1892.

« elle subit en phtisie vulgaire son évolution banale avec son cortège de symptômes au grand complet, et sa gravité native (1). »

On doit donc réserver le nom de phtisie scrofuleuse aux manifestations pulmonaires contemporaines des accidents propres à la scrofule.

L'association des atteintes locales de la tuberculose et de l'infection pulmonaire crée des indications particulières à la thérapeutique.

L'organisme, délabré, réclame avant tout la mise en œuvre d'un régime alimentaire reconstituant au premier chef. Malheureusement, l'anorexie met souvent obstacle à l'alimentation intensive à laquelle on n'arrivera, souvent, qu'après une certaine période de prudent entraînement.

La cure climatérique est d'une haute importance chez les scrofulo-tuberculeux. Le climat d'altitude moyenne est le plus souvent contre-indiqué en raison de l'étendue des lésions. En revanche, le climat marin et, à défaut, le séjour sur le littoral de la Riviera, de la Corse ou de l'Algérie, est nettement indiqué. Ces malades pourront, par conséquent, passer l'hiver au bord de la côte, et l'été à la montagne, mais à faible altitude.

Comme cure médicamenteuse, l'huile de foie de morue, la créosote, les phosphates, les hypophosphites, sont les médicaments de choix. On peut, d'ailleurs, les associer de la manière suivante : on donne l'huile de foie de morue créosotée pendant l'hiver, les lavements de lait créosoté et les phosphates, par exemple, pendant l'été.

Dans le cas d'engorgements ganglionnaires très accusés et d'adénopathie bronchique, l'iodure de sodium et la teinture d'iode iodurée pourront rendre des services.

Traitement.

(1) Pégurier. — Ibid.

Les scrofulo-tuberculeux retirent, d'ordinaire, un grand bénéfice du traitement hydrominéral. Sauf les contre-indications, sur lesquelles il est inutile de revenir, on conseillera avec profit aux scrofuleux adultes des saisons à La Bourboule, tandis que les enfants se trouveront mieux de la station de Saint-Honoré.

Les eaux chlorurées sodiques, indiquées dans les cas de tuberculoses locales sans atteinte pulmonaire, doivent être formellement proscrites quand il existe des lésions tuberculeuses aux poumons.

F. Phtisie commune torpide.

Aspect clinique. — Il est des cas où la tuberculose pulmonaire poursuit son évolution avec une lenteur remarquable ; où elle arrive, même, à produire des lésions considérables sans que l'on observe, du côté des symptômes, des troubles appréciables correspondant à la gravité des lésions.

Cette forme, que Pidoux appelait la phtisie sèche, froide et sans réaction, procède par poussées successives se produisant à intervalles parfois très éloignés, de sorte que les lésions anatomiques vont de la simple granulation tuberculeuse jusqu'aux ulcérations les plus étendues, et que, par conséquent, l'on ne saurait dire, à aucun moment de l'évolution, à laquelle des trois périodes classiques l'affection tuberculeuse est parvenue.

Pendant très longtemps, l'état général demeure aussi satisfaisant que possible ; l'amaigrissement est peu marqué ; la fièvre et les sueurs font défaut, les fonctions voisines n'ont subi aucune altération. La toux persistante, l'expectoration muco-purulente, parfois quelques hémoptysies sans gravité, traduisent seules l'affection pulmonaire en cours.

L'auscultation, en revanche, éclaire suffisamment le diagnostic, et la présence des râles crépitants, sous-crépitants ou sibilants localisés à l'un des sommets ne laisse aucun doute sur la nature réelle de la maladie.

Ce n'est que longtemps après le début de l'affection que, progressivement, l'extension continue des troubles anatomiques réagit sur l'état général et sur les fonctions voisines, à moins que la résistance organique ne finisse par triompher du bacille et de ses produits de sécrétion.

C'est la phtisie commune torpide qui sert, ordinairement, de type à la description classique de la tuberculose pulmonaire chronique. Aussi bien c'est à elle que s'adressent la plupart des considérations thérapeutiques énoncées à propos du traitement général de la phtisie. Il est donc inutile d'y revenir longuement. Je ne ferai que rappeler la nécessité de la cure hygiéno-diététique, prescrite aussi sévèrement que possible, et signaler quelques restrictions.

Certains tuberculeux torpides présentent, outre leur affection pulmonaire, une tare quelconque ou une maladie concomitante, conditions qui exigent certaines modifications au traitement. J'ai indiqué, déjà (1), de quelle façon il fallait comprendre l'alimentation des tuberculeux arthritiques, diabétiques ou goutteux. La cure médicamenteuse et hydro-minérale nécessite aussi quelques correctifs.

C'est ainsi que le traitement créosoté ne convient nullement aux arthritiques, que les vésicatoires et les révulsifs en général sont absolument contre indiqués chez

(1) Voir page 196.

les diabétiques, et que la station thermale qui paraît la plus recommandable aux tuberculeux arthritiques est la station du Mont-Dore. Enfin, il est rationnel de ne pas perdre de vue la maladie associée à la tuberculose pulmonaire, et de ne pas négliger son traitement, surtout s'il s'accorde avec celui de l'affection qui nous occupe.

La médication phosphatée sera instituée chez les diabétiques pour réparer les pertes incessantes en phosphates. Chez les goutteux, les crises aiguës réclament la suspension du traitement anti-tuberculeux, et une médication appropriée à l'état de crise ; dans l'intervalle des accès, les alcalins pourront être continués en même temps que se poursuit le traitement de la tuberculose ; et rien ne s'oppose à ce que le malade fasse couramment usage de l'eau de Vittel, d'Evian ou de Contréxeville, à moins, cependant, que l'existence de vastes cavernes ait déterminé la cachexie. Mais, ce n'est pas le cas de la forme qui nous occupe.

G. Tuberculose pulmonaire avec réactions de voisinage.

1. — *Emphysème et troubles cardiaques.*

Aspect clinique.   L'évolution fibreuse de la tuberculose pulmonaire a, presque toujours, pour conséquence, l'apparition de lésions emphysémateuses supplémentaires, qui retentissent, à leur tour, sur les cavités droites du cœur et en amènent la dilatation et l'hypertrophie. Il arrive, alors, que les signes de la phtisie sont plus ou moins masqués par la présence de l'emphysème et des troubles cardiaques, de telle sorte que, dans ces cas, le diagnostic précoce est rarement possible. Pendant une période qui peut se prolonger indéfiniment, le malade, pris pour un emphysémateux ou un cardiaque, s'affaiblit de jour en jour. De temps à autre, l'état du cœur paraît s'améliorer, tandis qu'une poussée nouvelle de tuberculose se fait aux poumons ; il s'aggrave, au contraire, quand le processus scléreux, curateur des tubercules, se généralise et apporte au fonctionnement du cœur un obstacle qui va, parfois, jusqu'à produire l'asystolie.

En somme, la tuberculose pulmonaire à tendance fibreuse, bénigne par elle-même, est surtout dangereuse par les lésions de voisinage qu'elle détermine.

Cliniquement, elle se traduit par les signes stéthoscopiques suivants : respiration rude et prolongée, avec affaiblissement du murmure vésiculaire, quelques râles mobiles décelant la bronchite, et parfois du souffle. Le diagnostic est facilité si l'on se rappelle la triade pathologique : tuberculose, emphysème, dilatation du cœur droit.

Le traitement hygiénique de la tuberculose en général convient parfaitement à cette forme. La cure à l'air libre aura, en particulier, une heureuse influence sur les lésions emphysémateuses. On pourra, même, lui associer avec avantage les inhalations d'air comprimé avec expiration dans l'air libre ou raréfié.

Traitement.

Le climat et le traitement thermal d'Amélie conviennent aux tuberculeux emphysémateux, même atteints de dilatation cardiaque. En été, on enverra, de préférence, ces malades à Allevard. Mais le traitement hydrominéral, de même que l'hydrothérapie réclament ici une grande surveillance.

Les hémoptysies de cette forme n'exigent pas un traitement spécial ; cependant, on évitera d'avoir recours à l'action hémostatique de la poudre d'ipéca, dont l'emploi présente des dangers chez les malades atteints de troubles cardiaques.

Dans la tuberculose pulmonaire compliquée d'emphysème, la créosote est, tout au moins, inutile.

Enfin, dans le cas où la dyspnée liée à l'emphysème paraîtrait justiciable d'une thérapeutique active, les injections de morphine rendront des services.

2. — *Complications laryngées.*

Aspect clinique.

La tuberculose pulmonaire s'accompagne fréquemment d'inflammation laryngée plus ou moins marquée. Si les phénomènes irritatifs sont peu accusés, il est inutile d'y attacher grande importance. Mais, lorsque les complications laryngées aboutissent à l'ulcération, elles donnent à la maladie pulmonaire un caractère particulier qui permet de voir en elle une modalité clinique bien distincte.

Traitement.

La thérapeutique a, d'ailleurs, quelques indications à retirer de l'association de la phtisie et de la tuberculose du larynx. Je n'ai pas à entrer dans le détail des médications utilisées contre les complications laryngées, ni à décrire la technique des badigeonnages, inhalations, injections intra-trachéales que l'on a tour à tour préconisés dans ce sens.

La dysphagie due aux ulcérations et à l'œdème collatéral a pour conséquence la difficulté d'alimenter rationnellement le malade. Il convient, alors, de recourir à une alimentation semi-liquide, aussi nutritive que possible sous un faible volume. Les œufs, le lait, la poudre de viande, la somatose, rendront ici de grands services. Lorsque la douleur due au passage des aliments devient trop vive, on sera souvent obligé de renoncer à nourrir le malade par la bouche, et d'avoir recours aux lavements alimentaires.

Les climats secs sont contre-indiqués dans la tuberculose pulmonaire s'accompagnant de complications laryngées. On recommandera, au contraire, le séjour dans un climat plutôt humide, et à ce titre, les conditions climatériques de Pau sont parfaitement indiquées. Pendant l'été, cette station sera abandonnée pour une station hydro-minérale sulfureuse, de préférence Cauterets.

Si, de par l'aspect et l'évolution de la maladie, le traitement créosoté paraît indiqué, l'état du larynx ne doit pas faire abandonner son emploi. Ainsi que l'a observé Hugues [1], la créosote exerce, au contraire, une action favorable sur les complications laryngées, et peut même faire cicatriser les ulcérations.

3. — *Troubles gastro-intestinaux.*

Les accidents gastro-intestinaux se manifestent chez les tuberculeux avec une fréquence déconcertante, et sont d'autant plus redoutables qu'ils paralysent l'une de nos principales ressources contre la maladie elle-même, à savoir l'alimentation intensive du tuberculeux. Déterminés souvent par un usage abusif des médicaments ou par une surcharge alimentaire mal comprise, ils résultent, cependant, parfois, des progrès même de la maladie ou de complications intercurrentes. Quelle que soit leur cause, il convient de les combattre, et si l'on a cru, à une certaine époque, devoir considérer quelques-uns de ces troubles, la diarrhée par exemple, comme une sorte de dérivation utile, ou comme un moyen favorable d'élimi-

(1) Voir : MANQUAT. *Loc., cit.*, t. 1, p. 280

nation toxinique, on reconnaît aujourd'hui que ces avantages, très discutables, ne sauraient contrebalancer les inconvénients nombreux qu'ils déterminent, aussi bien en affaiblissant le malade qu'en s'opposant à son alimentation rationnelle.

L'anorexie, les vomissements, la dyspepsie, la constipation ou la diarrhée réclament donc l'attention du médecin.

La première condition du traitement des troubles gastro-intestinaux réside dans les modifications à apporter au régime alimentaire. J'ai indiqué, à propos de l'alimentation des tuberculeux, tous les ménagements que nécessite l'estomac de ces malades. La prudence avec laquelle il importe de dicter les règles d'une alimentation intensive, alors que le tube digestif est en bon état et fonctionne régulièrement, est encore plus nécessaire dès qu'apparaissent des signes quelconques d'intolérance gastrique. La connaissance exacte des règles de l'alimentation rationnelle et leur application rigoureuse permettront le plus souvent d'éviter ou de retarder la manifestation de ces accidents. De même, c'est dans les conditions nouvelles du régime que le médecin recherchera la méthode la plus efficace pour aider à leur disparition. Il est inutile, je crois, de revenir sur cette question, qui a été déjà longuement étudiée (1).

Toutefois, à part les modifications apportées au régime alimentaire, certaines médications peuvent souvent rendre quelques services.

Anorexie. — Les amers semblent, parfois, combattre très efficacement l'anorexie primitive, indépendante d'un

(1) Voir page 192.

état dyspeptique marqué. Cependant, la plupart irritent le tube digestif, et présentent, de ce fait, plus d'inconvénients que d'avantages.

Le tannate d'orexine, administré en cachets de 0 gr. 20 ou en pilules de 0 gr. 10, serait un stimulant remarquable de l'appétit. On le donne avant chaque repas, et l'on fait prendre aussitôt après une tasse de bouillon pour calmer l'irritation qu'il provoque. Cependant, si à doses faibles (0 gr. 10 à 0 gr. 15, Stokvis) ce médicament n'offre aucun inconvénient sérieux, en revanche, à doses élevées, il a déterminé certains troubles : bouffées de chaleur et rougeur de la face, vertiges, nausées, qui ont fait, à juste titre, à peu près renoncer à son emploi.

L'excitation produite par le froid a donné l'idée à Letulle et Ribard (1) de rechercher chez les tuberculeux le retour de l'appétit, par des applications de neige carbonique, de manière à produire sur la peau un refroidissement maximum de — 25°. Cette méthode, connue sous le nom de crymothérapie locale, consiste à placer sur le creux épigastrique un sac de toile contenant 2 kilogs de neige carbonique, et entouré d'ouate protectrice. Les applications durent 30 minutes et sont faites deux fois par jour. Cette méthode n'a pas donné lieu à de nouvelles expérimentations.

En Allemagne, on a vanté, contre l'anorexie des tuberculeux, le persulfate de soude (2). Cette substance a été expérimentée, en France, par Nicolas (3) et par Garel (4). Il résulterait de ces recherches que le persulfate de soude, pris le matin, à jeun, à la dose de 0 gr. 20 dans un quart

(1) LETULLE et RIBARD.—IVe Congrès de la tuberculose, août 1898.
(2) RICHARD FRIEDLANDER. — *Thérap. Monatsch.*, février 1899.
(3) NICOLAS. — *Soc. de Biol.*, avril 1900.
(4) J. GAREL. — *Bull. Med.*, 22 août 1900.

de verre d'eau pure, excite l'appétit, facilite les digestions, et, par suite, améliore l'état général.

Vomissements. — Les vomissements des tuberculeux relèvent de causes multiples. Symptomatiques, parfois, d'un trouble irritatif ou anémique des centres nerveux, ils ont encore leur cause dans l'état dyspeptique du malade, ou peuvent, enfin, être produits · mécaniquement, et c'est là le cas le moins rare, par un état d'irritation pharyngée ou gastrique.

Deux indications se présentent, quelle que soit la cause du vomissement :

1° Calmer l'excitabilité de la muqueuse gastrique ;

2° Atténuer l'état d'irritation qui entretient ou provoque cette excitabilité.

L'hyperexcitabilité de la muqueuse gastrique est calmée par le froid (petits morceaux de glace avalés après le repas), ou par l'administration de certaines substances anesthésiques : eau chloroformée, eau bromoformée ; champagne glacé, eau oxygénée, etc. D'ordinaire l'eau chloroformée réussit parfaitement. Après chaque repas, on fait prendre au malade une à deux cuillerées à bouche de la solution suivante :

> Eau chloroformée saturée...... } àà 250 gr.
> Eau de fleurs d'oranger........

Mathieu recommande aussi, dans le même but, la potion ainsi formulée :

> Menthol............. 0 gr. 20
> Julep gommeux...... 150 gr.

3 à 4 cuillerées à bouche, espacées, après le repas.

L'irritation de voisinage qui met en jeu l'intolérance gastrique doit aussi être recherchée et traitée. Quelquefois les vomissements sont provoqués par des complications de nature tuberculeuse occupant l'arrière-bouche, le pharynx ou l'épiglotte. Le traitement de ces localisations secondaires, que je n'ai pas à envisager ici, est naturellement indiqué. C'est encore à l'anesthésie locale qu'il convient d'avoir recours, à titre de palliatif, en attendant la guérison des lésions provocatrices.

La sensibilité des régions atteintes peut être diminuée au moyen de badigeonnages, tels que les suivants :

> Bromure de Potassium....   3 gr.
> Glycérine ....   30 gr.

Un badigeonnage pharyngé avant chaque repas.

On :

> Chlorhydrate de Cocaïne...   2 gr.
> Eau   —   ...   100 gr.

Badigeonner le pharynx au moment présumé du vomissement.

On a employé encore avec succès l'association de la cocaïne, de la morphine et du diiodoforme (Leduc) (1) :

> Diiodoforme ....   8 gr.
> Chlorhydrate de cocaïne......   0 gr. 08
> Chlorhydrate de morphine.....   0 gr. 04
>   pour insufflations....

Ce traitement a l'avantage d'agir également contre les lésions.

L'orthoforme pourrait, dans ces cas, rendre de grands services, car il possède une action anesthésique aussi marquée que celle de la cocaïne. Les insufflations directes

____

(1) LEDUC. — *Rev. Intern. de Méd. et de Chirurg.*, 1898, p. 305.

de poudre d'orthoforme sont recommandables. On n'oubliera pas, cependant, que ce médicament a provoqué certains accidents : érythème, urticaire, vomissements, collapsus, etc. (Albertin, Polosson et Rollet) (1).

Il n'est pas douteux que l'une des principales conséquences de l'hyperesthésie pharyngienne est la toux quinteuse qui survient souvent chez les tuberculeux après les repas, et que l'on a désignée avec raison sous la dénomination de toux émétisante. Les calmants de la toux agiront donc indirectement sur les vomissements.

Mathieu admet que la condition indispensable du succès, pour une médication dirigée contre les vomissements du tuberculeux, c'est d'administrer l'agent thérapeutique, quel qu'il soit, immédiatement après les repas.

Dans les cas rebelles, le lavage de l'estomac doit être pratiqué.

Dyspepsies. — Les dyspepsies, chez les tuberculeux, réclament un traitement qui ne diffère en rien de celui des dyspepsies communes, et qui demanderait trop de détails pour être repris ici.

Il faut signaler, toutefois, les bons effets que l'on peut attendre de l'administration du sulfate de soude chez les tuberculeux dyspeptiques, éréthiques ou fébricitants. Ce sel est donné quotidiennement à la dose de 4 à 6 grammes dans un grand verre d'eau bouillie à 37°, pris le matin, à jeun, une heure avant le premier déjeuner. (Hayem, Manquat) (2). Son action est double : mécanique (lavage interne de l'estomac) et cellulaire. Mais son administration doit être surveillée et suspendue de temps à autre.

(1) ALBERTIN, POLLOSSON et ROLLET. — *Lyon Médic.*, 1899., n° 22.
(2). MANQUAT. — XIII° Congrès de Méd. Paris 1900.

Constipation. — S'il faut éviter la constipation chez tous les malades, on doit reconnaître que cette indication ne rencontre pas, d'ordinaire, une grande résistance. Souvent une surveillance plus attentive du régime, un changement insignifiant en apparence, dans sa composition, parfois la suppression seule du lait, font disparaître ce trouble peu important.

Dans les cas plus tenaces, quelques laxatifs légers (podophyllin, tamarin, cascara sagrada, etc.) seront nécessaires. Il est préférable, cependant, de recourir aux lavements d'eau boriquée, d'eau bouillie pure ou additionnée de glycérine.

Diarrhée. — On rencontre beaucoup plus de difficultés, d'ordinaire, à faire disparaître la diarrhée des tuberculeux. Parmi les modifications à apporter au régime, il n'est pas inutile de savoir que le lait agit différemment suivant les cas, et qu'il peut provoquer aussi bien la constipation que la diarrhée. En revanche, la viande crue a une action anti-diarrhéique très efficace.

Les médicaments que l'on a vantés contre la diarrhée des tuberculeux sont très nombreux. A côté des remèdes classiques, les opiacés, les sels de bismuth, les astringents, etc., on a vu surgir, dans ces dernières années, quelques substances nouvelles qui méritent d'être essayées : le traumatol (0 gr. 08) par jour), le thymol (1 à 5 grammes en solution aqueuse ou alcoolique), donné à doses fractionnées (V. Martini) (1) semblent avoir fourni à leurs promoteurs quelques résultats favorables.

Le tannigène, combinaison de diacétyle et de tannin, a été vanté par Müller qui l'a prescrit à la dose quotidienne

(1) V. MARTINI. — *De l'efficacité du thymol dans la désinfection interne*. Milan, 1887.

de 0 gr. 25 à 2 gr. — Comme cette substance est insoluble dans l'eau, on peut la prescrire en suspension dans un julep gommeux.

L'albuminate de tannin, ou tannalbin, a donné d'excellents résultats dans la diarrhée tuberculeuse (Von Engel); on le fait ingérer par prises de 0 gr. 50, dans de l'eau ou du lait, à raison de 1 à 5 grammes dans les 24 heures.

L'acide lactique, déjà si efficace dans certaines diarrhées infectieuses, est un antidiarrhéique de valeur chez les tuberculeux (Hayem, Sézary et Aune). On en donne 2 à 5 grammes par jour.

Enfin, les lavements de créosote suffisent, parfois, pour faire cesser la diarrhée des tuberculeux.

Une foule d'autres médicaments ont encore été préconisés. Ce sont ceux que l'on a coutume d'utiliser dans les cas de diarrhée commune, et qui, comme tels, peuvent rendre des services dans la diarrhée des phtisiques : salol, benzonaphtol, oxyde de zinc, décoction blanche de Sydenham, craie préparée ; il faut savoir, cependant, que cette dernière substance, comme tous les carbonates de chaux, a l'inconvénient d'exagérer la déperdition des phosphates par les matières fécales (Kletzinski et Relm).

Je dois dire, enfin, que je me suis, parfois, bien trouvé, dans ces cas, de lavements d'amidon et de sous-nitrate de bismuth.

4. — *Troubles urinaires.*

Les troubles urinaires sont souvent une complication d'autant plus grave, dans la tuberculose pulmonaire, qu'ils peuvent s'opposer à la mise en œuvre d'une alimentation intensive.

Lorsqu'ils décèlent, seulement, un état congestif des reins, sans albuminurie, et qu'ils ne sont caractérisés que par une diminution dans la quantité des urines émises, on peut, sans rien changer au régime adopté, rétablir la diurèse en preserivant, sauf contre-indications, la digitale, la lactose, ou mieux la théobromine à la dose de 0 gr. 50 tous les matins.

Mais, lorsque les signes de l'insuffisance urinaire apparaissent, on doit, quelle que soit la nécessité d'alimenter le malade, le soumettre au régime lacté absolu.

On sera, toujours, très prudent dans l'administration de médicaments aux rénaux. C'est ainsi que l'on doit éviter de preserire, chez ces malades, les cacodylates, l'iodoforme et les vésicatoires.

5. — *Troubles utérins.*

La suppression des règles est un incident assez fréquent dans le cours de la tuberculose pulmonaire. Elle ne nécessite un traitement actif que lorsqu'une dérivation fluxionnaire paraît se faire dans d'autres organes que l'utérus, et crée, ainsi, un état de malaise ou une congestion anormale qui peuvent ne pas être sans danger.

Dans ce cas, seulement, on cherchera à ramener le flux menstruel au moyen de révulsifs sur les membres inférieurs et sur les parties génitales externes (sangsues) : bains de pieds chauds, lavements chauds, injections vaginales tièdes, etc.

Ces moyens ne constituent, toutefois, qu'un traitement palliatif.

II. Phtisie sénile cachectisante

Chez les vieillards, la tuberculose pulmonaire affecte, Aspect clinique. quelquefois, un caractère clinique bien particulier. Les signes locaux sont peu accusés, mais l'affaiblissement

progressif du malade amène rapidement un état cachectique, apyrétique, parfois de très longue durée, et qui
aboutit presque toujours à la mort. Bard a décrit cette
forme sous le nom d'ulcéro-fibreuse cachectisante ; elle
est, en effet, constituée anatomiquement par un grand
nombre de petites cavernes suppurantes, entourées d'une
masse abondante de tissu conjonctif.

Traitement. Les médicaments ni le traitement hydrominéral ne sont
applicables dans ce cas. La créosote, elle-même, est inutile, et souvent mal tolérée.

On se bornera à alimenter le malade le plus copieuse-
ment possible et à prescrire la cure d'air et de repos,
faite en climat favorable, de préférence sur le littoral de la
Méditerranée.

S'il survient des hémoptysies, on se gardera d'ordonner
de l'ipéca, médicament dangereux en raison des ruptures
vasculaires qu'il peut produire.

Il ne saurait, enfin, être question de révulsifs, ni surtout de vésicatoires ; ces agents ne répondraient, ici, à
aucune indication, ils ont, en outre. de graves inconvénients.

1. Phtisie éréthique.

Aspect clinique. On oppose, d'ordinaire, à la phtisie commune torpide,
la phtisie éréthique, mais sans en connaître exactement
les caractères. La tuberculose peut, en effet, s'accompa-
gner aussi bien d'un état d'éréthisme nerveux que d'un
état d'éréthisme cardio-vasculaire. C'est cependant plutôt
ce dernier cas que l'on envisage lorsqu'on parle de la
phtisie éréthique.

Les tuberculeux qui présentent cette modalité de l'affection phymique, sont, d'ordinaire, des malades à tempé-

rament sanguin, offrant, sous le moindre prétexte, des bouffées de chaleur à la tête, des vertiges, un pouls plein, dur, rapide, mais régulier, dénonçant une tendance naturelle du cœur à se surmener, et l'hypertension artérielle avec tous ses caractères.

L'éréthisme cardio-vasculaire est dû, en partie, au tempérament du sujet. Mais il relève plutôt de caractères particuliers de la phtisie chez ces malades. Il est entretenu, en effet, par la tendance congestive des lésions tuberculeuses, par l'envahissement subit et successif de zones nouvelles, par l'apparition fréquente de poussées bronchopneumoniques dans le cours de l'évolution tuberculeuse.

La tuberculose éréthique est, dans l'intervalle des poussées, comparable à la tuberculose commune, torpide. L'auscultation ne donne que peu de renseignements : rudesse respiratoire, affaiblissement du murmure vésiculaire. L'état général est assez satisfaisant ; l'appétit est bon ; l'apyrexie est à peu près complète ; les forces sont conservées, et le malade s'abuse facilement sur la nature et la gravité de son mal.

Brusquement, sans cause apparente, ou sous l'influence d'un léger refroidissement, un noyau bronchopneumonique se développe, plus ou moins limité, entraînant avec lui des modifications complètes dans l'état général et local du tuberculeux.

La température monte ; les sueurs apparaissent ; la face est turgescente ; l'appétit disparaît, l'hypertension artérielle se manifeste. Souvent quelques hémoptysies peu importantes se produisent. A l'auscultation, on constate de nombreux râles humides et du souffle.

Après la résolution, tous ces symptômes bruyants

disparaissent jusqu'à la production de la nouvelle poussée.

Traitement. La phtisie éréthique exige une thérapeutique essentiellement prudente. Non seulement il importe de traiter la tuberculose elle-même, mais il faut, avant tout, éviter de provoquer, par des médications intempestives, l'apparition de poussées de bronchopneumonie.

Dans l'intervalle des poussées, le traitement hygiénodiététique est la seule thérapeutique permise. Le régime et surtout la cure d'air seront très surveillés.

Sans doute l'alimentation intensive doit être mise en œuvre ; mais on se tiendra prêt à suspendre tout excès de nourriture dès la menace des poussées congestives, ou d'une élévation tant soit peu caractérisée de la température.

L'indication climatérique a, pour la forme éréthique, une importance considérable. Ordonner à un congestif la cure d'air sous un climat excitant équivaut à un non-sens thérapeutique que non seulement le raisonnement mais l'observation clinique suffisent à condamner. C'est là une preuve de plus que le Sanatorium n'est pas, comme semblent le vouloir les Allemands, toute la phtisiothérapie, et que l'on ne saurait nier les avantages de la cure climatérique.

Le climat d'altitude, qui prédispose aux congestions et aux hémoptysies, est contre-indiqué chez les tuberculeux éréthiques, de même que celui du littoral méditerranéen, éminemment tonique. A ces malades, les qualités sédatives du climat de Pau conviennent particulièrement.

Les médicaments sont, ici, inutiles ou dangereux ; la créosote elle-même est contre-indiquée.

La plupart des médecins estiment que le traitement hydro-minéral peut être ordonné aux tuberculeux éréthiques dans l'intervalle des poussées. Je continue à penser, après quelques exemples peu encourageants, que, même dans ces conditions, il est prudent de s'en abstenir.

Pendant les poussées congestives, le traitement symptomatique sera mis en œuvre: l'alimentation sera réduite, et la cure d'air mitigée. On discutera l'indication des révulsifs et l'on aura à s'occuper de traiter la fièvre, les hémoptysies et les différentes complications qui peuvent surgir.

J. Cachexie tuberculeuse

La cachexie tuberculeuse mérite d'être nettement Aspect clinique. séparée des autres formes de la tuberculose pulmonaire. Sans doute, elle n'est, le plus souvent, que l'aboutissant terminal de l'une quelconque des modalités précé   des. Mais, si l'on veut être pratique, tout en restan   e vrai, il faut reconnaître que la période d'insuffisance est parfois la seule pour laquelle le malade ou la famille ait jugé utile de faire appel au médecin, que parfois aussi la période de compensation organique est de durée fort courte et passe presque inaperçue; de telle sorte que souvent, à un premier examen, le tableau clinique est celui de la cachexie tuberculeuse elle-même.

En admettant, cependant, que cette division soit plus arbitraire que clinique, elle trouve sa raison d'être dans ce fait qu'elle réclame un traitement totalement différent, et à ce titre, elle mérite, me semble-t-il, l'importance que je lui accorde. Il n'est pas inutile, du reste, de préciser comment je comprends la modalité que j'analyse. Elle n'est nullement l'analogue de la troisième période classique de la tuberculose. Celle-ci correspond, en effet « à la formation des cavernes » (1). Or, on sait parfaitement qu'un tuberculeux peut avoir aux poumons une ou plusieurs cavernes sans que l'état général s'en ressente sensiblement ; qu'à côté de ces lésions « de troisième période » sont des tubercules naissants ou en pleine évolution ; que la tuberculose à la troisième période est réputée incurable, tandis que l'on n'ignore pas qu'un porteur de cavernes peut parfaitement guérir.

Il ne faut donc pas, en matière de tuberculose pulmonaire, trop s'attacher à adapter la symptomatologie, le pronostic, ni surtout le traitement, à la nature et à l'étendue des lésions locales. A mon sens, les degrés de la réaction organique sont plus caractéristiques.

La cachexie tuberculeuse est l'anéantissement complet et définitif de la résistance organique. Quelles que soient la forme anatomique des lésions, leur étendue et leur ancienneté, la cachexie tuberculeuse est constituée par les signes physiques et fonctionnels de l'insuffisance réactionnelle.

Sans doute, dans le cours de la lutte qui se poursuit entre l'infection et l'organisme, on assiste à des prises de possession du bacille tuberculeux, à une sorte de mouvement de retraite de la part de l'organisme qui faiblit. Ces moments de défaillance, caractérisés par des troubles généraux ou locaux, sont, au début, de courte durée, et ceux-ci passés, la lutte reprend plus égale, sous l'influence d'un nouvel élan de l'économie.

Mais plus tard, si l'organisme doit céder, les troubles généraux et locaux, qui marquent son défaut de résistance, s'établissent d'une manière définitive et permanente. Or, c'est précisément la continuité de ces phéno-

____

(1) LAVERAN et J. TEISSIER. — *Nouv. Élém. de Path. Méd.,* 3ᵉ édit., t. II, p. 397.

mènes indiquant la terminaison de la lutte par la déchéance organique, se poursuivant sans répit jusqu'à la mort du malade, qui constitue la période d'insuffisance organique, la cachexie tuberculeuse.

Cliniquement, la cachexie tuberculeuse se traduit par une fièvre rémittente ou continue, un amaigrissement considérable et progressif, des crises de sueurs profuses, des troubles digestifs : anorexie complète, diarrhée tenace, vomissements; et, en général, les signes communs à toutes les cachexies.

La cure hygiéno-diététique ne donnera rien, et cela se conçoit aisément. Que peut le secours d'une alimentation réparatrice ou du séjour à l'air libre à un organisme qui est à bout de résistance et refuse, désormais, toute tentative de révolte contre l'infection ? _Traitement._

Au surplus, la cure hygiéno-diététique est loin d'être toujours praticable. Peut-on faire de l'alimentation intensive chez un malade qui n'a plus d'appétit, et qui, même gavé, n'a plus la force de digérer ! N'est-ce pas précipiter l'usure de son organisme que de l'obliger à un travail désormais au-dessus de ses forces et que l'on sait devoir être sans profit ?

N'est-il pas également contre-indiqué, chez ces cachectiques, de prescrire les déplacements fatigants et les séjours inutiles aux Sanatoria, et de troubler, ainsi, sans bénéfice, leurs derniers moments en exigeant leur éloignement de ceux qui leur sont chers ?

Seul, le séjour à l'air libre, s'il n'est contre-indiqué par une complication quelconque, mérite d'être retenu comme méthode thérapeutique applicable aux cachectiques tuberculeux, à condition qu'il n'exige aucun déplacement.

L'expectative armée, telle est la conduite à tenir en

pareil cas. On s'efforcera, par conséquent, de combattre les symptômes observés et les complications intercurrentes. On atténuera la terrible agonie de ces moribonds au moyen des merveilleuses préparations opiacées, et à défaut d'une thérapeutique active, on prodiguera les encouragements et les bonnes paroles à des malades qui doivent, désormais, ignorer la nature et la gravité de leur mal, si on a pu le leur cacher jusque là.

CHAPITRE III

TRAITEMENT DES TUBERCULOSES A ÉVOLUTION RAPIDE.

La thérapeutique est désarmée devant ces formes foudroyantes qui, de quelques jours à quelques mois, se déroulent en parcourant le cycle complet de leur évolution. Quel que soit le pessimisme de cet aveu, il a, du moins, le mérite de la vérité. Le seul espoir qu'il nous est donné de conserver, en face d'une tuberculose à marche rapide, c'est de la voir se transformer naturellement en une forme plus lente, et donner prise, ainsi, aux efforts du médecin. Malheureusement, les exemples de ces arrêts spontanés ou de ces modifications d'évolution sont loin d'être fréquents.

En présence de ces cas, l'hygiène, l'air libre, l'alimentation intensive n'ont aucune action, la maladie ne leur laissant pas le temps d'être efficaces.

L'alimentation intensive est rarement possible ; si l'état fébrile ne la contre-indique pas, c'est l'état général qui refuse de l'admettre.

En réalité, le malheureux atteint de tuberculose rapide peut être considéré à l'égal du phtisique cachectique ; et, pas plus que dans ce dernier cas, l'envoi au Sanatorium n'est ici permis.

Assurément il est d'usage de faire quelques tentatives, et parfois la révulsion, les badigeonnages de gaïacol, l'acide salicylique (Jaccoud) ont paru favorables. Mais ce ne sont là que des palliatifs, souvent dangereux. Les vésicatoires, la créosote, tous les médicaments actifs sont interdits. On ne peut qu'atténuer les souffrances du phtisique, parer aux complications, traiter les symptômes. C'est là le seul but que l'on doit s'efforcer d'atteindre ; toute autre espérance serait vaine, toute autre prétention irréalisable.

III. TRAITEMENT PALLIATIF. —

SYMPTOMES ET COMPLICATIONS

A. Insomnie.

L'insomnie survient, chez les tuberculeux, à l'occasion de l'intensité de la fièvre, de la violence de la toux ou de l'apparition des sueurs, de sorte qu'en faisant disparaître ces trois symptômes, le sommeil revient généralement. Quelquefois, le repas du soir est trop copieux ; il suffit, alors, de le réduire pour permettre le repos aux malades.

Dans les cas d'insomnie persistante, l'opium réussit généralement et constitue le meilleur des hypnotiques chez les tuberculeux : extrait thébaïque en pilules de 0 gr. 01, ou injections de morphine.

On peut, également, avoir recours au chloral (1 à 2 gr.), au sulfonal (1 à 2 gr.), peut-être à l'hydrate d'amylène (2 à 3 grammes en capsules ou en potion. V. Mering), au trional (1 gramme, Moncorvo), etc.

B. Fièvre.

SOMMAIRE

Conditions où elle se produit. — Influence du traitement hygiénique.
— Nécessité fréquente d'une intervention active.
Acide salicylique. — Antipyrine. — Antifébrine. — Phénacétine. —
Chlorhydrate de Phénocolle. — Thermodine. — Thalline. —
Badigeonnages de gaïacol.

Conditions
où elle
se produit.

La fièvre des tuberculeux se manifeste sous des influences très diverses dont la thérapeutique doit, avant tout, tenir compte, si elle veut être véritablement rationnelle. Il est nécessaire donc de rechercher dans les caractères de l'état fébrile, la forme de la maladie, l'état général du malade, les symptômes concomitants, et enfin le mode de traitement antérieurement suivi, les éléments pathogéniques indispensables à connaître, avant que de dicter un traitement antithermique.

Dans les formes communes de la tuberculose pulmonaire, alors que la période de compensation organique n'est pas dépassée, l'état fébrile est l'indice du processus d'envahissement des lésions, et chaque poussée nouvelle a son retentissement inévitable sur la température du malade. Il en est de même lorsqu'un noyau de congestion ou de bronchopneumonie vient à se produire, et dans ce cas, les modifications thermiques traduisent aussi exactement la complication nouvelle que l'apparition des signes locaux pathognomoniques.

Plus tard, lorsque l'équilibre est rompu, dans la lutte contre l'infection, au détriment de la résistance organique, la fièvre se produit encore, mais avec une persistance plus marquée. Elle relève, alors, non seulement du travail ulcératif des lésions cavitaires, mais encore de l'exagéra

tion croissante des oxydations et du processus dénu-
tritif.

Enfin, lorsque les progrès de la maladie ont triomphé
de la résistance organique, lorsque la cachexie survient,
la résorption des produits toxiques provenant peut-être
moins de l'infection tuberculeuse elle-même que des associations microbiennes éminemment pyogènes, entretient
une pyrexie rebelle, souvent rémittente, véritable fièvre
septique, indice de la toxhémie tuberculeuse.

Dans la pratique, une condition nouvelle étend son
influence sur l'état thermique dont elle modifie la portée.
Cette condition, c'est le surmenage, ou simplement la
fatigue. Sabourin (1) a fort bien mis en évidence la part
qui revient à cette cause dans les pyrexies tuberculeuses.
La « fièvre de surmenage » évoluant tantôt isolément, tantôt
associée à la fièvre d'inflammation ou de résorption, doit
être connue des praticiens s'ils veulent éviter de faire
fausse route aussi bien sur le pronostic exact de l'affection
que sur les soins qu'elle réclame.

La dissociation clinique des différents éléments pathogéniques de la fièvre des tuberculeux est une question des
plus délicates, qui ne peut, le plus souvent, être résolue
que par les effets même du traitement.

Sous l'influence du repos absolu, physique et moral,
l'ascension thermique due uniquement à la « fièvre de surmenage » décroît avec une rapidité remarquable, et l'on
est surpris de voir en quelques jours, par ce seul moyen, se
produire une détente plus ou moins marquée. Si la détente
n'est pas complète en une semaine environ, c'est que la fièvre
de surmenage s'ajoutait à un état pyrétique pour ainsi
dire normal, résultant uniquement de la maladie elle-même.

Influence
du traitement
hygiénique.

(1) SABOURIN. — *Journ. des Praticiens*, 15 octobre 1898.

Or, cet état, favorablement influencé par le désencombrement organique produit par la cure de repos, s'atténue à la longue, suivant ainsi l'amélioration générale que fait naitre le traitement hygiéno-diététique.

Si les troubles thermiques dus au surmenage présentent une fréquence aussi grande, c'est que la tuberculose pulmonaire est l'une des affections les plus insidieuses que l'on connaisse, et qu'un phtisique présentant communément une température moyenne de 38° à 38°,5, ne ressent parfois aucune gêne appréciable de son état fébrile. J'ai vu assez souvent des tuberculeux pyrétiques indociles, désabusés des Sanatoria et de la médecine, se promener tout le jour, sans paraître incommodés de leur hyperthermie, qui augmentait cependant sous l'influence de ces fatigues.

Chez le tuberculeux, le meilleur des antithermiques est le repos absolu. A tout malade qui présente dans la journée une température supérieure à 37°,5, il est absolument indispensable d'ordonner le repos allongé sur la chaise longue. Je ne reviendrai pas sur les conditions qui doivent régler la tolérance du médecin pour quelques exercices peu fatigants, ni sur la nécessité du calme moral et de l'absence complète de préoccupations et de gêne. Ces points ont déjà été examinés à propos de la cure de repos (1). Je dirai seulement que ces principes doivent être appliqués avec la plus extrême rigueur chez les tuberculeux pyrétiques. « Une marche plus prolongée, surtout l'après-midi, le simple fait d'écrire plusieurs lettres, l'animation à un jeu quelconque, une conversation soutenue, une visite trop longue, chez beaucoup de malades une simple émotion, peuvent provoquer un accroissement de

(1 Voir p. 256.

température le soir, se continuant, même, jusqu'à la
matinée du lendemain (1) (Sabourin). »

De même le surmenage de l'estomac est une cause fréquente d'exacerbation thermique (2), qui réclame des
modifications importantes dans le régime alimentaire des
tuberculeux. C'est en mettant ainsi en pratique les ressources d'une cure hygiéno-diététique sévère et bien déduite
que l'on aura raison de la fièvre de surmenage, et parfois
de l'état pyrétique relevant directement de l'infection.

Mais lorsque l'hygiène seule est insuffisante à ramener
l'apyrexie complète, doit-on se contenter d'un simple
abaissement thermométrique, et refuser d'associer à la
cure l'action de certains médicaments dont le pouvoir
antithermique est indéniable ? En un mot, la crainte d'une
action médicamenteuse doit-elle primer la nécessité d'abat-
tre la fièvre des tuberculeux ? Je ne le pense pas, et je
crois que l'on fait fausse route lorsqu'on s'obstine, devant
l'insuffisance antipyrétique des moyens hygiéniques, à
négliger les ressources d'un traitement médicamenteux.

On a dit quelquefois, avec raison, que la fièvre est nécessaire chez les malades, et qu'elle constitue l'un des principaux
procédés de défense de l'organisme contre l'infection. Si l'élévation de la température excite, comme le veut Max Schultze,
l'action phagocytaire des leucocythes, si en exagérant les
combustions elle favorise la destruction des toxines, par
contre, la fièvre présente, surtout chez les tuberculeux, de
graves inconvénients. Par elle, sont augmentés les
échanges nutritifs, et du même coup la désassimilation
rapide ; par elle encore se produisent des altérations
cellulaires dans les différents organes, en particulier

(1) Sabourin. — *Journ. des Pratic.*, 15 octobre 1898.
(2) Voir p. 193.

dans le foie ; par elle, surtout, se précipitent l'évolution de la maladie et la marche sûre vers la consomption.

Ces considérations s'appliquent, avant tout, aux cas où la continuité du mouvement fébrile entraîne chez les malades certains malaises : névralgies, céphalalgie, sueurs profuses, ou encore entretient un état marqué d'anorexie et s'oppose ainsi à la mise en œuvre de l'un des éléments principaux de la phtisiothérapie : l'alimentation intensive. Il faut donc recourir aux médicaments antithermiques, si la cure de repos, suivie régulièrement pendant plusieurs semaines, n'a pas amené un résultat suffisant.

Acide salicylique. — On a vanté, autrefois, l'action antithermique de l'acide salicylique (Jaccoud), du salicylate de soude, des sels de quinine. Ces médicaments, dont l'efficacité est inconstante, ont été abandonnés depuis la découverte de l'antipyrine et les résultats obtenus par les badigeonnages de gaïacol.

Antipyrine. — L'action de l'antipyrine est d'autant plus certaine que la fièvre présente un caractère moins continu. Lorsque l'abaissement thermique se produit, il est rapide, suit, de quelques minutes à une ou deux heures, l'administration du médicament ; mais il n'est pas durable. En sorte que le seul moyen rationnel de prescrire l'antipyrine consiste à la donner à doses également fractionnées dans les 24 heures.

Les doses de 4 à 6 grammes, recommandées par Daremberg, sont inutiles et dangereuses. L'action antithermique est, en effet, obtenue d'ordinaire avec une dose quotidienne de 0 gr. 50 à 1 gramme.

L'antipyrine en cachets fatigue l'estomac, même lorsqu'on a soin d'associer cette substance au bicarbonate de soude. Il est préférable de la prescrire en potion :

Antipyrine ....   1 gr.
Sirop d'écorce d'orange......   30 gr.
Eau ....   100 gr.

à prendre dans les 24 heures.

Cette formule, que j'emploie habituellement, permet de corriger la saveur amère, légèrement nauséeuse, de l'antipyrine.

L'antipyrine peut être prescrite en lavements ; sous cette forme elle est moins efficace. Quant aux injections hypodermiques, elles exposent à la gangrène, et sont, d'ailleurs, difficilement acceptées en raison de la douleur qu'elles causeraient. Je dois dire, cependant, que cette critique ne m'a pas toujours paru justifiée.

Le fractionnement des doses dans les 24 heures n'a pas seulement un avantage thérapeutique. Il met le malade à l'abri des accidents d'intolérance qui se produisent parfois sous l'influence des doses massives : douleurs épigastriques, nausées, diarrhée, éruptions cutanées, cyanose, syncope, collapsus, sueurs profuses, et même hémoptysies (Bielschowsky).

Il est à remarquer que l'antipyrine possède, outre son pouvoir antithermique, une action analgésique, grâce à laquelle disparaît, avec la fièvre, cette série de malaises et de troubles nerveux qui accompagnent d'ordinaire l'état fébrile des phtisiques.

Le principal inconvénient de l'antipyrine est son action sur le rein. Elle diminue le coefficient urotoxique, et à la longue détermine l'albuminurie. La présence de l'albumine dans l'urine constitue donc une contre-indication formelle à son emploi.

Lorsque l'antipyrine est mal tolérée, elle pourrait être remplacée par un des nombreux antithermiques récemment acquis par la thérapeutique.

Antifébrine. — L'antifébrine, ou acétanilide, est une substance dangereuse, qui provoque facilement la cyanose par une action directe sur l'hémoglobine. Si l'on peut la prescrire comme analgésique, c'est à peine si l'on est autorisé à rechercher son action antithermique dans la fièvre typhoïde. Elle doit être proscrite chez le tuberculeux.

Phénacétine. — La phénacétine est moins dangereuse. Elle se prescrit aux mêmes doses et dans les mêmes conditions que l'antipyrine. C'est un bon succédané de cette dernière ; toutefois son action nécessite une grande surveillance, surtout chez les malades déjà cachectisés.

Phénocolle. — L'action antithermique du chlorhydrate de phénocolle paraît s'exercer plus spécialement dans l'état fébrile des tuberculeux que dans les autres pyrexies. Mais cette substance n'est pas toujours inoffensive ; elle détermine assez souvent un affaiblissement du cœur et de la cyanose ; d'autant plus facilement que l'état général du malade est plus altéré. On l'a prescrite, cependant, en surveillant son action, à la dose de 0 gr. 50 à 1 gramme.

Thermodine. — La thermodine est encore peu employée ; elle mériterait, cependant, une place dans le traitement de la fièvre tuberculeuse, si l'on en croit les recherches de Schmitt (1). Pour cet auteur, la thermodine aurait une action antithermique lente à se manifester, mais d'une durée prolongée. De plus, elle serait absolument inoffensive à la dose de 0 gr. 50 à 1 gramme par jour.

Il serait nécessaire de contrôler ces résultats pour se prononcer sur la valeur exacte de la thermodine.

(1) Schmitt. — *Soc. de thérap.*, 1894, p. 205.

Thalline. — On a prescrit la thalline contre la fièvre des tuberculeux. C'est un médicament dangereux, dont on doit formellement s'abstenir.

Gaïacol. — Le gaïacol, en applications externes, possède un pouvoir antithermique remarquable que l'on a mis à profit dans le traitement de la fièvre des tuberculeux.

L'absorption cutanée du gaïacol est très rapide : en un quart d'heure on peut déceler cette substance dans l'urine, qui en contient encore 24 heures après le badigeonnage.

Mais, ce n'est pas seulement à l'absorption du médicament, qu'est due son action antipyrétique ; elle tient aussi à l'irritation périphérique des terminaisons nerveuses, qui agiraient par voie réflexe sur le centre thermogénique (Guinard). Ce qui le prouve, c'est que l'addition d'une quantité égale de glycérine au gaïacol retarde l'absorption cutanée mais demeure sans influence sur la rapidité de l'action antithermique (Guinard, G. Geley (1), Linossier) (2).

On emploie pour les badigeonnages le gaïacol pur, qui est à peu près dépourvu de toute action irritante sur les téguments. La dose est variable suivant les auteurs : Sciolla (3) allait jusqu'à 10 et même 30 grammes de gaïacol pour une application ; Bard trouve ces doses exagérées et ne dépasse pas 1 à 2 grammes.

Le gaïacol liquide est étendu sur la peau au moyen d'un pinceau ; puis la surface badigeonnée est recouverte de ouate et de gutta-percha. Un quart d'heure, environ, après l'application gaïacolée, on constate un abaissement thermique parfois considérable, d'autant plus accusé que la

(1) G. GELEY. — *Thèse*, Lyon, 1894.
(2) LINOSSIER. — *Soc. de thérap.*, 11 avril 1894.
(3) SCIOLLA. — Voir : *Deutsch. med. Wochenscr.*, 1893, n° 22, p. 539.

fièvre est plus intense. La température minima se manifeste au bout d'un temps qui varie de deux à sept heures (Bard).

Les badigeonnages de gaïacol sont loin d'être toujours inoffensifs. Tantôt ils présentent des inconvénients plus ou moins sérieux, d'autres fois des troubles graves. Ils peuvent, même, entraîner la mort.

Sans parler des troubles trophiques de la peau, dus à l'impureté chimique du gaïacol, on note souvent une crise de sueurs abondantes qui apparaissent, soit quelques instants après l'application du médicament, soit au bout de plusieurs heures, au moment où la température remonte. Cette crise s'accompagne d'un frisson intense, d'une sensation pénible de malaise, de nausées et parfois de vomissements.

Parmi les accidents graves, celui qui paraît le plus redoutable, c'est l'exagération de l'abaissement thermique, qui peut aller jusqu'au collapsus et au coma mortel, avec une température de 34°7 (Bard).

Le danger des applications externes de gaïacol est d'autant plus menaçant que le malade se trouve dans un état de faiblesse ou de cachexie plus accusé. De l'état général du tuberculeux résulte donc l'indication ou la contre-indication de cette méthode.

En outre, tandis que les badigeonnages de gaïacol ne produisent aucune amélioration dans la fièvre hectique, due en grande partie aux infections secondaires, ils paraissent efficaces dans la fièvre tuberculeuse pure (Bard). Dans la granulie, particulièrement, l'influence de cette méthode serait remarquable (Courmont, Bosc) (1).

En résumé, les badigeonnages de gaïacol peuvent ren-

(1) Bosc. — *Montpellier méd.*, 1894, n° 51. p. 1022.

dre exceptionnellement quelques services, mais les dangers auxquels ils exposent doivent faire réduire singulièrement leur emploi. A ce titre l'antipyrine est de beaucoup supérieure.

C. Sueurs.

SOMMAIRE

Nécessité de les traiter. — Traitement hygiénique.
Antisudoraux indirects : Tannin. — Sels de quinine. — Gaïacol. — Sulfonal.
Antisudoraux directs : Médicaments infidèles. — Acétate de thallium. Agaric. — Atropine et Duboisine. — Acide camphorique. — Tellurate de soude. — Sauge.

Après de nombreuses hypothèses, il est admis, aujourd'hui, par la généralité des médecins, que les sueurs profuses des phtisiques sont le résultat de l'excitation des centres sécréteurs par les toxines tuberculeuses. C'est ce qui explique pourquoi la fréquence et la quantité de la sécrétion sudorale augmentent avec les progrès de la maladie. Rares dans les formes compensées de la tuberculose pulmonaire, les sueurs sont habituelles dans la cachexie tuberculeuse, mais un peu moins fréquentes dans la tuberculose à évolution rapide. Partielles ou généralisées à toute la surface du corps, elles sont indépendantes de l'état fébrile avec lequel, cependant, elles ont une pathogénie commune, et se manifestent non seulement la nuit, mais pendant chaque période de sommeil.

Il n'est pas douteux que l'on doive traiter les transpirations profuses des tuberculeux. Quelles que soient l'importance de l'émonctoire cutané et l'élimination probable, avec les sueurs, d'une quantité peut-être considérable de poisons bactériens, il n'en est pas moins vrai que les

Nécessité
de les traiter.

sueurs des phtisiques constituent, pour les malades, une gêne pénible, troublent souvent leur sommeil, les exposent à se refroidir, et surtout entraînent une consomption rapide.

Traitement hygiénique. L'hygiène générale suffit parfois à atténuer et même à faire disparaître les sueurs nocturnes des phtisiques. C'est par elle qu'il faut toujours commencer le traitement. Le repos à l'air libre est, dans ce sens, l'une des conditions les plus favorables. Les bains et les lotions rendent, également, de grands services. Souplet (1) a recommandé les bains d'une durée assez longue, donnés à 35 ou 36°. Les frictions sèches, vinaigrées ou alcoolisées sont d'une application plus simple, tout aussi efficaces, et ne fatiguent pas les malades. On emploiera, pour ces dernières, l'eau de Cologne, l'alcoolat de Lavande, l'eau-de-vie camphrée, une solution alcoolique de tannin à 4 %, etc.

Dans les cas où les mesures hygiéniques générales sont insuffisantes, on a recours au traitement médicamenteux.

La médication antisudorale comprend un assez grand nombre de médicaments, de valeur bien différente. Les uns ont sur les sueurs une influence indirecte, et ne les modèrent que par leur action sur l'un des symptômes concomitants. Les autres ont une action directe et unique sur la sécrétion sudorale.

1. — *Antisudoraux indirects.*

Tannin. — Le tannin, que l'on prescrit quelquefois contre la diarrhée des tuberculeux, aurait, en même temps, une action efficace contre les sueurs des phtisiques (Charvet). Le fait n'est pas démontré.

(1) Souplet. — *Arch. de Méd.*, Novembre 1873.

Sels de quinine. — Les sels de quinine, en particulier le tannate, agiraient, non seulement contre la fièvre, mais contre la transpiration profuse des tuberculeux (Kerner, Delioux).

Gaïacol. — C. Paul (1) a constaté que les applications de gaïacol calment, à la fois, la fièvre et les sueurs. Cette action est contestée, cependant, par la plupart des expérimentateurs. Les applications de gaïacol déterminent, au contraire, l'apparition de sueurs profuses qui constituent, d'ailleurs, le principal inconvénient de cette méthode.

Sulfonal. — Le sulfonal aurait le double avantage de supprimer les sueurs nocturnes et d'apaiser l'insomnie qui en résulte parfois. Expérimenté par Combemale et Descheemaker (2) à la dose de 1 à 2 grammes, ce sel a paru efficace dans les périodes peu avancées de la maladie et à peu près inoffensif. Une seule fois il aurait provoqué de la céphalalgie et des bourdonnements d'oreille, accidents qui disparurent avec la suppression du remède. Toutefois, au bout de 15 jours, l'accoutumance est acquise, et le sulfonal devient inactif.

2. — *Antisudoraux directs.*

Les médicaments qui auraient, sur la production des sueurs infectieuses, une action empêchante directe, plus ou moins manifeste, sont loin d'avoir tous une égale valeur. C'est ainsi qu'il faut renoncer à compter sur l'action antisudorale réelle et constante des substances suivantes :

(1) C. PAUL. — *Soc. de thérap.*, 24 octobre 1891.
(2) COMBEMALE et DESCHEEMAKER. — *Bullet. méd.*, 6 janv. 1897.

a) La poudre de Dower, préconisée par Murrel, à la dose de 0 gr. 25 à 0 gr. 30 ;

b) L'acétate de plomb, que, sous l'inspiration de Fouquier, l'on prescrivait en pilules de 0 gr. 10 ; (sans compter que cette substance est dépourvue d'action, elle expose, comme l'ont démontré Gubler et Hérard, à certains accidents de saturnisme) ;

c) L'ergotine (Dacosta, Tennesson), employée un peu théoriquement dans le but de faire contracter les vaisseaux des glandes sudoripares ;

d) L'hydrastis, sous forme d'extrait ou de chlorhydrate d'hydrastinine ;

e) Le phosphate tribasique de chaux, que Guyon et Potain ont recommandé, et que l'on donnait à la dose de 4 grammes en deux fois, dans l'après-midi ;

f) L'oxyde de zinc, ainsi que la poudre de l'armée allemande contre l'hyperidrose plantaire, et que Hohnhorn a vantée contre la transpiration des phtisiques (1).

D'autres médicaments ont une action moins douteuse, mais doivent être abandonnés en raison des inconvénients qu'ils présentent. De ce groupe, fait partie l'acétate de thallium.

Acétate de thallium. — L'acétate de thallium a paru donner de bons résultats comme antisudoral, particulièrement chez les malades profondément cachectisés.

Administré en pilules de 0 gr. 10 une heure avant l'apparition des sueurs, il n'offrirait aucun danger à condition que l'on ne prolonge pas son emploi plus de 4 jours

---

(1) Cette poudre a la composition suivante :

Acide salicylique...........................	3 gr.
Amidon.....................................	10 gr.
Talc.......................................	87 gr.

Mon. thérap., 1880, p. 86.

consécutifs. Mais quelquefois, malgré la prudence avec laquelle il est manié, il occasionne une alopécie rapide et totale. Ce fait résulte des recherches de Combemale (1), de Huchard (2), de Vassaux (3). En outre, l'acétate de thallium est une substance éminemment toxique qui, peut-être, même à faibles doses, n'est pas aussi inoffensive qu'on a tenté de le faire admettre. Quelle que soit son efficacité, c'est un médicament à proscrire d'une manière absolue.

Somme toute, malgré le grand nombre de médicaments vantés comme anhydrotiques, seules les substances suivantes peuvent être considérées comme efficaces à des degrés divers : l'agaric, l'atropine, la duboisine, l'acide camphorique et le tellurate de soude.

Agaric. — Avant que l'on connût les effets remarquables de l'atropine sur l'excrétion sudorale exagérée des tuberculeux, l'agaric était le médicament de choix des sueurs nocturnes.

Pour Gübler, cette substance, purgative à haute dose, produisait sur l'intestin une action dérivative et, de cette manière, répondait à l'indication pathogénique, reconnue fausse aujourd'hui, suivant laquelle le flux intestinal suppléait la sécrétion sudorale. Il est plus vraisemblable que l'agaric doit son influence anhydrotique à son action paralysante sur l'appareil nerveux périphérique des glandes sudoripares (Hofmeister).

Prescrite à la dose de 0 gr. 20 à 0 gr. 30, en pilules prises le soir, deux heures avant le sommeil, l'agaricine réussirait surtout aux périodes ultimes de la maladie.

(1) COMBEMALE. — Académ. de médec., 22 février 1898.
(2) HUCHARD. — Académ. de méd., 17 mai 1898.
(3) VASSAUX. — *Thèse*, Paris, 1898.

L'action maxima aurait lieu cinq heures environ après l'administration du médicament.

Toutefois, l'agaricine est une substance infidèle ; elle a seulement pour elle le grand avantage de ne pas s'accumuler, de ne pas produire l'accoutumance par un usage prolongé, et d'être absolument inoffensive. On peut donc l'essayer particulièrement sur les malades très affaiblis, chez lesquels on redoute les accidents d'intoxication que produirait parfois l'atropine. Si elle ne réussit pas, on fera appel à une médication plus active.

Atropine. Duboisine. — Sydney Ringer (1), le premier, eut l'idée de rechercher dans l'atropine le pouvoir modérateur qu'elle exerce sur la plupart des sécrétions, et d'appliquer cette substance au traitement des sueurs nocturnes des tuberculeux. Les injections qu'il pratiqua, à la dose de 1/100 de grain d'atropine, lui donnèrent des résultats très favorables qui furent confirmés, dans la suite, par l'expérimentation de Wilson, de Frœnzel, de Vulpian. Royet (2), élève de Vulpian, a publié dans sa thèse les recherches très encourageantes entreprises dans le service de son maître.

L'atropine est un médicament dangereux, qui demande à être administré avec prudence. Son action, même à faibles doses, donne parfois lieu à des accidents d'intoxication qu'une surveillance attentive peut, cependant, prévenir.

On donne l'atropine à la dose de 1/2 à 1 milligramme de sulfate, en granules de 1/4 de milligramme que l'on fait ingérer à intervalles de deux heures. Il est néces-

(1) Sydney Ringer. — *Gazetta Méd. Ital.*, 1873.
(2) Royet. — *Thèse*, Paris, 1877.

saire, en outre, d'interrompre cette médication de temps à autre.

Au bout de quelques jours de traitement, l'exagération des sueurs s'atténue et la sécrétion se tarit en une semaine, environ.

Malgré son efficacité et la possibilité d'écarter l'intoxication par une administration très surveillée, l'atropine présente quelques inconvénients qui lui ont fait préférer d'autres substances aussi actives : la sécheresse de la bouche et de l'arrière gorge, et la mydriase qui apparaissent sous son influence, sont, en effet, des désagréments pénibles pour les malades.

Le sulfate de duboisine, que l'on peut prescrire aux mêmes doses et sous la même forme que le sulfate d'atropine, possède une action physiologique et thérapeutique analogue à celle de cette dernière substance.

Acide camphorique. — D'après Leu, l'action de l'acide camphorique sur les sueurs des tuberculeux serait supérieure à celle de l'atropine, à tel point que son inefficacité serait l'indice d'une gravité particulière du pronostic.

Combemale a également obtenu de bons résultats avec cette substance. Pour lui, l'acide camphorique aurait une influence destructive directe sur les produits septiques qui engendrent les sueurs. Ses effets seraient surtout remarquables dans les phases peu avancées de la tuberculose pulmonaire.

L'acide camphorique n'a jamais donné lieu à des accidents d'intoxication ; quelques crampes d'estomac ont, seulement, été signalées par Weill, quand l'acide camphorique est prescrit à haute dose.

La dose habituelle est de 2 à 3 grammes, que l'on peut

donner en cachets, deux ou trois heures avant l'apparition présumée des sueurs.

Tellurate de soude. — A l'heure actuelle, le tellurate de soude paraît être le médicament de choix des sueurs profuses des tuberculeux. En 1890 Neusser publiait les résultats obtenus par le tellurate de potasse sur 51 malades dont les sueurs disparurent sous l'influence de cette médication. Combemale, en 1891, fit la même constatation au sujet du tellurate de soude, qui serait moins toxique. Plus tard, Marfan, E. Barié (1), Joguet (2), continuèrent à expérimenter le tellurate de soude et à en vanter l'efficacité.

Le tellurate de soude présente sur l'acide camphorique certains avantages. Son action est plus sûre et surtout plus rapide. A dose thérapeutique il est absolument inoffensif, et n'a d'autre inconvénient que de communiquer à l'haleine une légère odeur alliacée, très passagère du reste. C'est une substance bactéricide, qui agit probablement en modifiant l'effet des toxines sudorigènes.

La dose moyenne à utiliser est de 0 gr. 02 à 0 gr. 03, que l'on donnera en potion (solution alcoolique) ou mieux en pilules. Dans les cas rebelles, la dose sera portée à 0 gr. 05 par jour.

Sauge. — On a, enfin, préconisé la sauge contre les sueurs nocturnes des tuberculeux (Hufeland, Krahn, Combemale, Meurisse et Dassonville), assez souvent, semble-t-il avec succès. Combemale, a obtenu de bons résultats en employant une teinture préparée de la manière suivante :

> Feuilles de sauge.... 100 gr.
> Alcool.............. 500 gr.

La dose quotidienne est de XXX gouttes de cette teinture.

(1) E. BARIÉ. — *Journ. des Pratic.*, 17 février 1900.
(2) JOGUET. — *Thèse*, Paris, 1896.

D. Névralgies.

Les tuberculeux se plaignent souvent de névralgies très douloureuses. D'ordinaire, l'antipyrine, qui s'adresse à l'élément fébrile, a un pouvoir anesthésique suffisant contre ces phénomènes douloureux. On aidera son action au moyen de révulsifs : teinture d'iode, cataplasmes sinapisés, ventouses sèches.

Si les névralgies persistent, on peut avoir recours à l'une des pommades suivantes, recommandées par Capitan (1) :

Salicylate de méthyle... }
Gaïacol.............. } à à 5 gr.
Vaseline............. }
Lanoline............. } à à 15 gr.

ou dans les cas très aigus :

Menthol................... 1 gr.
Antipyrine................ 2 gr.
Bromure de potassium...... 5 gr.
Essence de térébenthine.... 6 gr.
Salicylate de méthyle... }
Gaïacol............... } à à 4 gr.
Vaseline.............. }
Lanoline .... } à à 15 gr.

Il importe d'enduire simplement la région douloureuse sans la frictionner, et de substituer la vaseline neutre à cette pommade dès que la rougeur de la peau apparaît. La région est ensuite recouverte de gaze antiseptique.

(1) CAPITAN. — *Méd. moderne*, 5 mars 1898.

E. Toux.

Toux utile.

La toux peut être considérée comme un phénomène de défense organique ; due le plus souvent à l'oblitération des bronches par leurs sécrétions pathologiques, elle est nécessaire pour entraîner l'élimination des crachats et prévenir l'encombrement bronchique. On doit donc respecter, chez les malades, cette toux qui a pour but l'expectoration. Sa disparition, en effet, est un fait des plus inquiétants, et peut avoir pour conséquence l'asphyxie du malade en amenant l'imperméabilité du calibre des conduits respiratoires.

Toux inutile.

Mais, soit que l'expectoration n'ait pas acquis, dans les bronches, le degré de fluidité voulu pour être détachée et éliminée aux premiers efforts de la toux, soit que le point de départ du réflexe demeure indépendant de la nécessité même de l'expectoration et doive être recherché dans l'irritation locale (larynx, bronches), ou avoisinante (pharynx, estomac), il arrive souvent que la toux s'exerce sans effet expulsif, sans action excrétoire, par conséquent sans utilité. Or, la cause même de ce phénomène et l'absence complète de résultats, rendent la toux fatigante, quinteuse et spasmodique. C'est en vain que le malade s'efforce, en toussant, d'amener une expectoration qui calmerait ses quintes, et celles-ci sont d'autant plus violentes et prolongées qu'elles atteignent moins le but qu'elles recherchent.

Dans certains Sanatoria on admet que l'effort de la vo-

lonté suffit souvent à modérer la toux irritative du tuberculeux, et qu'une éducation bien faite arrive à en avoir
raison. Je crois qu'il faut être moins affirmatif. On peut,
sans doute, avec de la volonté et de l'entraînement,
perdre l'habitude de tousser au moindre picotement laryngé. On peut faire disparaître cette toux sèche, brève,
superficielle pour ainsi dire, qui, d'ordinaire, ne dure pas
et n'a pas le moindre caractère spasmodique. En revanche, la meilleure volonté du monde n'a prise sur la
toux quinteuse véritable des tuberculeux, qui est, sans
doute, justiciable de l'hygiène, mais sur laquelle les calmants ont une si heureuse influence.

C'est contre cette toux quinteuse épuisante, entraînant
à la fois, comme conséquence, les vomissements et l'insomnie, que les préparations opiacées triomphent généralement.

Que l'on ait recours à l'extrait thébaïque, au laudanum, à l'alcoolé d'opium, à la codéine, à la morphine, etc.,
les résultats seront presque toujours des plus favorables. Il faut savoir, cependant, que les injections de
morphine, si souvent utilisées avec succès, ne sont pas
toujours inoffensives chez les cachectiques et les malades
déprimés. On a pu voir se produire, en effet, sous leur
influence, le collapsus et même la mort subite (Daremberg).

Je n'insisterai pas sur la posologie ni le mode d'administration des diverses préparations opiacées, car cette
question est connue de tous.

Dans ces dernières années, on a beaucoup expérimenté,
particulièrement en Allemagne, quelques dérivés nouveaux de l'opium, qui auraient certains avantages sur les
préparations opiacées couramment employées en France.

L'héroïne (éther diacétique de la morphine) n'aurait
aucune action sur la pression sanguine et n'amènerait pas

la constipation. Expérimentée par Dreser (1), Floret (2), L. Weiss (3), G. Strube (4), etc., l'héroïne paraît être un calmant de la toux et de la dyspnée ; elle est inférieure à la morphine comme narcotique général et analgésique. Elle est employée à la dose de 0 gr. 02 à 0 gr. 025 par jour, en pilules ou mélangée au sucre de lait.

Péronine.   La péronine (chlorhydrate de l'éther benzilique de la morphine), étudiée par Schrœder, Nowack, Munk, Eberson, Pierart (5), Strusberg (6), etc., a une action élective très singulière sur la toux quinteuse, tandis qu'elle reste sans influence modératrice sur les autres réflexes qu'elle paraît, au contraire, augmenter. Son action narcotique est des plus faibles, ce qui fait de la péronine un médicament recommandable lorsqu'on cherche seulement à calmer la toux sans provoquer, en même temps, une tendance au sommeil. En outre, on ne s'exposerait pas, avec elle, aux dangers de l'intoxication chronique (Meltzer) (7). Pierart admet, toutefois, que la péronine est plus toxique que la morphine.

La faible solubilité de la péronine interdit son emploi par la voie hypodermique. On peut la prescrire en élixir ou en pilules.

Pilules :

Péronine...................... 0 gr. 01
Poudre de réglisse.............. Q. S. p. 1 pilule.
     2 à 3 pilules par jour.

(1) DRESER. — *Thérap. Monatsch.*, 1898, p. 509.
(2) FLORET. — *Thérap. Monatsch.*, 1898, p. 512.
(3) L. WEISS. — *Die Heilkunde*, octobre 1898.
(4) G. STRUBE. — *Berlin. Klin. Woch.* 1898, n° 45, p. 993.
(5) PIERART. — *Ann. de la Soc. des Sciences méd.*, 1899.
(6) STRUSBERG. — *Arch. de Pharmacologie*, 1899, vol. III.
(7) MELTZER. — *Thérap. Monats.* Juin. 1898, p. 317.

La dionine (chlorhydrate de l'éther éthylique de la mor- Dionine.
phine) est, actuellement, très en vogue en Allemagne, où
elle tend de plus en plus à remplacer la morphine. Il résulte des études entreprises par von Mering, Schrœder,
Korte (1), et confirmées par un grand nombre d'expérimentateurs, que la dionine a donné d'excellents résultats
chez les phtisiques, en calmant la toux, en facilitant la
respiration, en agissant contre les sueurs et en procurant
au malade le calme et le sommeil. C'est la préparation la
plus soluble des dérivés de la morphine, de telle sorte
qu'elle peut être facilement prescrite en injections hypodermiques.

On l'administre sous toutes les formes : solution, prises, potion, pilules, etc., à la dose de 0 gr. 02 à 0 gr. 04
par jour.

Lorsque les préparations opiacées paraissent contre-
indiquées, on peut recourir à l'un des médicaments suivants qui, tous, ont rendu des services : la teinture de
drosera (à la dose de XXX à L gouttes par jour), l'uré-
thane (1 à 4 grammes en potion), l'extrait fluide de grin-
delia robusta (0 gr. 50 à 2 gr.), à prendre dans une tasse
de lait.

A défaut de ces médications, il faut se rappeler que les Autres
hypnotiques (chloral, sulfonal, etc.) combattent en même médications.
temps la toux et l'insomnie.

Enfin dans quelques cas, les injections hypodermiques
d'eau pure, pratiquées dans les régions sous-claviculaire
ou cervicale, ont paru à Landouzy agir efficacement contre
la toux quinteuse des tuberculeux.

(1) KORTE. — *Thérap. Monats.*, janv. 1899, p. 33.

F. Hémoptysies.

Caractères généraux. Il importe de différencier, tout d'abord, les véritables hémoptysies de la simple expectoration hémoptoïque. Tandis que cette dernière est un phénomène vulgaire chez le tuberculeux, qu'elle fait partie du cortège commun des symptômes et qu'elle s'atténue ou disparaît sous l'influence de mesures hygiéniques mieux appliquées, les hémoptysies franches constituent une complication réelle dans la marche de la tuberculose pulmonaire et réclament une thérapeutique spéciale, indépendante du traitement normal du phtisique.

Les filets de sang qui teintent les crachats en rose, rouge rutilant ou noirâtre, qui tantôt sont assez abondants pour noyer la masse expectorée, et lui faire perdre, pour un esprit non prévenu, son caractère franchement muqueux ou purulent, tantôt au contraire se limitent à quelques stries colorées, à peine perceptibles, n'ont en réalité aucune importance au point de vue du pronostic. Les crachats hémorrhagiques résultent de la transsudation sanguine, ou de la rupture de fins capillaires produite par les efforts de la toux, dans les bronches ou le poumon hyperémiés, ou à la périphérie des ulcérations cavitaires. La diminution de l'hémorrhagie dans l'expectoration hémoptoïque est favorablement influencée par la cure hygiénique, particulièrement par le repos absolu à l'air libre.

L'hémoptysie véritable est caractérisée par un crachement ou un vomissement de sang pur, indépendant de l'expectoration habituelle, et survient à titre d'épiphénomène dans le cours de la maladie, à une époque plus ou moins éloignée de son début. Tantôt l'hémoptysie est peu abondante ; d'autres fois elle se produit avec une violence extrême et menace la vie du malade à brève échéance s'il ne lui est immédiatement porté remède. Les indications thérapeutiques sont donc différentes suivant le caractère de l'hémoptysie. Elles doivent compter aussi avec la modalité de l'affection tuberculeuse et l'état général du malade.

Cependant, certaines mesures doivent être appliquées indifféremment dès que se produit une hémoptysie, quels que soient les caractères spéciaux de cette complication. Il y a donc lieu de décrire un traitement général de l'hémoptysie, un traitement particulier à chacune de ses modalités, et enfin un traitement consécutif, destiné à combattre les effets de l'hémorrhagie et à en prévenir le retour.

1. — *Traitement général, applicable à tous les cas d'hémoptysie.*

Dès que le médecin est appelé auprès d'un malade qui crache ou vomit du sang, il négligera de s'occuper de la cause de cet accident et, remettant l'examen à une date ultérieure, il cherchera, dès le principe, à arrêter l'hémorrhagie. En effet, le temps presse, et tout retard que semblerait légitimer le désir d'instituer une thérapeutique pathogénique, est une faute qui pourrait avoir les pires conséquences. On se gardera, même, comme certains l'indiquent, de commencer sa thérapeutique par des exhortations au calme, adressées tant à l'entourage qu'au malade lui-même, ou par des considérations sur la bénignité du pronostic. Sans compter que, mal_ _é l'opinion courante, l'hémoptysie tant soit peu abondante constitue presque toujours une complication redoutable, ce ne sont pas des conseils que le malade ni la famille réclament, mais un traitement actif.

Immédiatement le malade sera placé sur son lit, le haut du corps relevé par deux oreillers qui seront, de préférence, bourrés de crin ou mieux de balle d'avoine, sans attacher, néanmoins, trop d'importance à cette condition théorique. En réalité, dans la pratique on se sert de ce que l'on a. Le haut de la chemise sera déboutonné, la cravate et le col enlevés, les vêtements relâchés, de manière à faciliter la circulation. Le repos et le calme le plus absolu sont de toute nécessité. On évitera, non seulement de faire parler le malade, qui ne doit correspondre qu'au moyen d'une ardoise, mais encore de causer à haute voix autour de lui et de faire du bruit dans les pièces voisines.

La chambre du malade sera largement aérée, mais sans courant d'air. Une température de 12° à 15° paraît la plus favorable. Toute médication sera immédiatement suspendue, et comme boisson on prescrira de l'eau bouillie froide, du lait froid, des limonades acides, de l'eau de Rabel, sans, toutefois, attribuer à ces liquides une valeur hémostatique quelconque. De petits morceaux de glace seront tenus dans la bouche, d'une manière à peu près permanente.

Aussitôt que possible on pratiquera une injection sous-cutanée de un centigramme de morphine, dans le but d'arrêter la toux et les efforts dangereux qui en résultent. On promènera des sinapismes sur les membres inférieurs, ou encore on placera une vessie de glace sur les organes génitaux externes (Daremberg). L'application de la glace sur la poitrine est une médication dangereuse, que l'on doit formellement proscrire.

Il n'est pas toujours facile de se procurer immédiatement de la glace. On peut, en attendant, utiliser le remède populaire contre l'épistaxis, procédé qui a paru me donner quelque résultat dans deux cas d'hémoptysie peu abondante, et qui consiste à appliquer une clef dans le dos du malade. La réfrigération est suffisante pour amener une constriction vasculaire immédiate et l'atténuation de l'hémorrhagie.

Enfin, on recommande au malade de modérer le plus possible l'amplitude des mouvements respiratoires.

Dans quelques circonstances, ces mesures suffisent pour arrêter l'hémoptysie. Dans le cas contraire, on fait appel aux médicaments hémostatiques.

On peut agir sur l'hémorrhagie par trois méthodes différentes :

a) En favorisant la coagulation du sang ;

b) En déterminant une constriction des vaisseaux dans l'organe lésé ;

c) En produisant à distance une vaso-dilatation qui a pour résultat de diminuer la tension sanguine au niveau de l'hémorrhagie.

Parmi les agents qui auraient sur le sang une action coagulante marquée, il faut citer : le perchlorure de fer, le chlorure de calcium, le sulfate de soude et la gélatine.

Le perchlorure de fer est un caustique violent qui n'est utilisable qu'en solutions très étendues. Son pouvoir coagulant est très remarquable, puisqu'une seule goutte de la solution officinale peut coaguler tout le sang contenu dans un verre à expérience. Si le perchlorure de fer peut rendre quelques services comme hémostatique externe, il ne faut pas compter sur son action coagulante lorsqu'il est administré à l'intérieur. En effet, aussitôt dans l'estomac, ce sel est transformé en protochlorure, puis absorbé comme tel, et il est parfaitement démontré que les sels ferreux ne coagulent pas le sang (Rabuteau). Seule son action astrictive sur les vaisseaux est indéniable, et dans ce but le perchlorure de fer peut être conservé dans la thérapeutique de l'hémoptysie. On évitera, enfin, de prescrire simultanément l'acide gallique et le fer, en raison de l'incompatibilité chimique qui résulterait de cette association.

Le chlorure de calcium jouirait de propriétés coagulantes manifestes (Carnot). Prescrit par la bouche, il ferait cesser les hémoptysies des tuberculeux. On pourrait donc ordonner, suivant Deguy (1) :

> Chlorure de calcium......... } à à 0 gr. 50
> Sucre de lait.............. }
>
> pour un paquet.
>
> 4 paquets par jour, dans une infusion de tilleul.

Kussmaül, Reverdin, ont vanté l'action hémostatique du sulfate de soude. Dans un cas d'épistaxis et d'hématurie grave chez un tuberculeux, Perriol a obtenu la guérison des accidents en faisant prendre au malade 0 gr. 10 de sulfate de soude toutes les heures (2).

(1) DEGUY. — *Journ. des Pratic.*, 7 janv. 1899.
(2) PERRIOL. — *Monit. Thérap.*, 1897, p. 168.

Les injections de gélatine, recommandées par Deguy (1), *Gélatine.* doivent être absolument rayées de la thérapeutique des hémoptysies. Si elles répondent à une action physiologique indiscutable, si elles déterminent une hypercoagulabilité de la masse sanguine, en revanche elles offrent des dangers sérieux. Des accidents généraux ou locaux, et même la mort (observation de Barth) par oblitération rapide d'un gros tronc artériel, ont été la conséquence de cette pratique.

Les médicaments qui agissent sur les vaisseaux et dé- *Agents constricteurs des vaisseaux.* terminent leur constriction sont, généralement, beaucoup plus efficaces. Les plus importants sont : l'hydrastis, l'ergot de seigle, le chlorure de sodium et l'ipéca.

L'hydrastis a donné à Huchard d'excellents résultats *Hydrastis.* dans les hémoptysies. Il est bon, si on le prescrit, d'avoir recours à l'extrait fluide d'hydrastis, la seule préparation efficace, que l'on peut donner à la dose de LX gouttes par jour (par fractions de XV à XX gouttes dans une infusion de tilleul, ou mieux dans du lait froid). Cependant, comme l'action hémostatique de l'hydrastis est, d'ordinaire, assez lente, il est préférable de recourir, d'emblée, aux préparations d'ergot, qui agissent beaucoup plus rapidement.

L'ergot de seigle serait plus indiqué théoriquement dans *Ergot de seigle* les hémorrhagies bronchiques que dans les hémorrhagies pulmonaires, à cause de l'hypertension qu'il détermine par son action sur les fibres lisses (2). On l'emploie, cependant, indistinctement, dans les hémoptysies d'une certaine importance, quel que soit leur point de départ.

Dans les cas bénins, on peut, à la rigueur, prescrire la

(1) DEGUY. — *Journ. des Pratic.*, 7 janv. 1899.
(2) Voir : MANQUAT. *Loc. cit.*, t. II, p. 71.

poudre d'ergot ou l'ergotine en potion, soit seule, soit associée au ratanhia ou à l'acide gallique. Il est toujours prudent de fractionner les doses du médicament, afin de soutenir son action qui, d'ordinaire, est de courte durée :

Ergotine de Bonjean........	2 à 4 gr.
Sirop de fleurs d'oranger.....	30 gr.
Eau distillée...............	100 —

Une cuillerée toutes les deux heures.

ou :

Ergotine...........	2 gr.
Sirop de ratanhia....	4 —
Eau distillée.......	60 —

ou :

Ergotine....................	} à à 2 gr.
Extrait de ratanhia..........	
Sirop de térébenthine........	30 —
Infusion de roses de Provins...	120 —

ou :

Ergotine.................	1 gr.
Acide gallique...........	1 —
Sirop simple.............	} à à 30 —
Eau distillée.............	

Une cuillerée toutes les heures.

Les injections hypodermiques d'ergotine ont l'inconvénient d'être douloureuses ; mais elles ont une rapidité d'action beaucoup plus sûre :

Ergotine de Bonjean....	2 gr.
Eau distillée..........	} à à 10 —
Glycérine pure........	

Chaque centimètre cube de solution contient 0 gr. 20 d'ergotine.

On peut également se servir de la solution d'ergotine d'Yvon, dont chaque centimètre cube représente exactement un gramme d'ergot.

Il importe que l'injection soit poussée très profondément si l'on veut se mettre à l'abri de quelques accidents locaux (abcès, escharres), qui ont été signalés.

Le chlorure de sodium sera réservé aux cas d'urgence, en attendant une thérapeutique plus active. Il faut reconnaître, cependant, qu'il réussit quelquefois. On se procure toujours facilement deux à trois cuillerées à café de sel marin ; le chlorure de sodium sera dissous dans une petite quantité d'eau, que l'on fait absorber au malade. Il se produit sur les vaisseaux du poumon une action constrictive réflexe qui, parfois, arrête assez rapidement une hémoptysie peu abondante.

Chlorure de sodium.

L'ipéca est un médicament très efficace dans l'hémoptysie, mais il ne doit être prescrit que dans quelques cas particuliers. Pécholier avait indiqué, il y a déjà longtemps, que l'ipéca produit un état marqué d'anémie du poumon. Ce phénomène, que l'on ne peut attribuer ni aux vomissements, ni aux nausées, puisqu'il ne se manifeste pas sous l'influence du tartre stibié, est dû, en réalité, à une action vaso-constrictive évidente. Depuis Pécholier, Reboul, Grasset et Amblard (1) ont remarqué que l'ipéca ralentit les battements du cœur, et diminue la pression sanguine.

Ipéca.

On peut administrer l'ipéca suivant la pratique de Trousseau, c'est-à-dire à haute dose : 4 à 6 grammes pris en bloc. De cette façon les vomissements ne tardent pas à apparaître, mais tout l'ipéca n'est pas vomi, et la quantité qui est absorbée agit comme vaso-constrictive.

(1) GRASSET et AMBLARD. — *Montpellier Méd.*, 1881.

Quoi qu'en disent certains auteurs, en particulier Hayem (1), les efforts nécessités par les vomissements ne sont pas sans danger, et l'influence des doses élevées peut entraîner une hypotension parfois mortelle (G. Sée) (2).

Il est donc plus prudent d'administrer l'ipéca à doses faibles et fractionnées. On a coutume, dans ce cas, de donner 0 gr. 10 de poudre tous les quarts d'heures, puis toutes les demi-heures et toutes les heures. De la sorte, on obtient l'action nauséeuse sans arriver au vomissement.

L'ipéca ne doit être ordonné que dans certains cas nettement déterminés.

Agents déterminant la vaso-dilatation à distance.

Opium.

La troisième indication générale consiste à provoquer au loin un certain degré de vaso-dilatation, de manière à abaisser la tension sanguine dans le poumon. A ce titre on recommande avec succès : l'opium et les principaux moyens de dérivation intestinale ou cutanée.

La morphine, que l'on doit utiliser dans tous les cas, dès le début du traitement de l'hémoptysie, en vue de modérer les efforts de la toux, est encore utile dans le but de produire, dans l'organisme tout entier, un abaissement général de la tension sanguine. Les injections de morphine sont donc doublement indiquées.

Purgatifs.

Les purgatifs drastiques auraient le grand avantage de produire une dérivation intestinale que l'on doit physiologiquement rechercher. Mais les coliques et les efforts qui en résultent sont des contre-indications formelles à leur emploi. Rien ne s'oppose, cependant, à prescrire une faible dose de calomel : 0gr. 10 toutes les deux heures, dans une tasse de lait froid, jusqu'à effet purgatif. On ne

(1) HAYEM. — *Leçons de thérap.*, t. II 2ᵉ série, p. 132.
(2) G. SÉE. — *La phtisie bacillaire.* Paris, 1884, p. 584.

donnerait le calomel que tout autant que le malade n'aurait pas absorbé, déjà, du chlorure de sodium ; en dépit des recherches nouvelles qui tendraient à faire admettre l'innocuité de cette association, j'estime qu'il est prudent de l'éviter toutes les fois qu'elle ne paraît pas indispensable.

La dérivation cutanée est plus facilement obtenue. On appliquera des sinapismes aux membres inférieurs ; on couvrira le thorax de ventouses sèches et de cataplasmes sinapisés ; on enveloppera les jambes dans une couche d'ouate recouverte de taffetas gommé. Toutefois les vésicatoires seront proscrits.

Dans les cas graves, on peut être autorisé à appliquer sur les membres inférieurs la ventouse de Junod.

Huguenin avait recommandé, autrefois, de ligaturer les membres à leur racine, à l'aide de bandes de toile assez fortement serrées. On produirait, de la sorte, une diminution dans l'apport du sang aux poumons, ce qui faciliterait la formation du caillot au niveau de la lésion vasculaire. Cette pratique a été renouvelée depuis lors, quelquefois, semble-t-il, avec succès.

2. — *Traitement spécial des différentes modalités de l'hémoptysie.*

Toutes les fois que l'hémoptysie paraît, dès le début, peu abondante, on se contentera des mesures hygiéniques ordinaires, déjà décrites, sans faire appel à une thérapeutique plus active. Celle-ci ne serait justifiée que par la persistance de la complication, et l'insuffisance manifeste du calme, du repos et des boissons froides.

Lorsque l'hémoptysie est de moyenne importance, on ajoutera au traitement hygiénique les injections de morphine et d'ergotine, que l'on peut appliquer à peu près indifféremment à tous les cas, ainsi que les principaux moyens de dérivation cutanée.

Dans les circonstances graves, alors que l'hémoptysie se manifeste d'emblée par une abondance inquiétante, les mesures générales sont prises aussitôt. Si le malade n'est pas déjà affaibli par des hémoptysies antérieures ou par la cachexie, si c'est un adulte, et si, surtout, l'on se trouve en pleine période de compensation organique, ou en présence d'une phtisie éréthique ou congestive, la poudre d'ipéca, convenablement administrée, est rationnellement indiquée. Mais il faut renoncer à cette médication chez les vieillards, chez les malades déjà cachectisés, chez ceux qui présentent des troubles organiques du cœur, et dans les formes non compensées de l'affection tuberculeuse.

Lorsque les indications de l'ipéca paraissent formelles, on doit immédiatement le prescrire dans les hémoptysies graves, sans attendre d'avoir épuisé en vain les autres ressources de la thérapeutique. J'ai pu, en particulier, juger chez un de nos confrères, atteint d'une hémoptysie des plus graves, des résultats merveilleux de cette médication. Cet exemple m'a trop frappé pour que je ne puisse voir dans l'ipéca le médicament de choix des hémoptysies foudroyantes, lorsque les circonstances permettent de le prescrire.

La présence d'un état fébrile est une condition qui doit imprimer à la thérapeutique une direction spéciale. Elle est souvent l'indice de poussées bronchopneumoniques plus ou moins étendues, et par cela même assombrit inévitablement le pronostic. On doit donc lutter spécialement, dans ces cas, contre l'élément congestif, ou tenter d'obtenir l'apyrexie.

La saignée, recommandée par Jaccoud, peut rendre

quelques services, mais présente de sérieux inconvénients. Elle n'est, d'ailleurs, pas facilement acceptée par la famille, qui comprend mal que l'on puisse arrêter une hémorrhagie en en provoquant une seconde, et qui pense, sans doute avec raison, que cette médication n'est pas faite pour redonner des forces au malade affaibli.

Chez les sujets encore vigoureux, l'application de ventouses scarifiées sur le thorax répond suffisamment à l'indication révulsive ; elle est toujours contre-indiquée par l'état cachectique. **Révulsifs.**

Contre la fièvre, on a ordonné la digitale et la quinine. Les effets antithermiques de la digitale sont indéniables ; **Digitale.** de plus, cette substance est utile par son action constrictive sur les vaisseaux ; mais elle exagère les contractions cardiaques et peut être ainsi dangereuse chez les congestifs. A défaut de contre-indication, on donnera la digitale à faibles doses, de peur d'augmenter la tension artérielle par une dose élevée. On prescrira par exemple :

Solution de digitaline cristallisée au 1/1000me, XV à XXV gouttes en une fois.

Les sels de quinine peuvent rendre, également, des services, à condition d'être prescrits à doses élevées : 1 gr. **Quinine.** à 1 gr. 50. Les doses faibles n'auraient aucune influence sur l'état fébrile.

3. — *Soins consécutifs.*

Lorsque l'hémoptysie a cessé, deux indications se présentent :

a) Combattre les effets de l'hémorrhagie ;

b) En prévenir le retour.

Si la perte sanguine a été de faible quantité, l'hémoptysie n'a d'autre conséquence que d'amener parfois un certain degré de faiblesse et d'alanguissement qui disparaît peu à peu, de lui-même, sans le secours de la thérapeutique.

Il n'en est pas ainsi lorsque la violence de l'hémorrhagie a déterminé un état d'anémie marquée, avec sensation de refroidissement, pouls faible, presque imperceptible, et tendance au collapsus. Dans ces cas, les injections de sérum artificiel paraissent naturellement indiquées. S'il faut redouter, en effet, la réaction fébrile qu'elles amèneraient alors que l'hémoptysie n'est pas encore arrêtée, il semble que l'on doive passer outre quand l'accident immédiat a cessé, surtout lorsqu'il s'agit d'une médication aussi utile, et peut-être la seule réellement praticable dans le cas présent.

Précautions
à prendre.

Dès la cessation de l'hémoptysie, on ne se hâtera pas d'affirmer que tout danger immédiat de récidive est écarté. Les précautions prises dès le début de la complication seront continuées avec autant de rigueur, assez longtemps après la disparition des accidents, jusqu'au moment où la crise paraît manifestement terminée.

L'alimentation intensive ne sera reprise qu'avec la plus extrême prudence, et graduée progressivement. Les mets trop chauds ou trop excitants, de même que les boissons alcooliques ou fermentées, seront désormais interdits, aussi longtemps que possible.

Chez quelques malades, l'apparition des règles s'accompagne d'une tendance marquée aux hémoptysies. On redoublera donc de précaution au moment des époques menstruelles.

Dans un but prophylactique, il n'est peut-être pas inutile de prescrire, pendant une quinzaine de jours après la crise, l'extrait fluide d'hydrastis, et de reprendre de temps à autre ce médicament chez les malades sujets aux hémoptysies fréquentes.

On évitera, d'une façon générale, toutes les conditions diététiques, hygiéniques ou médicamenteuses, qui pourraient exercer sur le cœur, la tension artérielle ou l'état des lésions locales, une action hémoptogène ou trop stimulante.

C'est ainsi que l'on placera le malade dans des conditions climatériques mieux comprises; que l'on évitera principalement l'influence du vent, des altitudes élevées ou du climat marin. Car la tendance aux hémoptysies est, parmi les complications les plus graves de la tuberculose pulmonaire, celle qui entre surtout en ligne de compte dans le choix du climat à recommander aux tuberculeux.

On portera, enfin, toute son attention sur la salubrité du logement : aération, température constante, absence de courants d'air; sur les vêtements de jour et de nuit, le malade n'ayant déjà que trop de tendances à se couvrir d'une manière exagérée; sur les excès de toutes sortes; l'abus des fatigues et des efforts, la nécessité de la cure à l'air libre sans exposition de la tête et de la poitrine aux rayons solaires, et sur les bienfaits du repos absolu, aussi nécessaire au point de vue prophylactique que curatif.

SOMMAIRE

PREMIÈRE PARTIE

I. Modalités cliniques de la tuberculose pulmonaire.

II. Cure médicamenteuse.

III. Cure hygiéno-diététique.

CHAPITRE Iᵉʳ. — Cure alimentaire

A. — Eléments de l'alimentation des tuberculeux

DEUXIÈME PARTIE.

I. Les Sanatoria.

CHAPITRE Iᵉʳ. — LA CURE AU SANATORIUM.

CHAPITRE II. — LES PRINCIPAUX SANATORIA ; EN PARTICULIER LES SANATORIA FRANÇAIS.

A. — SANATORIA ÉTRANGERS.

TABLE DES MATIÈRES

BUZANÇAIS (INDRE), IMPRIMERIE F. DEVERDUN.

www.ingramcontent.com/pod-product-compliance
Ingram Content Group UK Ltd.
Pitfield, Milton Keynes, MK11 3LW, UK
UKHW021003140726
13695UKWH00001B/63